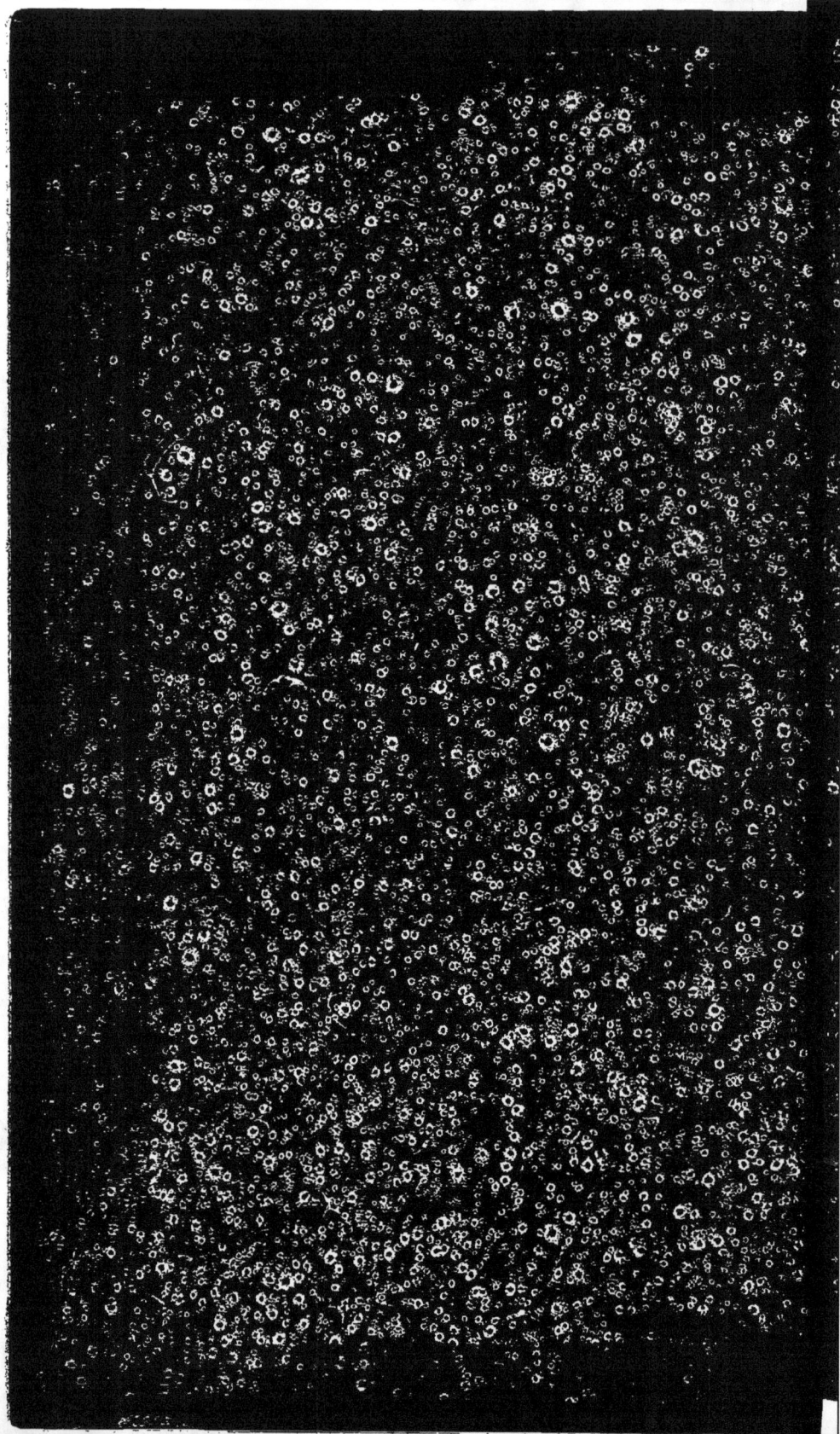

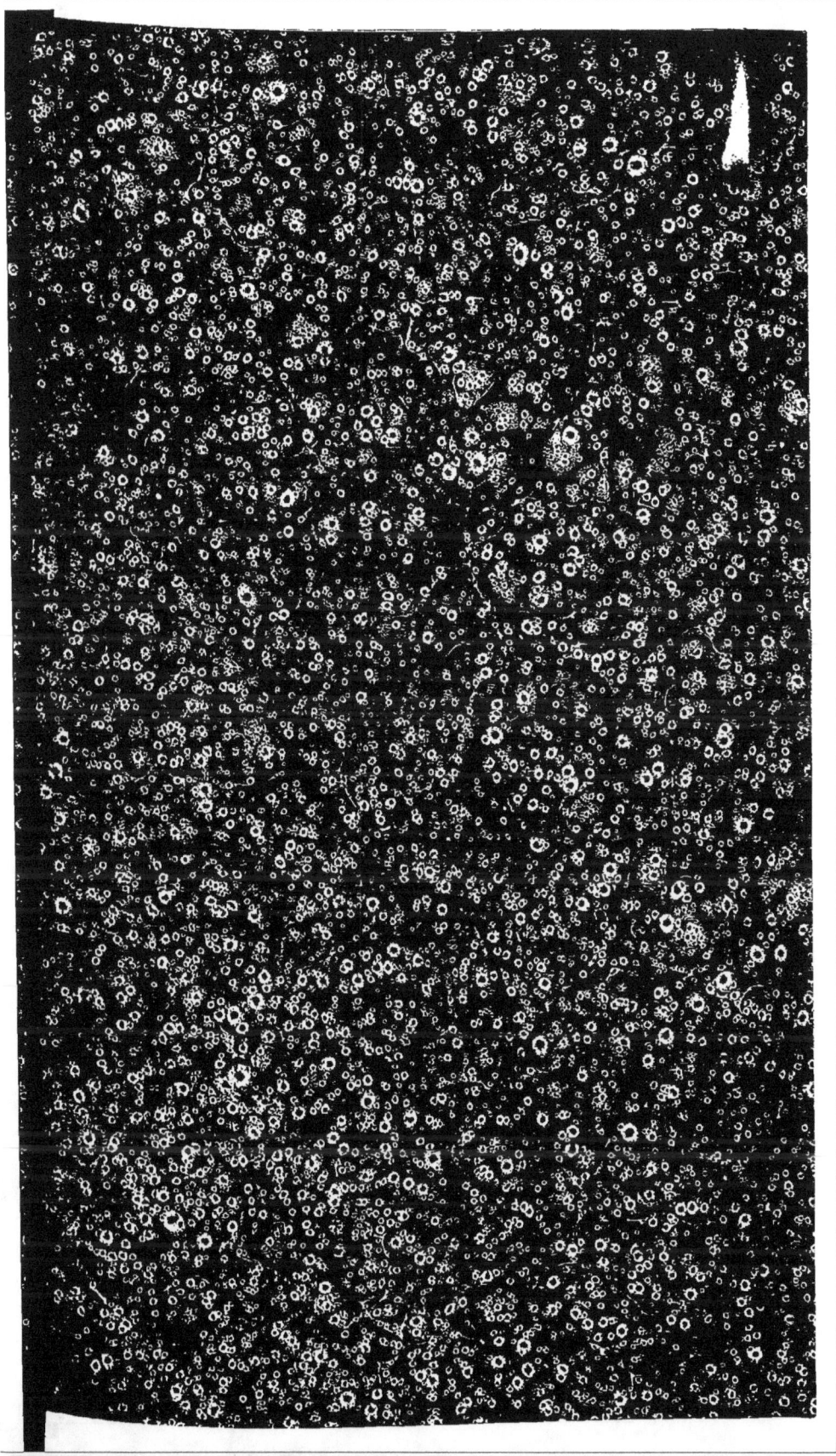

L'ART
DE CONSERVER LA SANTÉ,

DE

VIVRE LONG-TEMPS ET HEUREUSEMENT,

AVEC UNE TRADUCTION, EN VERS FRANÇAIS,

DES

VERS LATINS DE L'ÉCOLE DE SALERNE;

PAR M. M.-J.-F.-ALEXANDRE POUGENS,

EX-MÉDECIN EN CHEF DE L'HOSPICE ET DES PRISONS DE MILLAU,
MEMBRE DE PLUSIEURS SOCIÉTÉS DE MÉDECINE.

Abdita nacentis rescindere semina morbi
Fert animus, tutamque hominum producere vitam,
GEOFFROI, HYGIÈNE.

Je fais la guerre aux maux qui menacent nos jours;
J'enseigne l'art heureux d'en prolonger le cours.

A MONTPELLIER,

Chez l'Auteur, rue des Vieux-Augustins, N.º 156;

A PARIS,

Chez { BECHET jeune,
GABON,
BECHET (CHARLES), } Libraires.

1825.

n.º C.ᵉ froudyeus.

MONTPELLIER, IMPRIMERIE DE M.me V.e PICOT, NÉE FONTENAY,

SEUL IMPRIMEUR DU ROI, PLACE LOUIS XVI, N.º 200.

PRÉFACE.

Voici, ami Lecteur, un livre qui vous fera sans doute plaisir, car vous y trouverez, nous l'espérons, des conseils sages, joints à l'agrément, l'*utile dulci* d'Horace.

Mais, dira peut-être quelque censeur sévère, pourquoi cette nouvelle traduction de l'École de Salerne, et en vers français? A quoi bon un pareil travail? N'avons-nous pas déjà assez d'éditions d'un œuvre aussi antique, aussi suranné, aussi imparfait? Patience, M. le Critique, suspendez vos exclamations : lisez ce livre et n'y mettez pas, si vous voulez, plus d'importance que nous n'y en avons mis nous-même. Je me suis amusé à le composer; amusez-vous à le lire.

Je vous préviens que vous y trouverez peu de beaux vers, soit latins, soit français; mais beaucoup de conseils utiles. Si ce Traité assez complet d'hygiène peut vous enseigner, sans trop vous ennuyer, les moyens de vous bien porter, pendant long-temps, et de vivre heureusement, pourrez-vous nous savoir mauvais gré de l'avoir mis au jour?

L'*École de Salerne* est une collection d'aphorismes ou de sentences sur l'art de se bien porter, ou d'éviter les maladies. La plupart de ces aphorismes sont bons, très-exacts. Il en est un petit nombre qui renferment des propositions insignifiantes, incomplètes ou fausses. Mais si l'on doit être surpris de quelque chose, c'est de trouver tant de bons préceptes dans un recueil composé par ordre, à la hâte, et dans le dixième siècle.

Nous convenons que les auteurs des nouveaux systèmes qui, depuis 25 ans, désolent le monde médical, doivent trouver les *aphorismes de l'école de Salerne*, surannés, exécrables; mais les partisans de la bonne médecine, ou de la doctrine hippocratique, en jugeront bien différemment; car ils y trouveront les préceptes les plus essentiels de l'art de guérir, et l'histoire complète de la doctrine des quatre humeurs principales, de leur rapport avec les températures variées de l'atmosphère, ou les constitutions de l'air : les saisons, les tempéramens, les âges, et avec les différentes maladies, particulièrement les aiguës; considérations majeures, essentielles, véritable base de la médecine d'observation et d'expérience.

Cette théorie, si bien liée à la pratique, est le produit d'une analyse exacte des faits, faite d'abord par Hippocrate, et confirmée par tous les médecins observateurs, depuis lui.

Espérons, pour le bonheur de l'humanité, de voir bientôt revenir à ces vieux principes du bon sens et de la raison, nos confrères, séduits par des hypothèses brillantes, par les doctrines dangereuses qu'on leur a enseignées. Ils sont bien intentionnés;

ils imiteront sûrement les exemples que viennent
de leur donner les Gendrin, les Rouchoux, les
professeurs Fiseau, Cayol, etc. Mais revenons aux
aphorismes.

Les vers latins en sont léonins, c'est-à-dire, des
vers qui passaient pour beaux au 11.me siècle. On
sait que ces vers doivent avoir, outre la césure et la
mesure des vers latins, une rime exacte pour l'oreille:
ou d'un hémistiche à l'autre, ou d'un vers à celui
qui suit.

Par exemple, du premier genre:

Pone gulæ metas ut sit tibi longior ætas
Ut medicus fatur; parcus de morte levatur.

Les vers suivans sont dans le second genre:

Est porcina caro sine vino pejor ovina
Si vinum tribuis tunc est cibus et medicina.

On a encore fait rimer entr'eux les premiers hémistiches des vers : les deux derniers hémistiches rimant
ensemble; par exemple:

Lenit et humectat, solvit sine febre butirum
Incidit que lavat, penetrat, mundat quoque serum.

La difficulté, la contrainte en ce genre de rimes,
ont été portées de plus en plus loin, dans les vers
qui suivent:

Cæna brevis, vel cæna levis, fit raro molesta
Magna nocet, medicina docet : res est manifesta.

Et dans les suivans, partagés en trois césures:

Demon agit tumidum, mundus cupidum, caro fœdum
Demon instinctu, mundus factu, caro tactu.

La contrainte qu'on s'est imposée dans la césure

des vers, paraît avoir rendu leurs auteurs peu scru-
puleux sur la quantité, car plusieurs vers sont faux.
Il paraît qu'on s'est toujours attaché à la rime, sans
s'embarrasser si l'on mettait une brève au lieu d'une
longue, comme on l'a fait dans quelques vers.

Quoi qu'il en soit de la facture de ces vers, dont
le mode est aujourd'hui proscrit, nous nous sommes
amusé à les traduire en vers français, ne nous
attachant qu'à rendre exactement le sens du latin,
et n'ayant aucune prétention de passer pour poète:
trop heureux si nous étions né médecin! Nous
avouons même que nous nous sommes approprié
quelques hémistiches de vers d'un traducteur anonyme, quand nous les avons trouvés exacts au texte.
Qu'on ne cherche donc pas de beaux vers dans cet
ouvrage, nous ne nous en sommes pas occupé.
Sans compter les difficultés d'embellir des grâces
de la poésie, des mots donnés, tels que : *obstruc-
tion, hypocondrie, séséli, aneth, chou*, etc., etc.,
la critique ne sera-t-elle pas désarmée au sujet de
nos vers, quand elle saura qu'ils sont sortis, presque
d'eux-mêmes, de dessous notre plume : l'ouvrage
entier ayant été traduit dans l'espace de dix jours?
Encore même ne consacrions-nous à cette récréation,
que quelques heures de l'après-dîner. Enfin ce sont
des vers faits à la hâte, *operæ celeris versus*, comme
le dit Horace.

Il existe trois ou quatre autres traductions en vers,
de l'*École de Salerne*. Celles des 16.ᵉ et 17.ᵉ siècles

sont si mauvaises, et le style des vers en est si bouffon, si inintelligible, qu'on ne saurait en achever la lecture. Celle d'un anonyme, avocat de Montpellier, est la plus passable, sous le rapport des vers français; mais elle est inexacte quant à la traduction du latin : il est aisé d'y apercevoir que l'auteur n'était pas médecin; qu'il rend mal le sens des vers latins; qu'il s'écarte du texte et y ajoute même, par des vers qui n'y ont aucun rapport.

« Souvent loin de son but la rime le conduit. »

La dernière traduction des aphorismes de l'École de Salerne date de 1779; elle a été faite par Levacher de la Feutrie, médecin de Paris : celle-ci est accompagnée d'un commentaire moins mauvais que les vers français, qui sont très-mal fabriqués, exécrables.

Quant aux nôtres, si on les trouvait passables, nos désirs seraient remplis. Un poète aurait composé sans doute de meilleurs vers, malgré l'aridité du sujet et la contrainte imposée par le texte. Nous ne nous sommes donc attaché, nous le répétons, qu'à rendre exactement le sens des vers latins et de chaque sentence, et il nous semble qu'il n'est jamais permis à un traducteur de s'écarter du texte de l'ouvrage, encore moins d'y ajouter.

Nous avons un peu mieux soigné les commentaires, dont la plupart des sentences ont besoin. Ici les additions nous étaient permises et même commandées, ayant intention de compléter, quoique

d'une manière serrée, tout ce qui a rapport à l'hygiène. Qu'on n'envisage donc les divers aphorismes
de *l'École de Salerne*, que comme servant de texte
à notre traité sur l'art de conserver la santé.

Cet ouvrage étant du ressort des personnes ins-
truites de la société, auxquelles nous avons déjà offert
un dictionnaire de la médecine de Montpellier, nous
avons cru utile de mettre à la fin du présent livre, l'article Hygiène de notre dictionnaire, soigneusement
revu, corrigé et considérablement augmenté, afin de
présenter au lecteur, un abrégé, une véritable récapitu-
lation des sages conseils épars dans l'ouvrage informe
et sans suite de l'Ecole de Salerne ; nous espérons
qu'on nous saura gré de cette attention, de même que
du soin que nous avons pris de placer à la fin du livre,
une table raisonnée des sujets qui y sont traités. Au
moyen de cette table, d'une utilité majeure, le lecteur pourra trouver dans l'instant l'objet de ses re-
cherches.

Par cet arrangement, celui qui désirera avoir un
tableau complet, suivi et mis en ordre, sur l'art de
conserver la santé, n'aura qu'à lire l'article Hygiène ;
celui qui ne voudra prendre connaissance que d'une
des parties de cette science ou d'un seul objet, le
trouvera dans l'instant, au moyen de la table placée
tout-à-fait à la fin du volume.

N. B. Tous les vers français qui sont sans nom d'auteur ou
sans guillemets, nous appartiennent.

L'ART
DE CONSERVER LA SANTÉ.

APHORISME I.er

PRÉCEPTES GÉNÉRAUX.

Anglorum regi scribit Schola tota Salerni :
Si vis incolumem, si vis te reddere sanum,
Parce mero ; cœnato parùm ; non sit tibi vanum
Surgere post epulas ; somnum fuge meridianum ;
Nec mictum retine, nec comprime fortiter anum ;
Curas tolle graves ; irasci crede prophanum :
Hæc benè si serves, tu longo tempore vives.

Au Roi Robert, l'École de Salerne
Ecrit comment il faut qu'il se gouverne
Pour s'exempter de toute infirmité
Et vivre en parfaite santé,
Soit ici, soit en Angleterre :
Chassez les noirs soucis, évitez la colère,
Buvez peu de vin pur, soupez légèrement ;
Sur le repas, immédiatement,
Point de repos, ni de méridienne ;
Aux vents, comme à l'urine, ouvrez un libre cours :
Tous ces conseils de l'hygiène,
Suivis exactement, prolongeront vos jours.

I

L'école de Salerne, dans le royaume de Naples, était déjà célèbre au huitième siècle, sous le rapport de la médecine, ou tout au moins, l'école du mont Cassin, occupée par des moines, car Saint Benoît établit son ordre au mont Cassin en 528.

Au premier siècle, Robert Guichard, prince de la Pouille, étant devenu maître de Salerne, y transféra l'école du mont Cassin, illustrée par Constantin-l'Africain, qui s'y était retiré, et s'y occupa longuement à compiler les écrits des médecins grecs et arabes. Cette école devint dès-lors de plus en plus florissante, et les Croisades contribuèrent beaucoup à sa réputation, parce que la ville de Salerne était dans une situation fort commode pour les Croisés. On ne sera donc pas surpris que Robert, fils du roi d'Angleterre *Guillaume le conquérant*, en revenant du siége de Jérusalem, où il avait été blessé au bras, ait été consulter, l'an 1101, la Faculté de Salerne, pour une fistule qui s'était formée à la plaie du bras. La réponse fut, que la plaie étant envenimée, elle ne pouvait se guérir qu'au moyen de la succion, qui attirerait tout le venin au dehors, mais que celui qui exécuterait l'ordonnance était en danger de périr. Le Prince, qui venait d'épouser la fille du comte de Couversana, de Salerne même, ne voulut point guérir en exposant la vie d'autrui. Sa femme, qui l'aimait tendrement, suça la fistule pendant son sommeil, et vint à bout de guérir son mari, sans éprouver

aucune incommodité de la succion. Nous devons
dire que Guillaume, surnommé le Roux, étant mort,
Robert avait préféré la couronne d'Angleterre à celle
de Jérusalem, qu'on lui offrit. C'est en revenant de
la Terre-Sainte pour se rendre en Angleterre, qu'il
passa par Naples et consulta l'école de Salerne.
Cette consultation donna lieu à l'ouvrage intitulé
l'École de Salerne, dont l'auteur ou le rédacteur
en vers fut *Jean de Milan*, alors médecin fameux et
professeur dans cette Faculté. On ne peut que trouver
bons les conseils donnés par l'école de Salerne,
au futur roi d'Angleterre, car on sait qu'il ne le
fut jamais, son frère cadet ayant usurpé la couronne ; toutefois le précepte de se promener après
le repas, et qu'on croyait salutaire alors, serait
aujourd'hui trouvé mauvais, comme on le verra
ailleurs dans cet ouvrage.

Nous devons rappeler que plusieurs aphorismes
de ce Recueil y ont été ajoutés depuis ; entr'autres,
par M. Levacher, les chapitres *du café; du café et
des liqueurs; du cidre; de la petite-vérole; de la
dysurie vénérienne;* et ceux *des difformités de la
taille et du bassin,* que nous avons omis, comme
inutiles.

Les maximes de l'école de Salerne contenaient,
dans le principe, 1239 vers ; il paraît que plusieurs
auteurs ont réduit considérablement ce Recueil. Il y
a des éditions de 1096 vers, de 664, de 372, et ce
sont les plus ordinaires, et même de 183 vers;

I..

celle-ci en renferme 474, mais avec les additions
de M. Levacher.

—

APHOR. 2.

DES PARTIES QUI COMPOSENT LE CORPS HUMAIN.

Ossibus ex denis, bis centenis que, novenis
Constat homo ; denis bis dentibus, et duodenis ;
Ex tercentenis decies sex, quinque que venis.

Deux cents et dix-neuf os forment de notre corps
Et les appuis et les ressorts,
Sans compter de dents trois douzaines ;
De plus, il a trois cents et soixante-cinq veines.

En l'an 1100, quand on composa l'ouvrage ayant
pour titre *l'École de Salerne*, on portait le nombre
des os de notre corps à 219, on en compta ensuite
260; mais il est reconnu aujourd'hui qu'il existe
dans le corps humain 212 os, sans compter les os
wormiens, les os sesamoïdes et 32 dents. Ces différences de calcul proviennent de ce qu'on a séparé
des pièces osseuses qui ne devaient pas être sépa-
rées, et de ce qu'il est difficile de fixer rigoureuse-
ment le nombre des os, qui peut varier selon l'âge
et même les individus; car certains hommes ont six,
sept et même huit doigts ou orteils, soit d'un côté,
soit des deux, ou un plus grand nombre de pha-

langes, et quelques sujets ont présenté onze côtes seulement ; chez d'autres on en a trouvé 14 et même 15 de chaque côté ; le nombre des vertèbres a aussi quelquefois varié. Cependant ces variétés sont rares.

L'injection fait connaître aujourd'hui un nombre prodigieux de veines.

Dans cet aphorisme, pour donner au moins une idée de l'anatomie du corps humain, on aurait dû parler des artères, des muscles, des nerfs, des viscères, des glandes, des ligamens, etc., et surtout des muscles, dont M. Chaussier compte 374 dans l'homme, tandis que Lyonet dit en avoir trouvé 4041 dans une seule chenille.

Cet aphorisme ne va donc point au but de faire connaître le squelette ou l'anatomie du corps. Il fallait, où passer ce sujet sous silence, ou le traiter à fond, ou tout au moins d'une manière plus générale.

Nous avons, sur la distribution et l'usage des nerfs encephaliques, des vers français, faciles à retenir, et qu'on ne sera pas fâché de trouver ici. Il n'y est question toutefois que de dix paires de nerfs, parce que alors on n'en admettait pas un plus grand nombre. Mais depuis, Chaussier et d'autres anatomistes ont porté à douze paires les nerfs du cerveau.

Le plaisir des parfums nous vient de la première,
La seconde nous fait jouir de la lumière,
La troisième à nos yeux donne le mouvement,

La quatrième instruit des secrets de l'amant,
La cinquième parcourt l'une et l'autre mâchoire ;
La sixième dépeint le mépris et la gloire,
La septième des sons fait ouïr les accords,
La huitième au dedans fait jouer cent ressorts,
La neuvième au discours tient notre langue prête ;
La dixième enfin, meut le col et la tête.

APHOR. 3.

DES MOYENS DE SE PASSER DE MÉDECIN.

Si tibi deficiant medici, medici tibi fiant
Hæc tria : mens hilaris, requies moderata, diæta.

N'est-il de médecin près de votre personne,
    Pour être, au besoin, consulté ?
    En voici trois que l'on vous donne :
    Un exercice limité ;
    La diète et surtout la gaîté.

La sobriété et la gaieté, et un exercice modéré
sont les moyens sûrs de se bien porter, et par conséquent de n'avoir pas besoin de médecin. Les mots
réquies moderata ne doivent pas être traduits par
un doux repos, comme ils l'ont été par tous les
commentateurs ; mais par un doux exercice, qui est
absolument nécessaire à l'homme. Combien de fois
n'avons-nous pas vu des personnes opulentes et

livrées à la mollesse, qui étaient en proie à des maladies que l'exercice, même un peu pénible, auraient prévenues et bientôt guéries? Il est une grande vérité difficile à persuader aux individus à qui les dons de la fortune permettent de satisfaire tous leurs goûts, c'est que l'homme est né pour le travail, et que celui qui ne prend point de l'exercice ne doit pas s'attendre à conserver long-temps un santé robuste. Les glaires, les obstructions, la goutte, la physconie et mille autres maux, sont les suites ordinaires d'une vie oisive et du défaut d'exercice du corps. Nous avons vu plusieurs de ces individus habituellement malades ou valétudinaires, par exubérance de vie ou de sucs nourriciers, à cause du repos et de la bonne chère auxquels ils se livraient entièrement; nous leur avons conseillé, sous peine de l'existence, d'acheter un jardin ou un champ, et d'y aller fréquemment arroser, et même se livrer aux travaux les plus rudes du jardinage : afin d'exciter, d'augmenter les sécrétions et les excrétions, particulièrement celle de la transpiration; nos conseils ont été pour eux *vos clamantis in deserto*; aussi nos prophéties sinistres n'ont pas tardé à s'accomplir. On a remarqué que ce ne sont ni les riches, ni les grands de la terre qui deviennent bien vieux, mais ceux que leur rang dans la société oblige à faire beaucoup d'exercice, à être fréquemment exposés en plain air, et à vivre sobrement. Le docteur Falconer a prouvé que, de toutes les professions, la plus saine est celle d'un jardinier sobre.

L'exercice le plus salutaire est celui de la promenade à pied, prise en plein air, plutôt avant le repas qu'immédiatement après ; vient ensuite l'exercice du cheval allant au pas : la voiture, la litière et la chaise à porteur ne conviennent qu'aux individus très-faibles.

Nous aurons occasion de parler, dans d'autres aphorismes, des avantages de la sobriété et de la diète, pour prévenir et pour guérir les maladies.

—

APHOR. 4.

DES DIVERSES SAISONS DE L'ANNÉE.

Ver, autumnus, hiems, æstas, dominantur in anno.

On voit tous les ans arriver
Le printemps et l'été, l'automne et puis l'hiver.

Ce n'est point sans but que l'école de Salerne a composé cet aphorisme ; son intention a été évidemment de signaler le rapport qui existe entre les divers temps de l'année et les différentes constitutions qui règnent dans celle-ci, ainsi que le rapport des âges et des maladies avec les saisons.

1.º D'abord, les SAISONS.

L'année se divise en quatre saisons : l'hiver, le printemps, l'été et l'automne.

Les savans assurent que le monde a été créé au mois de mars. Aussi les Anciens commençaient l'année par ce mois, selon l'Exode, chapitre 12.

Mais nous devons suivre la division toute médicale adoptée par Hippocrate, ce profond observateur; il a commencé l'année par l'hiver et l'a terminée par l'automne. Cette division est fondée sur les divers temps que produisent les divers stades de la marche du soleil, ou, si l'on veut, sur les divers points que la terre présente au soleil en parcourant l'écliptique.

L'hiver commence donc le 12 novembre; le printemps, le 12 février; l'été, le 12 mai; et l'automne, le 12 août : époques qui correspondent à peu près à certaines constellations, qui, influant sur le corps vivant, ont été prises par le père de la médecine pour divisions des saisons. Ainsi, l'hiver commence au coucher des Pléiades et s'étend jusqu'à l'équinoxe du printemps; le printemps, depuis cet équinoxe jusqu'au lever des Pléiades; l'été, depuis cette époque jusqu'au lever d'Arcturus; et l'automne, depuis le lever de cette constellation jusqu'au coucher des Pléiades.

Chacune de ces saisons a un caractère qui lui est propre, tiré de la modification de la température. Ainsi, l'hiver est *froid et humide*; le printemps, *chaud et humide*; l'été, *chaud et sec*; et l'automne, *froid et sec*. Les maladies qui se manifestent sont relatives à l'état de l'atmosphère, ou aux saisons diverses et à l'humeur qui prédomine dans chaque saison.

2.º CONSTITUTIONS. L'influence de la constitution de l'air et de chaque saison, sur la production des diathèses humorales, et sur le traitement des maladies, est une vérité reconnue par tous les bons praticiens, et qui doit former la base et le principe de leur art. Hippocrate revient sans cesse sur la nécessité de l'étude des constitutions, *qualia erunt anni tempora tales erunt morbi*, a dit cet exact observateur.

Le divin vieillard observe que, comme dans la succession des périodes des temps de l'année, on voit régner, tantôt l'hiver, tantôt le printemps, tantôt l'été ou l'automne; de même dans le corps humain, on voit prédominer successivement : la pituite, le sang, la bile, l'atrabile.

3.º AGES. Les quatre saisons sont les véritables images des quatre âges de la vie, et il y a un grand rapport entre l'influence des saisons et celle des âges, sur la production des maladies. En effet, la mucosité prédomine dans l'enfance; le sang, à l'âge de la puberté; la bile, à l'âge viril qui est l'été de la vie; et l'atrabile et la mucosité dans la vieillesse, ou l'automne et l'hiver.

Il existe encore des relations intimes entre les

saisons, les constitutions, les âges, les maladies diverses, les révolutions diurnes, les organes et les tempéramens, dont il sera parlé dans les aphorismes suivans. Le présent tableau fera connaître succinctement toutes ces correspondances ou relations diverses, et l'on trouvera les détails nécessaires à ce sujet, dans le chapitre MALADIES, de notre dictionnaire de médecine-pratique, en 4 vol.

SAISON.	CONSTITUTION DE L'AIR OU DU CLIMAT.	AGES.	ORGANES OU CENTRE DE CHAQUE SYSTÈME.	TEMPÉRAMENS.	HUMEURS OU DIATHÈSES humorales.
Hiver.	Froid et humide.	Enfance.	Tête.	Pituiteux.	Pituiteuse.
Printemps.	Humide et chaud.	Jeunesse.	Poitrine.	Sanguin.	Sanguine ou inflammatoire.
Été.	Chaud et sec.	Age viril.	Épigastre.	Bilieux.	Bilieuse.
Automne.	Sec et froid.	Vieillesse.	Hypogastre.	Mélancolique.	Atrabilaire, putride ou putrescence.

Les Anciens avaient si bien vérifié les correspondances intimes qui ont lieu entre les saisons de l'année, la vie et les infirmités de l'homme, que plusieurs grands auteurs étrangers même à la médecine, en ont présenté un tableau exact, notamment Ovide, dans ses Métamorphoses, chant XV, chap. 4, dont voici le titre latin, très-mal traduit par S.t-Ange.

Anni tempestatum, œtatum que vitœ humanœ variœ que vices.

Suivent les vers latins que tout le monde peut lire dans l'ouvrage.

> Voyez comme l'année, en son cours qui varie,
> Se partage en saisons, image de la vie, etc.
>
> Le printemps, jeune enfant bercé par les zéphirs,
> Se couronne de fleurs et sourit aux plaisirs, etc.
>
> L'Été, fils du Soleil, coloré par le hâle,
> Succède au doux printemps, plus robuste et plus mâle, etc.
>
> L'Automne déjà mur, sans être vieux encore,
> S'enrichit des trésors que l'été fit éclore;
> De la jeunesse en lui les feux sont amortis,
> Même on peut sur son front compter des cheveux gris;
>
> L'Hiver, glacé du froid que souffle son haleine,
> Le suit à pas tremblans et chemine avec peine :
> Son front chauve et neigeux et battu par les vents,
> Ou n'a plus de cheveux ou n'en a que de blancs.
>
> Ainsi que les saisons on voit changer les hommes :
> Ce qu'hier nous étions, ce qu'aujourd'hui nous sommes,
> Demain, faibles mortels, nous ne le serons plus.

Voilà certainement de beaux vers; eh bien, ils sont une très-fausse traduction des vers latins, qui renferment une application continuelle des diverses saisons aux divers âges et aux diverses maladies

qui leur correspondent, comme l'exprime le titre
variæ que vices.

C'est que M. de S.ᵗ-Ange n'était pas médecin.

—

APHOR. 5.

Du Printemps.

Tempore vernali, calidusque aer madidusque,
Et nullum tempus melius sit phlebotomiæ.
Usus tunc Veneris confert homini moderatus,
Corporis et motus, ventrisque solutio, sudor,
Balnea ; purgentur tunc corpora cum medicinis.

Dans le Cours du printemps l'air est humide et chaud ;
 C'est la saison de la phébotomie :
Lors on peut de l'hymen allumer le flambeau,
Faire de l'exercice, ou, selon son envie,
Se baigner, se purger ou suer, s'il le faut.

Tout le monde sait que la saignée convient mieux
au printemps que dans toute autre saison de l'année,
à cause de la pléthore sanguine et des maladies inflammatoires qui règnent ordinairement à cette
époque ; c'est aussi la saison des douze influences,
particulièrement de celle de l'amour ; c'est le temps
le plus propre au traitement des diverses maladies.

Cet Aphorisme ne renferme donc rien que d'exact.

APHOR. 6.

De l'Été.

Æstas more calet, sicca est; noscatur in illâ
Tunc quoquè præcipuè choleram rubram dominari.
Humida, frigida, fercula dentur; sit Venus extrà;
Balnea non prosunt; raræ sint phlebotomiæ;
Utilis est requies; sit cùm moderamine potus.

L'été se montre sec et chaud, pour l'ordinaire:
Aux plaisirs de l'amour il est toujours contraire;
Une bile enflammée est de cette saison.
Usez donc de mets froids, humectans, à foison:
Les bains sont dangereux, ainsi que la saignée;
Repos! Que la boisson soit alors épargnée.

L'été commence au 22 juin et finit au 22 septembre. La constitution de l'été est sèche et chaude; si l'action du systême sanguin artériel est dominante pendant le printemps, celle du systême veineux, dont la veine-porte est le centre, est augmentée par les chaleurs de l'été; le sang devient donc, de plus en plus, bilieux, et il excite au commencement de cette saison, des maladies phlogistico-bilieuses qui exigent l'emploi de la saignée avant celui des anti-bilieux et des évacuans. La nature marche donc de la constitution sanguine à la bilieuse; en sorte que, vers les jours caniculaires, surtout à leur fin, qui a lieu le 21 août, les maladies sont entièrement bilieuses, parce que les forces étant attireés au-dehors par les chaleurs de l'été, et les humeurs vers la peau, la plus grande partie du véhicule de ces fluides s'échappe par la transpiration, et il ne reste en quelque sorte, dans les vaisseaux, que les matériaux bilieux. Les urines diminuent en proportion que la transpiration augmente, et les corps se dessèchent; c'est pourquoi le repos et l'usage des alimens humectans et rafraîchissans sont utiles dans cette saison; et les plaisirs de l'amour, la saignée et tout ce qui est capable d'affaiblir, généralement contraires. Les chaleurs ne sont pas néanmoins bien fortes en France, où elles ne dépassent presque jamais 30 degrés, tandis qu'on les a trouvées de 42 degrés au Sénégal et sous la zone torride.

La constitution de l'été est favorable aux pituiteux, aux enfans et aux vieillards; elle est contraire aux bilieux, aux sanguins et aux jeunes gens ardens qui sont alors sujets au délire, aux fièvres gastriques bilieuses, à la jaunisse, au colera-morbus, aux vesanies.

Cum faba florescit stultorum coppia crescit.

La défense que fait l'école de Salerne, de l'usage des bains, tient au préjugé ancien qui faisait regarder les bains, pris pendant la canicule, comme dangereux.

Il est bon aussi de ne pas trop se gorger de boissons durant les chaleurs de l'été; mais cette partie de la sentence est faible , et ne vaut pas les autres conseils.

L'école de Salerne devait dire au moins deux mots sur l'automne et sur l'hiver. Voyez, pour des détails à ce sujet, notre dictionnaire, chap. MALADIES.

APHOR. 7.

DES TEMPÉRAMENS.

Quatuor humores humano in corpore constant:
Sanguis cum colerâ , phlegma , melancolia.
Terra melancholicis , aqua confertur pituitæ ,
Aer sanguineis , ignea vis choleræ.

Les quatre humeurs qui dans nos corps abondent,
Dépendent des quatre élémens
Et forment les tempéramens,
Qui, de tout point, aux quatre humeurs répondent :
Le bilieux et l'atrabilieux,
Le sanguin, le pituiteux.
L'eau forme le *mucus*, la terre l'atrabile,
Le sang dépend de l'air et le feu fait la bile.

Hippocrate a dit que l'homme est composé de mucosité, de sang, de bile jaune et de bile noire, ce qui représente le froid et l'humide, le chaud et l'humide, le chaud et le sec, le sec et le froid; ou l'hiver, le printemps, l'été et l'automne, c'est-à-dire, les quatre constitutions de l'année réglée. En effet, pendant la constitution de l'hiver, l'air est froid et humide, il est humide et chaud pendant celle du printemps, chaud et sec dans celle de l'été, sec et froid pendant l'automne.

Il est très-vrai que l'humeur qui domine caractérise chaque tempérament, aujourd'hui comme autrefois, n'en déplaise aux partisans des nouveaux systêmes, qui, heureusement, malgré tous leurs efforts, ne parviendront jamais à détruire des vérités aussi essentielles.

Mais les idées des Anciens, sur la correspondance de l'eau, de l'air, de la terre et du feu, avec les quatre humeurs principales, ne sont pas aussi exactes, quoique lumineuses. On doit aujourd'hui peu insister sur ces aperçus, avec d'autant plus de raison, que les quatre élémens des Anciens ont été décomposés depuis en plusieurs principes ou élémens nouveaux.

Le caractère des tempéramens n'est point établi uniquement sur la nature de l'humeur prédominante, mais encore sur l'état des solides, dans le corps vivant.

Le tempérament naturel ou acquis peut être défini, en général, un certain état physique et moral dépendant de diverses proportions, dans la combinaison des humeurs, de l'état des solides et même des organes qui entrent dans la composition du corps humain.

APHOR. 8.

Tempérament pituiteux.

Phlegma dabit vires modicas, latosque brevesque ;
Phlegma facit pingues, sanguis reddit mediocres :
Otia non studio tradunt, sed corpora somno ;
Sensus hebes, tardus motus, pigritia, somnus ;
Hic somnolentus, piger, in sputamine multus ;
Est huic sensus hebes, pinguis facies, color albus.

Le tempérament phlegmatique
Rend l'homme court et gros, d'une force modique ;
Grand ami de l'oisiveté,
Aux travaux de l'esprit j'amais il ne s'applique.
Ne rien faire et dormir, c'est sa félicité ;
Il a les sens bouchés, sa démarche est très-lente,
La paresse lui plait, le travail l'épouvante ;
Il abonde en *mucus*, qu'il crache fréquemment.
Toujours dans l'engourdissement,
Chez lui l'esprit, le cœur ne sont d'aucun usage ;
Et la graisse reluit sur son large visage.

Le tempérament *froid et humide*, pituiteux, lymphatique, propre à l'enfance, est celui dans lequel les chairs sont lâches, molles, spongieuses, abreuvées de sérosités et couvertes de graisse. Les pituiteux ont, en général, une taille avantageuse, épaisse et massive ; leur peau est blanche, douce, belle, garnie de très-peu de poils long et fins ; leur visage est pâle, quelquefois bouffi ; leurs yeux sont bleus, grands, mais éteints; leur regard est humble et languissant. Les femmes de ce tempréramant ont beaucoup de gorge, mais qui ne se soutient pas long-temps. Toutes les fonctions sont languissantes et embarrassées chez les pituiteux; leur pouls est rare, mou, faible, leur respiration lente; ils ont peu d'appétit, digèrent lentement et mal, et supportent long-temps la diète et même la faim, sans en être incommodés. Les individus pituiteux vivent plus long-temps que les autres, parce qu'ils usent moins la vie.

Quant aux qualités morales, ils ont le sens très-obtus, et sont peu enclins aux plaisirs de l'amour. Les fonctions de leur esprit sont faibles et languissantes, leur imagination est froide et leur mémoire peu fidèle. Les pituiteux sont peu propres aux travaux pénibles, à moins qu'on ne les y accoutume par degrés: l'habitude fait leur loi; ils sont naturellement obéissans et aptes à recevoir l'impression qu'on leur donne; ils ont le caractère doux, affable, paisible, le jugement sûr; l'état d'apathie fait leur bonheur. Les personnes du sexe possèdent le plus souvent le tempérament phlegmatique: il est l'apanage des Anglais, des Hollandais, des Allemands, des Suisses.

On n'a guère rien dit de mieux que ce que renferme le texte que je commente, et l'on doit en regarder les vers comme autant d'axiomes qu'on ne peut qu'affaiblir par des commentaires.

APHOR. 9.

Tempérament sanguin.

Naturâ pingues isti sunt atque jocantes ,
Rumoresque novos cupiunt audire frequentes.
Hos Venus et Bacchus delectant , fercula , risus ,
Et facit hos hilares et dulcia verba loquentes ;
Omnibus hi studiis habiles sunt et magis apti ;
Quâlibet ex causâ non hos facilè excitat ira ;
Largus , amans , hilaris , ridens , rebeique coloris ,
Cantans , carnosus , satis audax , atque benignus.

    L'homme de nature sanguine
    Volontiers plaisante et badine ;
    Gros et charnu suffisamment ,
    Il est curieux de nouvelles :
Toujours passionné pour le vin , pour les belles ,
Il brille en compagnie , et par son enjouement ,
    D'une table il fait l'agrément.
    A quelqu'étude qu'il s'applique ,
    Il accomplit tous ses projets ;
Il ne se fâche point pour de petits sujets ,
    Et malaisément on le pique :
Il est franc , libéral , hardi , point querelleur ,
Prêt à rire , à chanter , toujours de bonne humeur ;
Son teint frais et vermeil annonce la vigueur.

Le tempérament sanguin, *chaud et humide ,* propre à la jeunesse, est celui dans lequel domine un sang épais et riche en parties rouges. Il est caractérisé par une phisionomie animée, un teint rouge et vermeil, un beau corps, dont la stature est élevée et droite, des chairs d'une consistance moyenne et bonne, des cheveux blonds ou châtains, la peau lisse et blanche, des yeux ordinairement bleus, une couleur agréable et vermeille, des membres souples et agiles, une démarche légère et aisée, des veines bleues et saillantes, un pouls vif, mais réglé. L'homme sanguin fait bien toutes ses fonctions, il a bon appétit et digère bien; il urine peu, parce qu'il transpire aisément.

L'homme sanguin est bon, franc et jovial, courageux, doux, enjoué; sa mémoire est heureuse, son imagination vive et brillante; il a beaucoup d'esprit, des idées heureuses et promptes, des expressions aisées; il aime le luxe, les plaisirs, la table, les femmes; il aime avec beaucoup de délicatesse, mais ce *céladon* est indiscret et inconstant; il a plutôt des goûts que des passions : aussi étourdi que sensible, il s'emporte aisément et se calme de même. Les gens d'esprit sont ordinairement de ce tempérament. Quoique le sanguin ait la conception facile, il est peu propre aux méditations profondes et aux sciences abstraites, ayant du dégoût pour tout ce qui exige un travail assidu; mais il excelle dans toutes les sciences agréables : son imagination douce et riante le rend naturellement enclin à la poésie, à la peinture, à la musique. La bonté de cette constitution n'est pas un titre pour vivre long-temps; la sensibilité et la vivacité, qui sont propres au sanguin, lui font consumer rapidement la vie et abréger considérablement ses jours.

Ce tempérament est le plus heureux de tous. Ce fut, dit-on, celui d'Alexandre, de César, d'Henri IV, de Louis XV, etc.

APHOR. 10.

Tempérament bilieux.

Est humor choleræ qui competit impetuosis :
Hoc genus est hominum cupiens præcellere cunctis ;
Hi leviter discunt, multùm comedunt, citò crescunt ;
Indè et magnanimi sunt, largi, summa petentes.
Hirsutus, fallax, irascens, prodigus, audax,
Astutus, gracilis, siccus, croceique coloris.

L'homme en qui la bile domine
Est vif, ardent impétueux,
Entreprenant, ambitieux.
D'avoir des supérieurs sans cesse il se chagrine ;
Il apprend fort facilement,
Mange beaucoup, croît promptement ;
Prodigue, courageux, enclin à la colère,
Audacieux, rusé, trompeur.
Son corps sec, du safran emprunte la couleur.

Le tempérament bilieux, *chaud et sec*, affecté à l'âge viril, est celui dans lequel l'humeur bilieuse est dominante. L'homme qui jouit de cette constitution a ordinairement la taille maigre, dégagée ; mais il est fort, nerveux, bien musclé ; ses os sont gros, ses chairs fermes et compactes ; sa peau aride et sèche, est d'un rouge foncé, brune, olivâtre et quelquefois noire ; ses poils et ses cheveux sont presque toujours noirs et crépus, ses yeux sont noirs et perçans. Toutes les fonctions vitales sont promptes chez le bilieux : son poux est fréquent, sec, roide ; il mange beaucoup, digère vite et facilement ; il a ordinairement un appétit vorace ; le tissu de sa peau est serré et peu perspirable, et les urines sont âcres et abondantes.

Le bilieux est, de tous les hommes, celui qui est le plus amoureux : l'amour est pour lui une affaire capitale, il aime passionément et avec fureur ; il est fort et conserve long-temps sa vigueur. Il est aussi le plus propre à faire concevoir, pourvu que la femme soit d'un tempérament sanguin ou pituiteux ; car, si elle est d'un tempérament bilieux, elle est la plus amoureuse de toutes les femmes, et l'on sait que trop de vivacité, de part et d'autre, est un obstacle à la conception. Le bilieux est très-jaloux, constant, ferme, inexorable, colérique et porté à la vengeance ; il a beaucoup d'imagination, plus de génie que d'esprit ; il est propre aux sciences abstraites ; mais ces qualités précieuses sont souvent altérées par la dureté de son caractère : il est entêté, opiniâtre et misanthrope : à l'âge de cinquante ans, les bilieux deviennent mélancoliques.

APHOR. II.

Tempérament mélancolique.

Tristìs inest aliis choleræ substantia nigræ,
Quæ reddit pravos, pertristes, pauca loquentes :
Hi vigilant studiis, nec mens est dedita somno;
Servant propositum; sibi nil reputant fore tutum.
Invidus et tristis, cupidus, dextræque tenacis,
Non expers fraudis, timidus, luteique coloris.

Reste l'humeur atrabilaire,
La mélancolie autrement.
Cette humeur ordinairement
Rend les hommes pervers, sombres, prompts à mal faire,
Taciturnes, sournois, fermes dans leurs propos;
De tristes passions leur ôtent le repos :
Chagrins, jaloux, de tout avides,
Ce qu'ils ont ils le tiennent bien ;
Soupçonneux, il ne faut qu'un rien
Pour alarmer leurs cœurs timides;
Ils ont l'esprit rusé, trompeur,
Leur teint de jaune a la couleur.

Le tempérament atrabilaire, *sec et froid*, appelé aussi mélancolique, propre à la vieillesse, est celui dans lequel domine une bile d'un jaune foncé ou brunâtre, et qui donne sa couleur à toute l'habitude extérieure du corps, et surtout au visage. On peut le considérer comme le *maximum* du tempérament bilieux.

Les mélancoliques ont ordinairement les cheveux bruns ou noirs; les joues succées et avalées; le corps grêle; les jambes, les cuisses maigres; les bras et les doigts effilés; la peau sèche, jaune, brune ou noirâtre, quelquefois garnie de poils très-noirs; leur pouls est fréquent, sec, petit, inégal. Les mélancoliques sont voraces; leurs digestions se font irrégulièrement, ainsi que les fonctions du ventre; les urines sont abondantes, claires, peu colorées : ils ont l'imagination aussi vive, aussi exaltée, aussi pittoresque que celle des orientaux. Ils peignent toujours en parlant : tout est image, comparaison ; mais ils grossissent ou exagèrent souvent les choses. Le mélancolique jouit d'une grande sensibilité ; aussi le plus petit revers, la douleur la plus légère le jette dans l'abattement et le désespoir. Il est pessimiste, rêveur, méditatif ; son imagination se repaît de chimères, qui le troublent et le rendent malheureux, par la crainte de le devenir. Les entreprises qui paraissent supérieures aux forces humaines, les conquêtes, les hérésies, les sectes, les révolutions des empires, les crimes les plus atroces, ont été souvent l'ouvrage des mélancoliques. Cette constitution produit les grands hommes, les héros, les ambitieux, les grands scélérats; les César, les Charles XII, les Bonaparte, les Robespierre, les Louvel.

Le caractère du mélancolique est sombre, rêveur, difficile, inquiet, méfiant, chagrin. Il est très-exigeant, et furieux lorsqu'on lui manque; ennemi implacable et adversaire très-redoutable, il est cependant bon ami; mais amant jaloux et porté au désespoir.

Les genres de tempéramens que nous venons d'établir sont les plus apparens et les plus évidens; mais on les trouve rarement ainsi simples; ils se subdivisent à l'infini, par des degrés et des nuances insensibles, selon les mélanges et la prédominance des humeurs qui les constituent. Aussi les tempéramens sont pituitoso-sanguins ou sanguino-pituiteux, sanguino-bilieux, pituitoso-sanguino-bilieux, etc.

> On doit avoir toujours présent,
> Que les quatre humeurs cardinales
> Se mélangent diversement;
> Que leurs combinaisons vitales
> Décident le tempérament.
> On peut aisément reconnaître
> L'humeur qui domine le plus,
> L'habitude du corps la fait assez paraître;
> Mais pour savoir quels peuvent être
> Tous leurs mélanges absolus,
> Il n'est, ni disciple, ni maître,
> Qui n'aient fait jusqu'ici des efforts superflus.

APHOR. 12.

DU TEINT.

Hi sunt humores qui præstant cuique colores :
Omnibus in rebus de phlegmate fit color albus;
Sanguine fit rubens; cholerâ rubens quoque, rufus;
Corporibus fuscum bilis dat nigra colorem.

> Sur notre teint les quatre humeurs
> Marquent chacune leurs couleurs.
> Le phlegme de blanc nous colore ;
> La bile rend jaunâtre et d'un rouge foncé :
> Par un rosé très-vif le sang est annoncé ;
> L'atrabile produit la couleur gris de more.

Cet aphorisme prouve, jusqu'à l'évidence, la vérité de la doctrine humorale et des quatre tempéramens principaux ; en effet, quoiqu'il y ait presque autant de tempéramens que d'individus, on peut néanmoins les réduire aux quatre espèces que nous avons désignées, et qui sont produites par l'humeur qui domine le plus et qui se marque parfaitement par la couleur du teint.

L'humeur séreuse et lymphatique qui prédomine chez les sujets pituiteux, est indiquée par un visage pâle, les yeux presque éteints, les lèvres décolorées, une démarche lente et languissante.

Le tempérament bilieux s'annonce par un teint pâle, jaunâtre, ou d'un rouge foncé ou brun ; des cheveux noirs, la maigreur du corps, etc.

La peau brune, noirâtre ou terreuse, le teint hâve, plombé, les joues maigres, les tempes contractées, la physionomie triste, languissante, marquent l'atrabile, ou le tempérament mélancolique.

L'homme sanguin a, au contraire, le teint rouge, vif, animé, les yeux brillans, les joues et les lèvres vermeilles. Ce teint, qui est le plus beau et le plus agréable à la vue, annonce une bonne constitution et une santé florissante. Aussi, les femmes qui sont

dépourvues de ce coloris attrayant, cherchent-elles
à s'en procurer un factice, par l'art de la toilette
et par les fards dont elles surchargent leur peau,
au grand détriment de leur santé.

Je les avertis, que les fards rouges ou blancs
qu'elles mettent sur leur visage, outre qu'ils bou-
chent les pores de la peau, empêchent la transpiration et favorisent les catarrhes : peuvent causer,
par le mercure du cinabre qui entre dans leur composition, de grandes salivations, la puanteur de la
bouche, le tremblement, la chute des dents, etc.

> « Tu as beau d'eau de lys user
> Et de faire, à t'encéruser,
> De ton visage un faux visage,
> Tu ne fais rien que t'abuser,
> N'en recevant nul avantage.
> Tu perds et ton fard et ta peine.
> Perrette, penses-tu par l'art
> De savoir détremper le fard,
> Faire d'une Hécube, une Hélène ? »

APHOR. 13.

VICES OU EXUBÉRANCE DES QUATRE HUMEURS CARDI-NALES DANS NOTRE CORPS.

Signes de la surabondance pituiteuse,

Phlegma supergrediens proprias in corpore leges,
Os facit insipidum, fastidia crebra, salivas,
Costarum, stomachi simul, occipitisque dolores;

Pulsus adest rarus , tardus quoquè , mollis , inanis ;
Præcedit fallax phantasmata somnus aquosa.

Quand du mucus la dose est excessive,
La bouche est pleine de salive ;
Et le malade dégoûté,
Sent des maux d'estomac, de tête et de côté ;
Son poux est faible et rare , et sa marche est tardive ;
Et cette humeur , la nuit, le fait songer
Qu'il voit une eau prête à le submerger.

Les quatre humeurs cardinales qui existent dans le corps de l'homme, et qui influent si puissamment sur les quatre tempéramens principaux, sont : la mucosité, le sang, la bile et l'atrabile.

La *mucosité*, *pituite*, *phlegme*, est un fluide lymphatique existant dans la masse du sang, d'après un grand nombre de médecins, parmi lesquels on compte *Selle*, *Sarcone* et *Dumas ;* d'où il est sécrété par des follicules glanduleux , parsemés dans le tissu des membranes muqueuses, et destiné à lubrifier les membranes de ce nom.

La plénitude muqueuse ou pituiteuse existe lorsqu'il y a surabondance d'humeurs séreuses et lymphatiques dans la masse des fluides, suite ordinaire d'une digestion ou d'une sanguification incomplètes, et même, si l'on veut, d'une trop forte sécrétion de la mucosité par les follicules muqueux : surabondance qui a été suivie d'accumulation et d'épaississement de mucosités dans l'estomac et les intestins, soit que cette surabondance dépende d'un état de relâchement des membranes muqueuses , qui lui

servent d'émonctoire, soit de l'atonie des vaisseaux absorbans qui n'ont pu la repomper et la
porter dans le torrent de la circulation.

Les signes principaux de cette exubérance de
pituite, sont : la fadeur de la bouche, qui est pleine
d'une salive épaisse, muqueuse ; le dégoût, l'insi-
pidité des alimens ; le sentiment de douleur, de
resserrement au creux de l'estomac, la céphalgie ;
la rareté, la faiblesse, la lenteur du pouls ; enfin,
les songes aqueux, si l'on peut se servir de cette
expression, ou des rêves pénibles que l'on se noie.
Quant à la douleur de côté, elle n'existe que dans
le cas de pneumonie muqueuse ou de vers, qui
accompagnent si souvent les glaires.

L'école de Salerne a donné, dans cet aphorisme,
les caractères les plus essentiels de la surabondance
muqueuse. On pourrait y ajouter : les rapports acides,
la lassitude, la tristesse, la soif peu intense, le
sentiment de froid, les légers frissons, suivis d'une
chaleur inégale ; la pâleur du corps, particulièrement de la face, qui semble bouffie ; et souvent la
blancheur de la langue, la bouche pâteuse, les
nausées, la vomiturition des matières glaireuses,
insipides ; la respiration gênée ou râleuse ; les flatuosités, les scelles muqueuses ; mais ces derniers
signes annoncent particulièrement la plénitude
pituiteuse des premières voies, et sont les signes
de la turgescence inférieure, c'est-à-dire, que les
matières gastriques occupent les intestins. Or, nous
pouvons assurer, d'après une expérience de trente

ans , qu'il n'est point de maladie qui exige plus impérieusement les purgations, malgré la répugnance que cause à tout le monde ce remède exécrable.

> Est-il un plus affreux destin :
> Je dois dans quatre ais de sapin ,
> Gisant à plat sur mon échine ,
> Devenir bientôt le butin
> Du sombre époux de Proserpine ,
> Si je ne prends demain matin
> Une maudite médecine ,
> Avec sel , manne , tamarin ,
> Séné , rhubarbe et coraline.
> Ô ! qu'un breuvage si malin
> Me fera faire horrible mine :
> Et quand il sera dans mon sein ,
> Que de rots sortiront soudain
> Du plus profond de ma poitrine ,
> Sentant ni rose , ni jasmin.
> Ah ! puisque toujours l'on s'obstine
> A m'envoyer le médecin ,
> Qu'il vienne sans la médecine.

Il ne faut jamais se purger que lorsqu'on en a grand besoin. Nous sommes journellement consultés par de prétendus malades, qui réclament une purgation ; nous leur demandons aussitôt s'ils ont bon appétit. S'ils nous répondent affirmativement, nous les renvoyons mécontens en leur défendant de se purger. Les médicastres ne sont pas aussi réservés.

Heureux encore quand ces nouveaux *purgons* ne se servent point de quelque recette fameuse, où il entre toujours des substances irritantes, comme la poudre *d'Ailhaud* , qui n'est qu'un mélange de jalap et de crême de tartre qu'on a noirci ; les GRAINS de santé, composés avec de l'aloës argenté. On sait que les docteurs Franck ont réclamé vivement contre l'audace des charlatans qui, à l'abri de ce nom illustre, ont voulu donner de la vogue à ces pilules d'aloës.

Ces purgatifs résineux stimulent, irritent fortement les organes disgestifs, disposent aux hémorroïdes, enlèvent la mucosité que la nature a placée dans les intestins pour des usages essentiels. Et le charlatan de s'applaudir avec le malade de la grande quantité de glaires que ces purgatifs drastiques ont évacués !

APHOR. 14.

Signes de la plénitude sanguine.

Cum sanguis pollet, facies rubet, extat ocellus,
Atque genæ inflantur, corpus nimiùmque gravatur ;
Estque frequens pulsus, plenus, mollis ; dolor ingens
Imprimis frontis ; fit constipatio ventris ;
Siccaque lingua siti ; sunt omnia plena rubore ;
Dulcor adest sputi ; sunt acria dulcia quæque.

Le sang abonde-t-il ? l'œil est vif, le teint rouge,
Le corps appesanti de place à peine bouge ;
Le visage est gonflé, le front très-douleureux,
Le pouls plein, mou, fréquent, le ventre paresseux ;
La langue sèche a soif, et la peau se colore :
Tout ce qu'on crache est doux, l'amer est doux encore.

Les signes de pléthore sanguine sont assez mal tracés par l'école de Salerne. Les voici en deux mots : engourdissement des extrémités et de tout le corps, bâillemens involontaires, qui annoncent la surcharge des poumons; crachement de sang, difficulté de respirer, tintement d'oreilles, dureté de l'ouïe : douleur de tête, rougeur de la face, gonflement et pesanteur des yeux, vue faible, étourdissement; plénitude des veines, rougeur, sécheresse de la peau; fièvre inflammatoire, pouls plein, dur, fréquent; langue sèche, soif; constipation, suffocations, rêves effrayans.

APHOR. 15.

Signes de plénitude bilieuse.

Accusant choleram dextræ dolor, aspera lingua,
Tinnitus, vomitusque frequens, vigilantia multa,
Multa sitis, pinguisque egectio, tortio ventris.
Nausea fit morsus cordis; languescit orexis;
Pulsus adest gracilis, durusque, veloxque, calescens;
Aret, amaretque os; incendia somnia fingunt.

Si c'est une humeur bilieuse
Qui dérange votre santé,
Vous aurez des maux de côté;
La langue aride et raboteuse,
D'oreilles un bourdonnement,

Soif, colique , insomnie , éjection poisseuse ,
Nausée et maux de cœur avec vomissement ;
Pouls dur , fréquent , petit et mordicant ;
La bouche sèche et pleine d'amertume,
Et cette bile , qui s'allume ,
Ne fait rêver que feu , qu'embrasement.

Ce tableau de la pléthore bilieuse est assez bien tracé , quoique incomplet ; toutefois la douleur du côté droit, n'est pas un symptôme nécessaire à l'existence de la surabondance bilieuse ; au moins quand cette douleur existe , elle est bien légère ; il y a plutôt tension de l'hypocondre droit, où est le foie, qui est l'organe sécréteur de la bile. Il faut en exempter toutefois le point de côté , qui accompagne la pneumonie, dite bilieuse.

Aux symptômes énumérés dans cet aphorisme, on doit ajouter : la céphalagie ; le blanc des yeux, le contour de la bouche et les ailes du nez, d'une couleur jaune-verdâtre ; visage rouge, yeux animés; langue jaune ; chaleur générale, mordicante; peau aride et rugueuse; habitude du corps basanée et verdâtre ; anxiétés générales.

APHOR. 16.

De la Pléthore mélancolique.

Humorum pleno dum fex in corpore regnat,
Nigra cutis, durus pulsus, tenuis et urina ;
Sollicitudo, timor, mens tristis, somnia tetra ;
Ructus acer ; linguæ sapor et sputaminis idem ;
Lævaque præcipuè tinnit, vel sibilat, auris.

Si sur toi l'atrabile étend son règne impur,
Ton teint se ternira, ton pouls deviendra dur,
Ton urine limpide ; et ton ame plaintive
A de songes affreux s'arrêtera craintive.
Tout est acide au goût et rapports et crachats,
L'oreille gauche teinte ou siffle avec fracas.

Les signes de la surabondance de l'atrabile établis par l'école de Salerne sont parfaits ; on peut toutefois y ajouter les suivans : mal de tête, vue trouble, pesanteur dans les jambes, pouls petit, concentré ; face livide, déjections de matières noires, acides, poisseuses, infectes ; tristesse, dépérissement, maigreur.

« Quoique l'état de nos connaissances en anatomie, dit M. Godèle, ne nous permette pas de croire à l'atrabile comme partie constituante et nécessaire de l'économie animale, nous ne pouvons récuser le témoignage de nos sens, qui nous apprennent que, dans une foule d'affections du

ventre, déterminées, le plus souvent, par des désordres profonds dans le mode de circulation du systême de la veine porte : *vena portarum, porta ma-
lorum*, il se sécrète dans le foie et la rate, il suinte
des parois intestinales, une matière visqueuse, noire
comme de l'encre, dont l'injection des vaisseaux
capillaires de tout le système sanguin du bas-ventre
décèle bientôt l'origine aux yeux de l'anatomiste
le moins exercé. » Voilà des aveux précieux par le
temps qui court.

Quoi qu'il en soit, que cette humeur soit pri-
mitive ou dépendante d'une bile altérée, nous ad-
mettons son influence sur le tempérament mélancolique ou atrabilaire, jusqu'à ce qu'on nous ait
donné des explications un peu plus satisfaisantes
que ne sont celles de MM. les Solidistes modernes
qui nient tout, et ne substituent que des hypothèses
insoutenables, aux principes qu'ils combattent.

APHOR. 17.

DU CHOIX DE L'AIR.

Aer sit purus, sit lucidus, et benè clarus,
Infectus per se, nec olens fœtore cloacæ,
Alteriusque rei, corpus nimis inficientis.

Choisissez avec soin une bonne atmosphère

Dont l'air soit pur, clair et serain ;
Mais d'un égout fétide et d'un marais malsain,
Fuyez le miasme délétère.

Des six choses qu'on a nommées si mal à propos
non-naturelles, l'air tient, à juste titre, le premier
rang ; il est absolument nécessaire à la vie, car, selon
qu'il possède des qualités utiles ou nuisibles, il
entretient la santé ou cause des maladies.

L'air peut devenir nuisible de plusieurs manières ;
tout ce qui peut altérer à un certain degré sa chaleur, sa fraîcheur, son humidité, sa gravité, et
surtout sa pureté, le rend malsain.

La température moyenne ou modérée de l'air
est de dix degrés et un quart au thermomètre de
Réaumur.

L'air *trop chaud* dissipe la partie séreuse du sang,
exalte la bile, dessèche, épaissit les humeurs ; d'où
les fièvres bilieuses, inflammatoires, etc. La chaleur affaiblit considérablement, parce qu'elle éparpille les forces, et les attire vers l'organe extérieur,
qui devient alors plus agissant.

Cet air est utile aux pituiteux et nuisible aux personnes maigres dont la fibre est sèche et grêle.
L'air humide est favorable à celles-ci, pourvu qu'il
ne se continue pas trop long-temps.

L'air *froid*, au contraire, empêche la transpiration cutanée, resserre, contracte les solides, durcit
la peau, gêne les mouvemens des articulations et
l'accroissement du corps ; il congèle les fluides et

donne lieu aux maladies catarrhales, inflammatoires; et cependant les pays froids, pourvu qu'ils ne le soient pas excessivement, sont les plus favorables à une longue vie.

Le trop grand froid et la trop vive chaleur sont donc également nuisibles. L'homme qui veut se conserver sain et vigoureux ne doit point s'habituer à rester dans des chambres fermées et très-chaudes, ni habiter des appartemens froids où humides. Si l'on veut se procurer une habitation saine, que l'on prenne en considération les préceptes de cet aphorisme; que l'on préfère la campagne à la ville; que l'on choisisse un lieu aéré, loin des fumiers et des eaux croupissantes. L'exposition à l'orient et au midi est préférable à celle du couchant ou du nord. Celui qui est forcé d'habiter la ville, doit choisir un quartier libre et sain, et où il puisse jouir des avantages de la campagne.

En hiver, vous ferez bien de vous retirer dans les appartemens situés du côté du midi, et de corriger la rigueur du froid par les feux que vous entretiendrez dans vos foyers. Ne soyez pas cependant assez lâches pour vous tenir sans cesse enfermés dans une étuve, et pour éviter jusqu'aux moindres impressions de l'air. Que les jeunes gens surtout apprennent à supporter le mauvais temps; c'est au grand air que leurs membres se fortifieront. La tremblante vieillesse est seule en droit de ne pas abandonner, de tout l'hiver, ses foyers, à moins qu'elle ne préfère d'aller habiter des régions plus chaudes.

L'air trop humide, à son tour, relâche, amollit la fibre, diminue la sécrétion et les excrétions, notamment la transpiration : fait prédominer les humeurs muqueuses et séreuses, affaiblit le corps et le rend sujet aux fièvres pituiteuses, putrides ou intermitentes, aux hydropisies, etc.

Par sa gravité, l'air joue un des grands rôles dans la nature, et influe puissamment sur l'état de l'économie animale. L'air, pour être salubre, ne doit être, ni trop pesant, ni trop léger. La trop grande pesanteur de l'air est surtout très-contraire aux tempéramens faibles, nerveux, trop sensibles.

Mais c'est surtout par sa *composition* que l'air jouit de la plus grande influence sur notre existence.

L'air atmosphérique, dans sa pureté, est composé, sur cent parties, de 78 gaz azote, 21 gaz oxigène et 1 acide carbonique. Le gaz oxigène ou vital entretient la respiration, la combustion, la vie ; les autres gaz sont impropres ou contraires à ces trois fonctions.

Dans l'acte de la respiration, l'air atmosphérique éprouve des changemens essentiels ; il y a absorption dans les poumons de treize centièmes d'oxigène et production d'une quantité égale à peu près d'acide carbonique. Il y a, de plus, dégagement d'une quantité d'eau en vapeurs qui accompagne l'air expiré. De plus, la respiration donne au sang sa couleur vermeille et le rend propre à stimuler le cœur et les artères, pour sa circulation ; elle maintient la

châleur au même degré; en décomposant l'air
atmosphérique; elle concourt aussi probablement
par l'absorption de l'azote, à la formation de la
fibrine et des autres substances animales, dont
l'azote constitue le principal élément. L'air qui a
servi à la respiration, devient donc malfaisant,
parce qu'il ne contient plus qu'une petite quantité
d'air vital ou d'oxigène, et il cesse d'être respi-
rable à mesure que celui-ci se consume. Heureusement que l'homme est averti du moment où l'air
devient délétère pour lui, par cette circonstance que
toute lumière s'éteint avant que tout l'oxigène de
l'air ait été absorbé, et qu'il reste alors encore assez
de ce principe vivifiant pour l'empêcher d'être
asphixié. On peut donc descendre dans un caveau,
dans un souterrain quelconque, en ayant la précaution de porter devant soi une lumière; mais si
celle-ci s'éteint, il faut rétrograder sur-le-champ.

De ces connaissances fondamentales sur le fluide
élastique qui nous entoure sans cesse, résulte la
connaissance du danger de respirer l'atmosphère
des appartemens très-clos, où il y a beaucoup de
monde, du feu, des chandelles : où l'on brûle du
charbon; dans les églises, les hôpitaux, les salles
de spectacles.

L'air peut aussi devenir malfaisant par des miasmes
malsains ou putrides, par les exhalaisons qui s'élèvent des égouts, des marres, des fumiers, des
cimetières, des cloaques, etc.

APHOR. 18.

DE LA PROPRETÉ.

Lumina, manè, manus gelidâ mulcens lavet undâ ;
Hâc illâc modicùm pergat, sua l'intea sæpe
Commutet, crines pectat, dentes fricet : ista
Confortant cerebrum, confortant cætera membra.

Tous les matins, que rien ne vous empêche
De vous laver les mains et les yeux dans l'eau fraîche ;
Promenez-vous, mais sans vous affaiblir ;
Changez aussi de linge, avant de le salir
Démêlez vos cheveux, décrassez votre tête,
Nettoyez et frottez vos dents.
Ces six points sont très-importans :
Suivez-les chaque jour sans que rien vous arrête ;
La tête en est plus libre, et les membres du corps
Sont plus agiles et plus forts.

Un des objets majeurs pour la conservation de la santé, c'est la propreté du corps et l'usage fréquent des bains.

L'école de Salerne conseille d'abord de se laver les mains et les yeux dans l'eau froide. Ce précepte peut être suivi, mais n'est pas essentiel. Sans doute on doit tenir les yeux et les mains propres ; mais il ne serait pas prudent d'appliquer, en sortant du lit, de l'eau froide sur les yeux, quand on les a très-sains. Le lavage des mains dans l'eau froide peut aussi n'être pas toujours sans danger.

Le conseil de nettoyer les dents et de laver la bouche ne saurait qu'être bon pour conserver les dents saines et blanches ; la tête se trouve bien aussi d'être décrassée et nettoyée par le moyen du peigne ; mais nous ne saurions approuver la conduite de certains qui, tous les matins en se levant, plongent leur tête dans l'eau froide.

Un léger exercice au sortir du lit, dégourdit les membres, facilite et augmente la transpiration, ainsi que les autres sécrétions et excrétions.

Mais les soins de changer souvent de linge et de tenir toutes le parties du corps propres, sont encore plus indispensables à la santé. Comme il n'y a pas de partie du corps qui ne transpire abondamment, l'humeur perspiratoire, en s'accumulant sur la peau, y produit une certaine crasse ou matière huileuse, qui contracte une odeur désagréable, et devient rance et âcre, d'où résultent souvent des exanthèmes prurigineux et difficiles à détruire ; mais le plus mauvais effet de l'accumulation de cette crasse, c'est de boucher les pores de la peau, et de mettre par-là obstacle à la sortie de l'humeur de la transpiration, et de la refouler dans l'intérieur, d'où naissent mille maux : acrimonies, éruptions à la peau, gales et fluctions catarrhales. Je traiterai dans l'aphorisme 126, et lorsqu'il sera question du catarrhe, du danger de toute répercussion de la matière de la transpiration, l'on concevra alors beaucoup mieux, combien il est essentiel à la santé, de tenir toujours les pores ouverts, par le moyen des bains tièdes de tout le corps, et du changement fréquent de linge.

Les Anciens ne portaient pas, ainsi que nous, des chemises ou de linge dont ils pussent changer souvent; et les plus belles dames de la Grèce et de Rome, n'avaient que des vêtemens de laine ou de lin, car on ne connaissait pas alors le chanvre ni la soie, ni le coton : aussi était-on beaucoup plus sujet à la vermine que de nos jours. Plusieurs philosophes de la Grèce avaient des poux de corps, comme aujourd'hui les Espagnols : *Phérecyde* mourut de la maladie pédiculaire, ainsi que le roi d'Espagne *Philippe II.* Cependant, dans ces siècles reculés, on suppléait au défaut de linge par les lotions et bains fréquens. C'est dans un but de propreté et de la conservation de la santé, que les législateurs de l'Orient ont commandé, au nom de la divinité, les ablutions solemnelles et réitérées.

Il ne faut point toutefois que les soins de la propreté soient portés à l'excès et aillent jusqu'à la mollesse. Personne n'imitera sans doute la belle *Poppéa*, femme de l'empereur Néron, qui pour adoucir et blanchir sa peau, faisait suivre partout, dans ses voyages, cinq cents ânesses, pour prendre ses bains de lait. Martial a dit :

Splendida sit nolo, sordida nolo cutis.

Epig. 36, liv. II.

Je n'aime point une peau trop luisante,
Ni qu'on y voie une crasse gluante.

Les soins de propreté ne requièrent pas l'emploi des parfums, des odeurs suaves, à l'imitation des beaux et jeunes damerets.

Est-ce pour se rendre agréables ou pour neutraliser quelque mauvaise odeur qui s'exhale du corps, ou plutôt pour réveiller les désirs amoureux, que les dames et même quelques élégans puent le musc ou l'ambre d'une lieue?

L'auteur que nous venons de nommer l'a reproché aux dames romaines, dans son livre III. Epig. 55.

> « Partout où vous rendez visite
> On sent une agréable odeur,
> Et vous traînez à votre suite
> La boutique d'un parfumeur;
> Mais n'en soyez pas orgueilleuses,
> En êtes-vous plus gracieuses?
> Vos regards en sont-ils plus doux?
> Vos traits plus fins, votre air plus tendre?
> Mon chien, si je le frotte d'ambre (1),
> Sentira bien meilleur que vous. »

APHOR. 19.

Lotio post mensam tibi confert munera bina:
Mundificat palmas, et lumina reddit acuta.
Si fore vis sanus, ablue sæpè manus.

---

(1) Il y a dans ce vers : *si je veux l'entreprendre*, qui rime mieux avec *tendre*; mais tel que je l'ai mis, il est plus expressif.

Le lavage au sortir de table
A deux objets est profitable,
Outre des mains la propreté,
Il est aux yeux très-favorable.
Lavez souvent vos mains, ce moyen est capable
De vous redonner la santé.

Cet aphorisme est inutile ou tout au moins peu essentiel. Si la propreté requiert de se laver les mains au sortir de table, ce soin ne peut avoir aucune influence marquante sur la vue ni sur la santé, en général. Encore moins est-il capable de redonner la santé lorsqu'on l'a perdue.

APHOR. 20.

DU RÉGIME ET DES REPAS.

Quale, quid et quandò, quantùm, quoties, ubi dando :
Ista notare cibo debet medicus benè doctus,
Ne malè conveniens ingrediaris iter.

Pour ne pas t'engager dans un mauvais chemin
Consulte sur tes mets un savant médecin,
Pour qu'il te fixe, en homme sage :
Le choix, le lieu, le temps, la qualité ;
Le moment et la quantité
Des alimens dont tu dois faire usage.

Cet aphorisme est d'une application très-étendue, il

n'appartient qu'à un médecin instruit de vous donner de bons conseils au sujet de vos alimens : sur leur qualité, leur quantité, le lieu, les heures, le moment où vous devez en user ; et l'on conçoit d'abord que le médecin devra prendre en considération une foule de circonstances et d'objets essentiels, qui se rattachent à l'individu, comme l'âge, le tempérament, le sexe, le lieu qu'on habite, la saison de l'année, les heures du jour, l'état du sujet, ses occupations, son moral, ses habitudes surtout, etc. Les alimens, tant solides que liquides ne sauraient convenir également à tous : un enfant doit faire trois ou quatre repas ou plus par jour ; deux suffisent à l'homme adulte, à moins qu'il ne se lève de grand matin et qu'il ne se livre à des travaux pénibles. L'on conçoit qu'alors il aura besoin de prendre plus souvent de la nourriture ; tandis que celui qui mène une vie molle, sédentaire, reçoit toujours une alimentation trop considérable, soit relativement à la quantité ou à la qualité trop nourrissante des alimens.

Nous avertissons néanmoins les hommes d'affaires et les riches citadins, qu'ils ne doivent pas se borner à un repas par jour, comme plusieurs en ont contracté la mauvaise habitude. Deux repas médiocres sont au moins nécessaires à l'homme qui prend le moins d'exercice. Un seul repas dans les vingt-heures ne peut qu'être très-nuisible, comme il serait aisé de le prouver par mille raisons que les bornes de cet article ne nous permettent pas de détailler.

Quant à la qualité des alimens, l'homme étant pourvu de dents incisives et de molaires, et ayant, comme les animaux pthivores, le canal intestinal très-long et très-ample, doit user des alimens végétaux et animaux, dans un mélange à peu près égal. L'homme par sa nature est véritablement *omnivore*. Le régime végétal est trop peu nourrissant et occasionne des aigreurs, des vents, des diarrhées, etc.

Les substances animales sont très-nourrissantes et d'une digestion facile; elles engendrent beaucoup de sang et de bile, et disposent à la putrescence. C'est pourquoi il faut faire un plus grand usage de végétaux que de substances animales, pendant la saison de l'été, et dans les climats chauds, tandis que la nourriture animale convient mieux en hiver et dans les pays du Nord.

La nature fournit dans chaque climat la nourriture la plus convenable à l'homme.

Les habitans des pays chauds ne se nourrissent que de végétaux, qui suffisent, dans ces heureuses contrées, où la chaleur soutient la force vitale. Tous les peuples des vastes contrées de l'Asie méridionale, de l'Afrique et des tropiques, ne s'alimentent que de végétaux et principalement de fruits. Les Persans et les Egyptiens ne vivent guère que de dattes. Les habitans de l'Arabie, de la Morée et de l'Archipel, ne se nourrissent que de figues; ceux

de l'Amérique méridionale, de l'Inde et des îles
de la mer du Sud, que de riz, de sagou, des fruits
de l'arbre à pin, de cocos, d'ignames, de maïs,
de pommes de terre, etc.

Il est si facile de vivre dans les pays chauds,
que la nourriture d'un homme du peuple coûte,
au plus, un sou dans l'Indostan, et deux liards en
Ethiopie et dans d'autres contrées du centre de
l'Afrique. Au Sénégal, un esclave, qui ne se nourrit
que de millet, n'en consume que huit cents livres
par an, ce qui, à deux liards la livre, donne 20 fr.
pour la nourriture de cet esclave. Si le régime pythagoricien affaiblit les organes digestifs dans les
climats ardens, les peuples de ces pays y remédient
par les condimens aromatiques, qu'ils appètent
fortement et que la nature leur fournit abondamment dans ces climats. Tels sont le poivre, le piment,
la cannelle, le girofle, le gingembre, etc.

Dans les régions du Nord ou glaciales, au contraire, les habitans ont besoin d'une nourriture
forte et substantielle prise dans les substances animales ; car le froid dévore la vie. La chaleur vitale
produite par le régime animal est si forte chez les
peuples des pays froids, chez les Groënlandais, les
habitans des îles Kuriles, les Américains du Nord,
les Esquimaux, etc., qui dévorent la chair de phoque
de Caribou, d'ours marins et l'huile de baleine, que
ces peuplades féroces supportent très-bien la rigueur
excessive de leur climat. La chair crue nourrit plus

fortement, quoiqu'elle se digère plus difficilement que la cuite : aussi, les Septentrionaux dévorent la chair crue ou peu cuite, comme les Anglais.

Plus la chaleur de l'air est considérable, moins grande doit être la proportion des substances animales qui entrent dans notre nourriture.

Dans les climats et les saisons tempérées, l'homme doit se nourrir d'une quantité à peu près égale de végétaux et d'animaux.

Il en est de même des boissons échauffantes ; l'usage du vin et des autres boissons spiritueuses ou excitantes est pernicieux dans les pays et les climats chauds, tandis qu'il est salutaire dans les pays froids, pour ranimer ces peuples, que le froid engourdit.

Quant à la quantité de nourriture et au moment où il faut en user, on trouvera dans les aphorismes suivans, des détails et des conseils sages à ce sujet.

APHOR. 21.

Du manger.

Tu nunquam comedas, stomachum nisi noveris apte
Purgatum, vaccuumque cibo quem sumpseris antè.
Hoc desiderio poteris cognoscere certo ;
Hoc proprium tutæ signum sit in ore diætæ.

4

Ne mangez point si l'estomac n'est vide;
S'il n'a point digéré votre dernier repas,
D'un surcroît d'alimens ne le fatiguez pas,
Le besoin seul doit être votre guide.

Cet aphorisme est très-bon; il dit tout en quatre
vers. Tout commentaire ne saurait qu'affaiblir les
sages préceptes qu'il renferme, sans y rien ajouter.
Il ne s'agit pas d'ingérer des alimens dans l'estomac, mais de les digérer. Toutes les fois que
la digestion des alimens que l'estomac a déjà reçus
n'est pas complète, il faut s'abstenir d'en prendre
de nouveaux. Le sentiment de plénitude, le dégoût
ou le défaut d'appétit, sont un sûr avertissement
pour l'homme comme pour les autres animaux. Le
désir de manger est un guide sûr qui ne trompe
personne, tant dans l'état de santé que de maladie.

APHOR. 22.

De la faim et de la soif.

Non bibe non sitiens, et non comedas saturatus :
Est sitis atque fames moderatæ bonum medicamen ;
Si super excedunt, important sæpè gravamen.

Ne bois jamais sans soif, ne mange pas sans faim :
Une soif, une faim légères
Deviennent souvent salutaires ;

Mais ces besoins trop forts n'affectent pas en vain.
L'excès de l'un et l'autre est toujours très-malsain.

On ne doit pas confondre une soif légère et l'appétit avec la soif et la faim, qui sont des besoins qu'il est instant de satisfaire. Le sens de cette sentence se rapporte à ce qui a été dit dans la précédente, que l'on digère bien ce que l'on mange avec appétit, parce qu'alors l'estomac se trouve vide et que la diète est le meilleur remède contre la plénitude de cet organe et contre l'indigestion; que la boisson est salutaire toutes les fois que l'on a soif; enfin, qu'il serait préjudiciable de supporter long-temps la soif et la faim, un peu fortes.

—

APHOR. 23.

Avantage de la sobriété.

Pone gulæ metas, ut sit tibi longior ætas :
Ut medicus fatur, parcos de morte levatur.

Mangez et buvez sobrement,
Et vous vivrez plus longuement.
Le médecin en a fait la remarque,
Le sobre fuit long-temps au ciseau de la Parque.

La sobriété est le seul secret qu'il y ait pour vivre long-temps. Tout le monde convient de la vérité de ce précepte; mais peu de personnes le mettent en pratique. Nous avons souvent pensé, que si personne ne péchait contre les règles de la sobriété, les médecins n'auraient presque rien à faire; mais ils ne doivent pas craindre que le luxe, la gourmandise et la sensualité, les plaisirs ou plutôt les excès de la table, les laissent jamais sans occupation. Les Anciens ont dit avec raison, *plus feril ense gula*. Rien ne sera, dans tous les temps, plus préjudiciable au genre humain, que la convoitise et les abus dans le boire et le manger. Combien de maux ne sont-ils pas la suite du mépris que l'on fait ou de l'oubli des sages conseils à ce sujet?

> *Hæc parit ingluvies morbos; hæc sæva voluptas*
> *Munera profundit, facili dum sobrius arte.*
> *Incolumen ducit constante robore vitam.*

> Tels seront les effets funestes
> Des mets trop abondans, recherchés, indigestes,
> Tandis que la sobriété
> Conserve et forces et santé.

APHOR. 24.

Du Dîner.

Temporibus veris modicùmprandere juberis,
Sed calor æstatis dapibus nocet immoderatis;

Autumni fructus caveas nè sint tibi luctus ;
De mensâ sume et quantùm vis tempore brumæ.

Lorsque le doux zéphir anime la nature,
    Diminuez votre nourriture ;
      Son excès nuit pendant l'été.
Des présens de l'automne usez avec mesure :
      L'hiver vous met en liberté ;
Suivez votre appétit en toute sûreté.

Quoique dans aucune saison on ne doive s'écarter des règles de la sobriété, le régime doit varier selon les différens temps ou saisons de l'année, comme selon les divers pays.

Le corps étant disposé à la pléthore et aux maladies inflammatoires pendant le printemps, il est bon de diminuer la nourriture et de faire un plus grand usage des végétaux que des substances animales. Sous ce dernier rapport, l'institution du Carême est fort utile, car elle prévient et diminue la pléthore, et dispose le corps à recevoir un sang nouveau. Cette époque étant d'ailleurs celle des amours, les animaux sont beaucoup plus maigres et leurs chairs moins bonnes et moins salubres.

On observe que, pendant l'été, il y a, chez tous les individus, un épuisement ou plutôt relâchement des forces, affaiblissement, langueur de la faculté digestive. On doit donc user dans cette saison des alimens légers et d'une digestion facile : des viandes blanches, des végétaux tendres et aigrelets, des fruits fondans et humectans, parce que les chaleurs de la canicule activent le système de la veine-porte, favorisent la formation de la bile et son exubérance.

Il faut s'abstenir de l'usage des légumes et du vin pur, qu'il ne faut prendre que mêlé à l'eau fraîche ou rafraîchie à la glace. C'est un préjugé dangereux que de croire l'usage du vin pur et des liqueurs fortes, salutaires pendant les chaleurs de l'été.

La saison de l'automne est marquée par le changement brusque de température, et par l'apparition des affections bilieuses, putrides, atrabilieuses, résultant d'une bile exhaltée ou dégénérée. Aussi la nature bienfaisante nous fournit-elle de véritables correctifs de cette bile, dans les fruits fondans ou anti-putrides, parmi lesquels il faut placer en première ligne, les raisins. On pourra toutefois user dans cette saison d'une plus grande quantité de viandes et de vin pur. Leur abus est seul à craindre.

En hiver, il y a plus d'énergie vitale, de chaleur interne et d'activité digestive : l'air étant plus dense, la respiration est plus forte et les poumons décomposant une plus grande masse d'air, et absorbant beaucoup d'oxigène, donnent par-là plus de chaleur, d'activité et d'appétit. Aussi l'on doit prendre bien plus d'alimens en hiver et dormir plus long-temps que dans les autres saisons. On doit faire usage des alimens forts, des viandes salées, nourrissantes, de gibier; l'on peut boire aussi une plus grande quantité de vins généreux. C'est la saison des banquets joyeux et de la bonne chère.

APHOR. 25.

Du Souper.

Ex magnâ cœnâ stomacho fit maxima pœna :
Ut sis nocte levis, sit tibi cœna brevis.
Cœna brevis, vel cœna levis fit rarò molesta.
Magna nocet, medicina docet, res est manifesta.

Si vous soupez légèrement,
Vous vous lèverez frais, léger et bien portant ;
Qui soupe peu, la nuit, est rarement malade :
Un grand souper produit, de maux une hiliade.

Les médecins ont vérifié la vérité de cet aphorisme. On les fait rarement lever du lit pour des personnes qui n'ont pas soupé. Nous signalerons toutefois deux préjugés au sujet du souper : le premier, qu'on ne saurait le faire trop léger ; le second, qu'il ne faut point se coucher sur la digestion, pour ne point gêner celle-ci. Nous aurons sans doute occasion de dire ailleurs qu'on ne dort jamais mieux que sur la digestion, et que celle-ci ne se fait jamais plus facilement que pendant le repos du corps et un doux sommeil.

Nous ajouterons qu'on court grand risque de ne pas dormir, si l'on se couche l'estomac vide. Nous savons par expérience, que le sang est échauffé ; qu'on ressent un malaise, accompagné d'une insomnie plus ou moins forte, lorsqu'on n'a pris son dernier repas que vers les quatre heures du soir: à moins qu'il n'ait été très-copieux, et par conséquent d'une digestion lente, pénible.

—

APHOR. 26.

Ut vites pœnam, de potibus incipe cœnam.

Si vous voulez bien digérer
Buvez avant que de manger.

Mauvais principe, de boire avant que de manger. Nous disons, au contraire, qu'il ne faut boire qu'après que l'estomac a reçu une assez grande quantité d'alimens; car la boisson, surtout le vin, qui porterait à nu sur ce viscère, par sa propriété échauffante et même irritante, y provoquerait des contractions, qui le disposeraient mal à l'acte si essentiel de la digestion.

Ce n'est qu'aux personnes faibles et aux convalescens qu'il peut être profitable de stimuler les organes digestifs par un demi-verre de vin, pris demi-heure avant le repas; mais c'est au médecin à décider si ce remède convient, d'après des circonstances qu'il est seul à même d'apprécier.

—

APHOR. 27.

Du Boire.

Inter prandendum sit sœpè parùmque bibendum :
Ut minùs œgrotes, non inter fercula potes.

> Humectez-vous bien en dinant,
> Par de petits coups pris souvent.
> Lorsque l'on s'est levé de table,
> La boisson n'est plus profitable ;
> Dans l'intervalle des repas
> Sans grand besoin ne buvez pas.

Ces conseils sont bons ; lorsque l'on use d'alimens qui ne sont point suffisamment humectés,
il vaut mieux boire souvent de petits coups que
de grandes verrées, qui les étendent davantage,
sans les pénétrer.

Il est aussi malfaisant de boire après ou entre le
repas, que de prendre d'autres alimens avant que
ceux de son dernier repas soient complétement
digérés, à moins toutefois que la soif ne se fasse
sentir ; car il n'est point de circonstance dans la
vie, soit en santé, soit en maladie, qui doive empêcher de boire quand on a soif.

La quantité de boisson doit être plus ou moins
grande, suivant les saisons et les constitutions indi-
viduelles. Les personnes d'un tempérament sec,
bilieux ou chaud, et qui sont habituellement cons-

tipées , doivent user d'une proportion plus grande
de liquides ; si une quantité insuffisante de boisson
prolonge le séjour des alimens dans l'estomac, et peut
retarder leur digestion : une trop grande abondance
de liquides énerve aussi les digestions , et favorise
l'altération des alimens et du chyle, qui se trouve
trop fluide et pas assez nourrissant.

APHOR. 28.

Potus aquæ sumptus comedenti incommoda præstat :
Hinc friget stomachus , crudus et indè cibus.

En mangeant ne bois pas d'eau pure ;
Elle pourrait t'incommoder ,
En empêchant par sa froidure ,
Ton estomac de digérer.

Sur ce chapitre, nous ne sommes pas de l'avis
de l'école de Salerne. L'eau est la plus naturelle
et la plus essentielle des boissons. L'eau pure
humecte les organes salivaires et ceux de la digestion ; elle délaie les alimens et en est le meilleur
et le plus précieux dissolvant; elle les mêle entr'eux
et avec le suc gastrique. L'estomac ne digère jamais
mieux que lorsqu'on ne boit que de l'eau, la nature
l'a répandue sur ce globe pour l'usage de tous les
animaux, comme de tous les végétaux. Les patriar-

ches ne buvaient autrefois que de l'eau, et ils étaient plus robustes et vivaient plus long-temps que nous. Il n'y a que sa trop grande abondance qui puisse être préjudiciable en énervant les forces digestives. L'homme robuste et bien portant n'a besoin d'aucune liqueur spiritueuse pour bien digérer. Le vin est une liqueur factice qui n'est point nécessaire à l'accomplissement des actes de la digestion. On devrait ne commencer à boire du vin qu'à l'âge de trente-cinq ans, comme cela était ordonné aux Romains de bonne maison. L'usage du vin n'est nécessaire qu'aux personnes âgées ou d'une constitution faible, et dont les digestions sont lentes et imparfaites.

Toutefois l'on peut user modérément du vin coupé avec l'eau, soit qu'on en ait contracté l'habitude ou non. Les individus replets, gras, les pituiteux, peuvent prendre de temps en temps un peu de vin pour ramener les forces languissantes de leur estomac souvent rempli de mucosités ou de vers.

APHOR. 29.

DE LA NUTRITION ET DES ALIMENS QUI ENGRAISSENT.

Nutrit triticum, et impinguant lac, caseus infans;
Testiculi, porcina caro, cerebella, medulla,

Dulcia vina , cibus gustu jucunditor , ova
Sorbilia , et ficus maturæ, uvæque recentes.

Le froment, les bouillons, le lait, les mets exquis ,
Les figues, les raisins nouvellement cueillis;
Le fromage nouveau , les rognons, la cervelle ,
Le porc et le vin doux, les œufs et la moëlle,
    Vous donneront un embonpoint
    Qui crévera votre pourpoint.

Avant de traiter des substances qui procurent de l'embonpoint, il est nécessaire de faire connaître comment s'opère la nutrition.

L'homme ne peut pas vivre s'il est privé long-temps de nourriture. S'il prend, au contraire, une suffisante quantité d'alimens, il entretient son existence durant plusieurs années et souvent acquiert de l'embonpoint : la fonction des organes qui préparent et assimilent la matière propre à servir de nourriture au corps, s'appelle nutrition; et la substance comestible qui contient et fournit la matière nutritive, se nomme aliment.

La nutrition est une des opérations de la nature la plus admirable. Voici, en deux mots, comment s'opère son mécanisme.

La bouche n'a pas plutôt reçu les alimens, qu'elle les fait passer de dessous les dents-incisives qui les divisent, sous les molaires qui les broyent. Au moyen de la salive qui les pénètre de toutes parts, cette masse solide et sèche se change en pâte humide et molle. Cette pâte alimentaire enfile le canal de

l'œsophage, et se précipite dans l'estomac. Ce viscère, tissu de fibres dont les directions sont différentes, se contracte par ondulations, embrasse la
totalité des alimens, les agite et les retourne en tout
sens, et en expose par-là toutes les parties à l'action dissolvante du suc digestif ou gastrique qui
est exprimé d'un nombre prodigieux de glandes
situées dans la tunique veloutée de ce viscère. La
pulpe alimentaire est pénétrée intimement, et ré-
duite en pâte douce et fluide par le suc gastrique.
Les contractions des ouvertures de l'estomac, la
chaleur douce qui s'y trouve concentrée, et l'air
qui ne peut s'en échapper, contribuent aussi aux
actes de la digestion, en forçant la pâte alimentaire
à recevoir l'action de la liqueur gastrique et en
augmentant sa force dissolvante.

Les substances nutritives se trouvant bien dis-
soutes et suffisamment liquides, passent par le
pylore, et parviennent dans le duodenum, où se
fait une opération nouvelle. La bile, qui coule du
foie, se trouvant délayée par l'humeur que le pan-
créas verse à plein canal, pénètre intimement les
molécules des alimens : les mêle, les divise, les
dissout et forme le chyme qui, parcourant lentement le trajet des intestins grêles, se présente à une
infinité de vaisseaux capillaires lactés, qui s'ouvrent
dans toute l'étendue de la membrane interne du
canal. Ces capillaires portent le chyme dans ceux
du mésentère, dans les glandes ou ganglions lympha-

thiques, où il éprouve de nouvelles altérations, il
est mêlé avec la lymphe, d'où il passe dans le ré-
servoir de Pecquet et de là par le canal Thorachi-
que dans la veine sous-clavière gauche, qui le donne
de suite au cœur; d'où il passe enfin dans les poumons. C'est dans ces derniers organes, qu'on a si
justement nommés les soufflets de la vie, qu'il
reçoit des principes nouveaux les plus essentiels:
principes véritablement vivifians. Tels sont le calo-
rique et l'oxigène, que les poumons retirent sans
cesse de l'air athmosphérique, en le décomposant.
Parlons actuellement des alimens qui engraissent.

Les substances animales fournissent l'aliment le
plus substantiel et le plus propre à produire de
l'embonpoint : parmi les quadrupèdes, le bœuf, le
mouton, le cochon et plusieurs bêtes sauvages tiennent la première place ; viennent ensuite les volailles
et les oiseaux de chasse ; comme le chapon, la poularde, le dindon, la perdrix ; puis les poissons de
mer et de rivière, etc.; le pain de froment est mis
au rang des substances animales, à cause du gluten
qu'il contient.

L'école de Salerne désigne ici plusieurs alimens
comme propres à procurer de l'embonpoint : la
moëlle, les œufs, le laitage ou le fromage, la crême,
puis le beurre, sont en effet très-nourrissans ; les
vins doux, les figues et les raisins, sont reconnus
pour avoir la propriété d'engraisser. A ces substances, on pourrait ajouter les farineux, la bouillie,

le vermicelle, le macaroni, le riz, le chocolat, la bière crue ; mais la nature du tempérament influe beaucoup sur l'acquisition de l'embonpoint. Les bilieux et les mélancoliques s'engraissent difficilement ; au contraire, les constitutions sanguines et les humides, pituiteuses, qui ont le tissu celullaire lâche, spongieux, sont susceptibles d'acquérir beaucoup d'embonpoint.

Parmi les substances animales, il faut ranger les *nids d'oiseaux*. Ces nids, qui sont de deux à trois pouces de diamètre et qui ne pèsent pas demi-once, sont le produit d'une très-petite espèce d'hirondelle *hirondo esculenta*, à laquelle on donne, aux îles Philippines, le nom de *salingane*, et qui emploie deux mois à leur construction ; on en fait la récolte trois fois l'année, et lorsque les petits ont des plumes, la consommation qu'on en fait aux Moluques, à la Chine et dans l'Inde est prodigieuse, puisqu'on en exporte, de Batavia seulement, au-delà de quatre millions tous les ans ; ils coûtent jusqu'à dix piastres par livre. Ils ne donnent par l'analyse aucun produit végétal ni aucun indice d'une origine maritime ; c'est une gelée animale, parfaitement semblable à celle de veau, mais plus solide. Il paraît que cette gelée s'élabore dans l'estomac même de l'oiseau, qui s'en dégorge, comme font d'autres espèces d'hirondelles, l'attache aux rochers et la façonne avec ses pattes, en forme le nid, en ayant soin de le mettre à l'abri de la pluie. Quoi qu'il en soit, on en prépare des soupes et des bouillons restaurans qui passent pour des mets délicieux, etc.

En Russie, en Egypte et en Chine, les individus les plus gros et les plus gras sont les plus considérés, parce que cette prestance, cette apparence de forces en imposent au peuple. C'est par une raison analogue qu'Hippocrate veut que les médecins aient une belle prestance, une taille majestueuse, et qu'ils paraissent doués d'une constitution forte, qui annonce une santé brillante.

L'on sait que chaque année l'empereur de Maroc se fait peser, et qu'il se réjouit beaucoup de l'embonpoint qu'il a acquis, parce que les courtisans sont obligés de fournir l'or qui lui sert de contre-poids; mais c'est aux dépens de ses jours que cet empereur accumule des trésors, car un embonpoint considérable est très-contraire à une vie longue. Les individus maigres, sont ceux qu'on voit ordinairement pousser au loin leur carrière.

APHOR. 30.

DU PAIN.

Panis non calidus, nec sit nimis inveteratus ;
Non bis decoctus, non in sartagine frixus,
Sed fermentatusque, oculatusque, et benè coctus,

Et salsus modicè, ex granis validis et electus;
Purus sit, sanus; non talis sit tibi vanus.
Non comedas crustam, choleram quia gignit adustam.

De votre table ayez grand soin d'exclure,
Le pain encore chaud et le pain qui moisit,
Le dur biscuit, les pâtes en friture ;
Que votre pain soit d'un bon grain, bien cuit,
Plein d'yeux et peu salé, ce pain fait un bon chyle :
N'en mangez pas la croûte, ou craignez l'atrabile.

La plus belle invention de l'homme et la plus utile, est l'art de faire le pain. Deux substances insipides, la farine et l'eau, mêlées ensemble, forment un mets des plus savoureux, par une véritable action chimique.

Hommes voluptueux et sybarites, qui ne trouvez jamais assez beau le pain qu'on vous sert sur vos tables, avez-vous jamais pensé à ce qu'il en coûte de travaux et de peines pour vous fournir ce pain blanc et savoureux, que souvent même vous dédaignez? Voyez les embarras où se trouvait Robinson dans son île.

« Quand mon grain était en herbe, ou en épi, » ou en nature, de combien de choses n'avais-je pas » besoin : pour le fermer d'enclos, en écarter les » bêtes et les oiseaux; le sécher, le faucher, le voi- » turer, le battre, le vanner et le serrer! Après cela, » il me fallait un moulin pour le moudre, un tamis » pour passer la farine, un levain pour faire fer- » menter et un four pour cuire mon pain. Voilà

5

» bien des instrumens d'un côté, et de l'autre bien
» des ouvrages différens. »

C'est avec la farine de froment qu'on fait le meilleur pain et le plus nourrissant, parce que, de toutes
les céréales, c'est elle qui contient le plus de gluten,
substance végéto-animale, qui est de même nature,
et a les mêmes propriétés que le gluten ou la partie
fibreuse du sang et des muscles; l'on sait qu'en
malaxant avec les mains cette farine dans l'eau
chaude, on obtient son gluten, qui est insoluble
dans l'eau. Si l'on ajoute à la farine des autres graminées, cette substance glutineuse, on obtient un
pain mieux levé, plus léger et surtout plus nourrissant que celui de cette même farine, sans le mélange
du gluten. Celui-ci fait donc subir à la farine de
froment, un mode particulier de fermentation, qui
en fait un pain supérieur à celui qui est composé
avec la farine des autres graminées.

Le pain de froment fournit à l'homme, le plus
soluble de tous les alimens et celui dont il se dé-
goûte le moins, si l'on a soin, dans sa confection,
de suivre les sages conseils de l'école de Salerne.

Le meilleur pain est celui qui est cuit de la veille.
On en mange beaucoup plus que du pain rassis.
On ne devrait donc vendre que de celui-ci dans
les années de disette : le pain chaud gonfle l'estomac
et donne des vents; le pain de froment se dessèche
plutôt que de moisir; tandis que celui des autres céréales est fort sujet à la moisissure. Le pain moisi est

désagréable et un peu malfaisant. Le pain doit être cuit au four et non pas sur un fourneau, ce qui ferait une pâtisserie pesante ; on peut faire cependant, avec toutes sortes de farines autres que le froment, des gâteaux qui, étant bien cuits, valent mieux que le mauvais pain, et sont presque aussi salutaires que le bon.

Le pain *azime* ou sans levain, et par conséquent non fermenté, est pesant, indigeste et cause des éructations ; quoi qu'en pensent les Napolitains et les Espagnols, qui font un si grand usage de farines fermentées, pâtes, macaroni, vermicelle, *taillarines*, gruaux, etc.

Le pain *azime, dit pain à chanter*, a toutes les propriétés du pain sans levain.

Les *pains de seigle* et *d'avoine* sont moins nourrissans et d'une digestion moins aisée que celui de froment ; mais ils sont rafraîchissans et conviennent aux personnes échauffées, habituellement constipées, ou qui ont trop d'embonpoint.

Le pain *de blé noir ou sarrasin*, qui a été apporté de l'Asie au 14.me siècle, a les propriétés du pain de seigle ; mais il est moins nourrissant.

Le pain de *maïs ou blé de Turquie, blé d'Inde, blé d'Espagne*, est lourd, pesant et indigeste. Cette plante a été apportée d'Amérique au 16.me siècle ; ses épis femelles ont communément, terme moyen, douze rangées de 36 grains, ce qui, à deux épis par pied, donne un produit énorme de 784 pour un ; sa farine

5..

ne peut point fermenter assez pour donner un pain léger; mais elle est très-nourrissante employée en bouillie, surtout avec du lait : et en la mêlant avec la farine de froment, on en fait un pain excellent un peu sucré.

Le pain de *millet* est compacte et difficile à digérer.

Le pain de *riz* est léger, rafraîchissant, surtout si l'on mêle la farine de ce précieux végétal avec celle de froment.

Le pain d'*épice*, dont les Anciens faisaient un grand usage, est fait, comme l'on sait, avec la farine de seigle, pétrie avec le miel jaune ou tel qu'il découle des gâteaux de miel ou de cire, bien pressés. Ce pain est lourd et indigeste.

Le pain de *pommes de terre, de pois, de fèves, de vesses*, est difficile à apprêter et indigeste. Cependant la farine de fèves de marais, se combine très-bien avec celle de froment pour faire du pain; toute seule même elle fermente et lève assez bien, et fait un pain préférable à celui d'orge, de maïs, et à celui de riz dont les habitans de l'Indoustan se nourrissent presque exclusivement. Aussi ce peuple est si frugal qu'il ne dépense qu'un centime par jour pour sa nourriture. On fait un pain frais et salutaire, en mêlant de la farine de seigle ou de pommes de terre, en certaine proportion, avec celle de froment; mais le pain de fécule de pommes de terre seule est compacte, et pesant, parce qu'elle ne contient pas de gluten.

La pomme de terre, originaire du Pérou, a été apportée de l'Amérique en Europe. Les premières pommes de terre furent importées de Santé-Fé, en Irlande, en 1545, par un marchand d'esclaves, nommé John Hawkins; mais elles furent à peine connues avant le temps ou l'amiral Drake les fit cultiver, d'abord en Virginie, puis en Angleterre, dans l'année 1584. Ces tubercules sont très-solubles et d'une digestion aisée; ils constituent un excellent aliment, tant pour les animaux que pour l'homme. Leur découverte précieuse, et la quantité immense qu'on en recueille, car elles réussissent partout, mettent les Européens désormais à l'abri de la famine.

Le Sagou, *sagusium*, est une substance farineuse qu'on retire de la moëlle de plusieurs espèces de palmiers, qu'on trouve aux îles Moluques et australes.

On l'apporte en grains, qui ressemblent à l'orge mondé. On en prépare des crêmes en la faisant bouillir dans l'eau, qui la rend à l'état glutineux. Ce farineux est très-nourrissant et facile à digérer; on le donne aux personnes épuisées ou qui sont consumées par la fièvre hectique.

Le salep est fourni par la racine de *l'orchis-morio*, qui croît en Perse, en Turquie et ailleurs. Cette farine a les mêmes qualités et les mêmes vertus que le sagou, et se prépare de la même manière.

M. Parmentier assure que les crêmes de fécule de

pommes de terre, ont les mêmes propriétés que celles de ces deux matières farineuses qui viennent de si loin.

La racine des *orchis* de nos pays, et qui naissent en si grand nombre dans les prés, fournissent une farine qui produit les mêmes effets que celui de Perse.

Faisons donc usage de notre bon pain de froment: ou de seigle, si nous craignons de prendre trop d'embonpoint, et laissons aux *Guamois* leur fruit à pain; aux *Indiens* et aux *Otaïtiens*, leur sagou, leurs plantains ou bananes; aux Persans, leurs dattes et leurs melons d'eau; aux Italiens, leurs légumes, leurs polenta et leurs macaronis; quelques figues et un peu de gomme à *l'Abyssin* et au *Maure*; aux *Arabes*, leur pain de sauterelles; aux *Canadiens*, leur sagamite; aux *Islandais*, leur lichen; aux *Mogols* et aux *Kalmouck*, leur chair de cheval; aux *Kamchadales*, leur pain de poissons enfumés ou pourris; aux *grohellandais*, leurs phoques, leur graisse et leur huile de baleine; aux *Sauvages* du nord de l'Amérique, la moëlle et la graisse crues des ours blancs et du caribou; le millet, aux *Éthiopiens*; aux *Africains*, leurs patates et leurs ignames; et aux *Américains*, leur cassave ou manioc.

« Croyez-moi, mon cher oncle, disait la nièce de Don-Quichote : il n'y a pas de meilleur pain que celui de froment. »

Faut-il saler le pain ou non? Cela dépend des

goûts, et ne rend cet aliment ni plus ni moins salubre.

Quant à l'assertion de l'école de Salerne, qu'il faut préférer la mie de pain à sa croûte, et que celle-ci engendre de la bile noire, je la crois fausse; la croûte est plus savoureuse, et convient aux pituiteux.

On fait avec la farine de blé diverses préparations alimentaires : comme vermicelle, macaroni, semoule, etc. ; en général, toutes ces pâtes et bouillies non fermentées sont indigestes, et ne conviennent qu'aux estomacs forts et aux hommes très-robustes. Tels étaient les anciens Romains, qui usaient habituellement de la bouillie, et les *Allemands* d'aujourd'hui, comme de tous les temps, qui ingèrent dans leurs estomacs robustes une énorme quantité de pâtes et de bouillies.

APHOR. 31.

DES GROSSES VIANDES ET DE LEUR PRÉPARATION.

Lixa fovent, sed frixa nocent; assata coercent;
Acria purguant, cruda sed inflant, salsaque siccant.

Des viandes ayez pour principe,
Que le bouilli promptement digéré,
A tout ragoût doit être préféré :
La friture est malsaine et le rôti constipe;

L'âcre nous purge sans profit;
Le cru nous fait enfler, le salé nous maigrit.

Ce que contient cet aphorisme est exact, à l'exception de ce qui regarde la viande rôtie qui est très-
saine et nourrissante, quand elle est préparée
comme il faut, c'est-à-dire, lorsqu'elle n'est rôtie
que peu à peu.

Les viandes crues ou mal cuites sont indigestes
et venteuses; les salées dessèchent et maigrissent,
en introduisant une acrimonie dans les humeurs qui
détermine le scorbut et d'autres maladies.

APHOR. 32.

DES VIANDES MÉLANCOLIQUES.

Persica, poma, pyra et lac, caseus et caro salsa,
Et cervina caro, leporina, caprina, bovina :
Atrâ hæc bile nocent, suntque infirmis nocitura.

Redoute en maladie et crains même en santé :
La chair de chèvre, cerf, bœuf, lièvre, et le salé ;
Lait, fromage, et la pêche, et la pomme et la poire ;
Car tous ces mets pesans font de la bile noire.

Ce que renferme cet aphorisme est très-peu exact,
aucune des substances qui y sont nommées n'ont
la propriété d'engendrer de la bile noire. Nous

avons parlé ou nous traiterons du lait, du fromage, des pommes, des poires, et du salé qui est indigeste et malfaisant : nous allons seulement faire connaître ici la nature et les qualités des viandes dont il est question dans cette sentence ; nous dirons aussi un mot de quelques autres qui y ont du rapport.

La CHAIR DE BOEUF est dense, compacte, pesante et difficile à digérer. Quand elle est grasse, elle devient plus sapide et plus soluble ; elle est très-nourrissante et un peu tonique : aussi l'usage de cette viande échauffe et constipe. Les consommés que l'on prépare avec son suc, pèsent sur l'estomac, qui les digère avec peine.

La CHAIR DE VACHE est moins estimée et moins tendre, plus difficile à digérer et moins nourrissante que celle de bœuf.

La CHAIR DE MOUTON est moins compacte que celle de bœuf ; elle est plus tendre, presque aussi nourrissante, et d'une digestion plus aisée. Les moutons qui paissent dans les lieux secs, et qui se nourrissent de plantes odoriférantes, fournissent la viande la plus exquise. Tels sont ceux qu'on nourrit sur les montagnes du Larzac, près de Millau, et où croissent en abondance : le thim, le serpolet, les menthes, et surtout la lavande qui couvre toutes les montagnes.

La CHAIR DES BREBIS, quand elles ont passé trois ans, est molle, visqueuse et peu nourrissante. Celle

D'AGNEAU ET DE CHEVREAU est tendre, délicate et d'une digestion très-facile, pourvu que ces animaux aient au moins cinq ou six mois.

La CHAIR DE PORC est dure, compacte, indigeste; mais bien nourrissante, d'un fort bon goût, surtout celle de sanglier, qui passe pour moins indigeste. CELLE DE COCHON DE LAIT est aussi très-nourrissante; mais difficile à digérer par les estomacs faibles.

La CHAIR DE LA CHÈVRE ET DU BOUC est plus dure, indigeste.

Dans les Indes occidentales, on élève une espèce de chèvre, qui donne un fort bon lait, et dont la chair est comparable à celle du mouton.

La CHAIR DE CERF est dure, compacte, pesante, quand il est vieux. CELLE DE LA BICHE ET DU DAGUET sont tendres, nourrissantes et faciles à digérer.

Le CHEVREUIL fournit une viande douée à peu près des mêmes qualités que celle du cerf.

La CHAIR DE LIÈVRE est dense, noire et pesante. Celle DU LEVRAUT est d'un bon goût, nourrissante et d'une digestion aisée. La chair de lièvre est généralement laxative; beaucoup de personnes ne peuvent en manger sans avoir la diarrhée, malgré l'autorité d'Hippocrate qui a dit, liv. II, *de Dietá : Leporinæ carnes siccæ sunt, et alvum sistunt, urinæ autem citamentum quoddam faciunt.* Nous ne croyons pas non plus que la chair de lièvre soit diurétique.

La CHAIR DE LAPIN est blanche, tendre et très-

soluble, dans le suc gastrique, surtout celle de LAPE-
REAU. Celle des lapins privés est plus grasse et plus
tendre; mais n'a pas le fumet agréable de celle des
lapins sauvages.

La CHAIR DES OISEAUX est, en général, plus tendre
que celle des quadrupèdes.

La CHAIR DES VOLAILLES, surtout celle des poules,
poulets, dindons, fournit un aliment très-doux,
très-nourrissant; mais ces gallinacés, pour posséder
toute leur bonté, doivent être élevés à l'air libre,
bien nourris, mais abandonnés à la nature.

On trouvera les détails nécessaires sur les différens oiseaux, aphor. 38.

—

APHOR. 33.

DU COCHON.

Est porcina caro sinè vino pejor ovinâ:
Si vinum tribuis, tunc est cibus et medicina:
Carnes porcinæ cum cœpis sunt medicinæ.

Le porc sans vin vaut moins que la chair de brebis;
En y joignant le vin, c'est un mets salutaire;
Lorsqu'aux chairs du cochon les oignons sont unis,
    Ils purgent mieux qu'un bon clystère.

La CHAIR DE COCHON, comme dure, compacte,

requiert l'usage du vin ; elle est plus difficile à digérer que la chair de brebis, qui n'est guère bonne.

Les oignons vont généralement assez bien avec la viande de porc ; cependant toutes les fois qu'ils lâchent le ventre, c'est par indigestion.

La CHAIR DE SANGLIER, *aper*, est d'une saveur plus exquise et plus facile à digérer que celle du cochon : on dit, que si on ne lui enlève pas les testicules, quand il est en rhut, de suite après l'avoir tué, sa chair prend une odeur forte et nauséabonde. Les petits sangliers marcassins et les sangliers d'un an, sont un gibier fin et délicat. La chair des vieux sangliers est dure, pesante ; on n'en mange que la *hure*.

Le COCHON, PORC, POURCEAU, *sus soropha*, est le sanglier rendu domestique. Ces animaux, quoique portant des noms différens, sont les mêmes.

Les cochons se plaisent et réussissent partout, excepté dans les contrées froides. Leur accroissement dure quatre ou cinq ans. La durée de leur vie est de quinze à vingt ans ; mais on ne les laisse point vivre aussi long-temps. On a tué en Angleterre des cochons du poids de 1247 de nos livres.

Le cochon offre, surtout à la campagne, des ressources multipliées. Il y a en France trois races bien distinctes de cochons, et toutes trois bonnes. Celle de Normandie, où se trouve la race pure, dont les caractères sont : la tête petite et très-pointue, les oreilles étroites, le corps long et épais, le poil blanc et peu abondant, les pattes minces, les os petits; elle prend bien la graisse, et parvient au poids de plus de 600 liv. La seconde race est le cochon blanc du Poitou. La troisième celle du Périgord : cette race, croisée avec celle du Poitou, donne le plus de profit. C'est de ce croisement qu'est sortie la race pie, qui est excellente.

APHOR. 34.

DU VEAU.

Sunt nutritivæ multùm carnes vitulinæ.

La chair de veau, non sans raison, l'on vante
Par sa vertu très-nourrissante.

Il est certain que la chair de veau est générale-ment tendre et nourrissante : on doit ajouter qu'elle est rafraîchissante et d'une digestion aisée; mais le mot *multùm* est de trop. Si elle est nourrissante, elle ne l'est pas autant que la chair de bœuf, de mouton et de beaucoup d'autres animaux ; des gallinacés, du gibier, des oiseaux de chasse, etc.

APHOR. 35.

DES VISCÈRES.

Ilia porcorum bona sunt, mala sed reliquorum

Du porc on vante les boyaux ,
Non ceux des autres animaux.

Les intestins du cochon nous fournissent d'excellentes saucisses; mais je pense que dans cet
aphorisme on veut parler des endouilles, qui sont
un morceau très-délicat, fort recherché par les
gourmets.

Si les entrailles des autres animaux ne sont pas
aussi estimées, il n'en est pas moins vrai que celles
de veau sont fort bonnes et fort tendres. Celles du
mouton valent moins, quoique faciles à digérer.
Celles de bœuf, dont on mange beaucoup dans les
pays du Nord, sont appétissantes; mais dures, et
d'une digestion moins aisée.

Sennert et *Levacher* assurent que les préparations
de cochon font mal aux oreilles. Je ne conçois point
quel rapport il peut y avoir entre la chair de porc
et une otalgie; mais, en fait de découvertes, il ne
faut jurer de rien, surtout quand on a pour autorité
l'observation et l'expérience de deux praticiens esti-
mables.

APHOR. 36.

DU CŒUR, DE LA RATE ET DES ROGNONS.

Corda suillarum sunt auctio tristitiarum.
Splen quoquè spleniticis est mansus sæpè salubris.
Dissuadentur edi renes, nisi solius hœdi.

Le cœur du porc augmente la tristesse :
Par sa rate souvent le mal de rate cesse.
Quant aux reins ou rognons des divers animaux,
N'en mangez point, hormis ceux des chevreaux.

Personne ne croira sans doute aujourd'hui que le cœur du porc ait la vertu de rendre triste, ni que la rate de cet animal guérisse les maux de rate. Le cœur est un mets de difficile digestion, parce que cette viande est d'un tissu serré, dur et compacte. Or, tout ce qui cause des pesanteurs rend triste, si l'on veut; mais cette explication est un peu forcée, et ne vaut pas grand'chose, pas plus que l'aphorisme.

La rate étant plus spongieuse et tendre, est d'une digestion plus facile, et peut passer pour saine et lœtifiante, dit-on. Passablement saine, à la bonne heure; mais pour lœtifiante, j'en défie. Les Anciens, très-crédules, mettaient le siége du rire et de la joie dans l'organe de la rate; c'est évidemment ce qui a valu à ce viscère, l'honneur que lui a fait l'école de Salerne, de le croire propre à donner de la joie.

Quant aux rognons, qui sont les reins et les testicules des animaux, il est certain que, chez presque tous les animaux, ils sont durs et coriaces, comme la substance du cœur, et que les rognons des agneaux et des chevreaux sont tendres, et d'une digestion aisée.

APHOR. 37.

DES ENTRAILLES DE QUELQUES ANIMAUX.

Egeritur tardè cor, concoquitur quoquè durè;
Sic quoquè ventriculus, tamen exteriora probantur:
Reddit lingua bonum nutrimentum medicinæ;
Concoctu est facilis pulmo, citò labitur ipse;
Est melius cerebrum gallinæ, quàm reliquorum.

Le cœur dur et compacte est un mets indigeste,
    Comme tout ici bas l'atteste :
    Le ventricule également
    Se digère malaisément ;
    La langue plus tendre et plus fine,
    De l'aveu de la Médecine,
    Est toujours un bon aliment ;
Le poumon se digère et passe promptement ;
    Toute cervelle est estimable,
    Celle de poule est préférable.

Sur le présent aphorisme, nous n'avons rien à ajouter à ce que nous avons dit dans le précédent.

Ce qu'il renferme est généralement vrai : la substance des poumons et de la langue se digère aisément ; mais la cervelle de certains animaux est beaucoup plus tendre et salutaire. La cervelle de poule ne peut avoir aucune prééminence sur celle des autres gallinacés.

APHOR. 38.

DES OISEAUX.

De la Volaille et du Gibier.

Sunt bona gallina et capo, turtur, sturna, columba,
Quiscula cum merulâ, phasianus et ortygometra,
Frigellus, perdix et otis, tremulusque amarellus.

La poule est bonne, ainsi que le chapon ;
Caille, perdrix, tourterelle et pigeon ;
L'outarde, qui l'hiver dénote ;
Le faisan qui du Phase a conservé le nom ;
Le pluvier, l'étourneau, le merle et le pinson,
Et la sarcelle qui barbote.

La chair des oiseaux est tendre et d'une digestion aisée ; mais moins nourrissante que celle des quadrupèdes domestiques. On préfère la chair des oiseaux qui se nourrissent de graines ou de baies végétales, à celle des oiseaux qui vivent d'insectes ou de poissons. Les oiseaux qui reçoivent une nourriture abondante dans les basses-cours sont plus gras, plus tendres que ceux des champs. Les gallinacés sont les plus substantiels des volatilles. La chair de POULE, du POULET et du DINDON, quand ils n'ont pas un an, contiennent beaucoup de gélatine, et fatiguent si peu les organes digestifs, qu'on l'ordonne aux convalescens. Le dindon, la poule d'Inde ou coq d'Inde, est originaire de l'Amérique septentrionale ; il est encore très-commun dans les forêts de ce pays, et, par exception à la règle que nous avons établie plus haut, il pèse souvent jusqu'à quarante livres ; il est d'un goût exquis. Les meilleurs dindons qu'on mange en Europe ne peuvent être comparés aux dindons sauvages.

Le CHAPON et la POULARDE, qui engraissent beaucoup, sont très-nourrissans et d'un excellent goût. On peut en dire autant de la CAILLE et de l'ORTOLAN qui sont cependant plus difficiles à digérer, par rapport à la trop grande quantité de graisse dont ces oiseaux abondent.

La GÉLINOTE et le FAISAN, qui habitent les bois, fournissent un fort bon aliment. Le faisan étant originaire de la Colchide, le fleuve du Phase lui a donné son nom.

La chair de MERLE n'est pas très-bonne, excepté à l'époque des vendanges. Quand il s'est nourri des baies des genevriers, sa chair est stomachique, ainsi que celle de la GRIVE et du TOURDE, qui sont beaucoup plus délicats.

Les PERDRIX fournissent un aliment exquis et

d'une digestion très-facile ; la perdrix *rouge* est plus estimée que la *grise*, et sa chair est plus délicate. La *bartavelle*, qui est plus grosse, est d'une saveur encore plus exquise.

Le PLUVIER, le PINSON, le CHARBONNERET, la CALANDRE, le COCHEVIS, la FARLOUSE, le BECFIGUE, la GORGE-ROUGE, l'ALOUETTE, le CUL-BLANC, ont une chair délicate et facile à digérer. A ces oiseaux, il faut joindre le VANNEAU, dont on dit, sans trop de raison :

> Qui n'a pas mangé de vanneau
> Ne connaît point un bon morceau.

La chair de COQ DE BRUYÈRE ou TETRAS a un fort bon goût ; mais elle est un peu dure et ne se digère pas bien facilement.

La chair d'OUTARDE, qu'on ne voit dans nos pays que dans le fort de l'hiver, est dure et compacte, et se ramollit avec peine par l'ébullition à vaisseau clos.

Le MOINEAU est assez bon, et quoiqu'il soit sujet à de fréquens accès d'épilepsie, causés peut-être par ses excès dans les plaisirs de l'amour, nous ne pouvons croire que sa chair détermine cette maladie ; quoi qu'en disent des auteurs modernes fort graves.

La chair de RALE D'EAU, de MÉSANGE, d'ÉTOURNEAU est difficile à digérer ; la chair d'étourneau conserve de l'amertume, quoiqu'on ait soin de la

6..

laver dans de grandes quantités d'eau avant que
de l'apprêter.

La SARCELLE, POULE D'EAU, FOULQUE, BÉCASSINE
et BÉCASSE, fournissent une chair féconde en molécules nutritives; la bécasse seule se digère assez
difficilement.

La GRUE, la CIGOGNE, le CYGNE, de même que
l'HIRONDELLE DE MER et les autres oiseaux qui vivent
de poissons, ont ordinairement un mauvais goût,
et ne sont point prisés.

La chair des PIGEONS *domestiques*, et surtout du
PIGEONNEAU, est d'une digestion plus facile que celle
de la tourterelle, et que celle des *pigeons sauvages*,
qui est sèche et plus chaude.

Quelques auteurs prétendent que la chair de
pigeon est aphrodasiaque, d'autres soutiennent
qu'elle a une vertu anti-aphrodisiaque. Les Anciens
étaient de ce dernier avis, comme l'atteste *Martial*:

> *Inguinà torquati tardant, hebetant que palumbi*
> *Non edat hanc volurem qui cupit esse salax.*
> Vous a-t-on confié les mystères de Gnide,
> Fidèles à votre serment,
> Respectez, épargnez la colombe timide;
> Gardez-vous d'y porter vos dents.

Nous ne pensons pas que les pigeons jouissent
d'aucune vertu, soit pour éteindre, soit pour aviver
les feux ni les désirs de la concupiscence. Il est une
infinité d'autres oiseaux bons à manger, soit indigènes, soit exotiques, qu'il serait trop long de
nommer, entr'autres, parmi les gallinacés, le MERAIL,

fort ressemblant à la poule et facile à apprivoiser ;
les HOCCOS, de la grosseur du dindon et aussi
bons que lui ; le TINAMOU, l'AGAMI, la PINTADE, tous
habitant les bois de la Guiane ; le PAON et tant
d'autres, etc.

—

APHOR. 39.

Du Canard.

O fluvialis anas, quantâ dulcedine manas !
Si mihi cavissem, si ventri frena dedissem,
Febres quartanas non renovasset anas.

O canard de rivière ! à ta chair grasse et tendre
Qui pourra résister ? Je m'y suis laissé prendre.
   Ce mets requiert de la sobriété ;
     Je sais que lorsqu'on s'en écarte,
    Le retour de la fièvre quarte
   Sont les effets de cette avidité.

Le canard sauvage èst plus difficile à digérer
que celui de basse-cour ; il n'a cependant rien de
merveilleux qui mérite cette belle exclamation : sa
chair est succulente et de bon goût. Il faut la manger
rôtie et peu cuite ; si l'on en mange beaucoup, elle
deviendra pesante et peut rendre malade ; mais le
reproche qu'on lui fait de rappeler les accès de la
fièvre quarte est mal fondé, ridicule ; si elle jouit

de cette propriété, c'est comme tout autre aliment pesant, indigeste; car toute indigestion est propre à renouveler une fièvre d'accès mal guérie.

APHOR. 40.

De l'Oie.

Auca sitit côum mensis, campis Achelóum ;
Auca petit Bacçhum mortua , viva lacum.

L'oie étant d'eau toujours avide,
Doit se trouver sans cesse en un séjour humide ;
Il la faut abreuver, c'est un fait très-certain:
Vive, elle veut de l'eau; morte, elle veut du vin.

La chair de l'oie est plus serrée que celle du canard; elle est dure et difficile à digérer. Aussi recommande-t-on de boire du vin pour aider à sa digestion. Les oies qui vivent dans les lieux humides et marécageux sont plus grasses et plus tendres que celles qui habitent dans les lieux secs. L'oie de couleur tout-à-fait blanche, est la plus tendre. On fait une grande consommation d'oies à Paris, surtout à l'époque de la Saint-Martin.

L'oison doit se manger rôti, et doit être arrosé de vin. Quand il est vieux, il faut l'assaisonner en daube, pour attendrir sa chair coriace. Les jeunes oies engraissées et confites, se conservent long-temps dans leur graisse, et fournissent un mets délicat;

qui est une ressource précieuse dans un ménage, surtout à la campagne.

On engraisse l'oie, en la plaçant dans un lieu obscur et si serré, qu'elle soit gênée dans ses mouvemens. On la gâve trois fois par jour, avec une pâte faite avec la farine de maïs et un peu de sel; on lui donne de l'eau, dans laquelle on met du charbon et du sable tiré de la rivière. Un mois suffit dans la saison froide pour la rendre si grasse, qu'il faut la tuer dès que sa respiration est difficile, de peur qu'elle ne meure suffoquée. Elle pèse alors plus de vingt livres.

La graisse d'oie rend fort bon un potage aux choux et bien d'autres mets, et entr'autres la morue.

Tout le monde sait que le foie de l'oie est un mets très-délicat (Voyez l'aphorisme suivant). Une de nos reines dépensa 1500 liv. pour engraisser trois oies, dont elle voulait rendre le foie plus délicat.

Du temps d'Horace, on savait engraisser le foie de l'oie avec de la pâtée au lait et des figues.

Pinguibus et ficis pastuum jecur anseris albi.

Hor., liv. II, sat. 8.

APHOR. 41.

Du Foie des oiseaux.

Cessat laus jecoris, nisi gallinæ, vel anatis.

Aux mets d'un Lucullus si quelque foie a part,
C'est celui de la poule, encor mieux du canard.

Le foie des quadrupèdes est généralement un triste manger. Le foie de cochon et celui de veau valent mieux que celui de bœuf et celui de mouton. Les Romains estimaient beaucoup le foie de merlus, qui est jaune et huileux; ce poisson passait pour le meilleur, après le surmulet et l'esturgeon.

Les foies de volaille sont préférables à ceux des autres animaux : les meilleurs sont ceux des volailles grasses ; mais les foies de canard d'abord, et ensuite de l'oie, sont infiniment plus délicats. Aussi sont-ils fort recherchés par nos gastronomes modernes. On les rend si volumineux par certains procédés, qu'ils pèsent jusqu'à trois livres.

Il paraît que chez les Romains on savait déjà faire les pâtés de foie d'oie, qu'on engraissait aussi-bien que chez nous.

Aspice quam tremulat magno jecur ansere majus
Miratus dices; hoc rogo, crevit ubi ?

Mart., liv. XIII, épig. 58.

D'où sort donc cet énorme foie,
Beaucoup plus gros qu'une grosse oie ?

APHOR. 42.

DES POISSONS.

Si pisces sunt molles , magno ex corpore tolles ,
Si pices duri , parvi sunt plus valituri.

Des poissons mous préférez les plus grands ;
Des durs, les plus petits seront les plus frians.

Les poissons sont plus nourrissans que les végétaux et moins que les animaux : la plupart sont tendres et faciles à digérer.

Les grands poissons sont généralement tendres et mous, et les petits fermes et durs.

Les poissons qui se nourrissent dans les eaux stagnantes et bourbeuses des marais et des étangs, sont plus gras, mais d'une digestion moins facile que ceux qui vivent dans des eaux courantes et claires ; ceux-ci, ainsi que les poissons de mer frais et non salés, sont d'une saveur douce et d'un goût agréable. Le poisson bouilli est plus facile à digérer que le rôti. Les poissons doivent être toujours mangés immédiatement après avoir été pêchés ; car ils se putréfient dans peu de temps , et rien n'est plus malfaisant que le poisson gâté.

Selon un grand nombre d'auteurs, les poissons fournissent abondamment la matière prolifique ; l'on a observé qu'il naît beaucoup plus d'enfans dans les villes maritimes que partout ailleurs. A la Chine et au Japon, où l'on ne vit presque que de poisson, la population est immense.

Montesquieu a fait la remarque judicieuse, qu'en prescrivant aux moines l'usage habituel du poisson, on avait rendu par-là leurs épreuves plus rudes, et leurs combats beaucoup plus pénibles contre le démon de la concupiscence.

APHOR. 43.

Des Poissons communs.

Lucius et perca et saxitilis, albica, tinca,
Plagitia et gornus, cum carpâ, galbio, trutta :
Grata dabunt pisces hi præ reliquis alimenta.

La truite, le brochet, la carpe, le saumon,
La tanche, le roüget, la perche, le goujon,
La saule, la merlus, la plie et la limande ;
Voilà douze poissons dont la chair est friande.

Les poissons désignés par l'école de Salerne ont la chair tendre et d'une digestion aisée. A ceux-là il faut joindre : la sardine, le harang frais, le lamantin, le loup marin, le turbot, le maquereau, le merlan, la vive, l'éperlan, la dorade, l'ombre, la veaudoise, la boudélière, le barbeau, le chabot, l'alose, la lotte, la loche, la tortue de mer ou verte, la grenouille, l'écrevisse, l'huître fraîche et mangée crue. Le pétoncle et la moule, le crabe et l'écrevisse de mer, ont la chair plus ferme que l'huître, et ne sont pas si faciles à digérer; ils donnent souvent beaucoup de chaleur, d'angoisses et quelquefois la fièvre; l'usage de la moule produit souvent des éruptions à la peau.

Parlons ici des escargots; ils forment un aliment nourrissant et agréable, s'il faut en croire certains habitans de Millau, qui en mangent une grande quantité, frits à la poêle avec du persil, et sans craindre de s'empoisonner; car des médecins italiens ont vérifié que les escargots, qui avaient mangé de la belladone ou de la ciguë, étaient susceptibles d'empoisonner.

APHOR. 44.

De l'Anguille.

Vocibus anguillæ sunt pravæ, si comedantur;
Qui physicam non ignorant hoc testificantur.
Caseus, anguillæ, nimis obsunt, si comedantur;
Ni tu sæpè bibas, et rebibendo bibas.

L'anguille est à la voix un mets défavorable;
La physique en fournit raison bonne et valable,
Le fromage avec elle augmente le danger;
Bois donc, bois et rebois, si tu veux en manger.

Cet aphorisme n'est pas du tout exact : l'anguille, qui vit presque toujours sous l'eau, dans le limon, et se nourrit de petits poissons, d'écrevisses et d'insectes, a sa chair d'une saveur exquise, quoiqu'un peu pesante et d'une digestion pénible, par rapport à sa viscosité et à la graisse dont elle abonde.

Mais rien ne prouve qu'elle ait la propriété de nuire à la voix, et nous défions la physique la plus subtile, de fournir quelque bonne raison d'une assertion plus qu'hasardée, à moins qu'il ne soit question de quelque espèce particulière d'anguille dont l'usage n'est pas ordinaire.

Nous ne voyons pas non plus en quoi l'usage du fromage peut altérer la voix.

Quant au précepte de boire après avoir mangé de l'anguille, on ne peut le blâmer : le vin est bon avec toute sorte de poissons.

<hr>

APHOR. 45.

DES ŒUFS.

Si sumes ovum, molle sit atque novum.
Singula post ova pocula sume nova.

Si vous prenez un œuf qu'il soit frais et mollet,
Et sur chaque œuf buvez un trait.

Les œufs des gallinacés et de presque tous les volatiles, quoique très-nourrissans, sont un aliment léger qui convient aux convalescens et aux personnes infirmes ou délicates.

Le blanc de l'œuf est d'une digestion très-facile; le jaune se digère de même très-aisément; mais il fournit une nourriture épaisse, plus forte et plus substantielle. Aussi, la nature, en bonne mère, ne repaît que du blanc d'œuf, pendant son accroissement, le poussin renfermé dans la coquille, et lui réserve le jaune pour le moment où, près d'éclore, il a besoin d'un aliment plus solide.

L'œuf en mouillette doit être préféré à l'œuf dur, qui est difficile à digérer. L'omelette est salutaire, ainsi que les autres préparations de l'œuf qui ne le rendent pas dur, compacte.

Le vin convient quand on a pris des œufs durs. Nous ne conseillons pas d'avaler des œufs mollets sans pain; encore moins de boire un verre de vin sur chaque œuf. Le jaune de l'œuf, tendre quoique durci, passe pour aphrodisiaque. Nul doute que ce ne soit sa qualité restaurante qui lui a fait attribuer cette vertu.

—

APHOR. 46.

DES ŒUFS ET DE QUELQUES AUTRES ALIMENS SALUBRES.

Ova recentia, vina rubentia, pinguia jura,
Cum similâ purâ, naturæ sunt valitura.
Nec vult mentiri, qui vult pro lege teneri,
Quòd bona sunt ova candida, longa, nova.
Hæc tria sunt norma; vernalia sunt meliora.

On n'accusera point d'erreur ni d'imposture
Quiconque a dit des œufs qu'ils doivent être blancs,
Longs et pondus chez soi, pour qu'ils soient excellens.
Si vous prenez pour nourriture
De froment la farine pure,
OEufs frais, vin rouge et bouillon gras,
Vous narguerez le noir trépas.

Les œufs doivent être incontestablement frais
pour être salutaires; mais il est très-indifférent qu'ils
soient longs ou ronds. Les ménagères connaissent
fort bien le moyen indiqué par Fabrice d'Aqua-
pendente pour savoir s'ils sont frais ou non; elles
les regardent à la lumière d'une chandelle : s'ils
paraissent clairs, ils sont frais; si, au contraire,
leur transparence est troublée, ils sont anciens et
malsains. Les œufs qui sont vieux, offrent dans
l'intérieur un vide, qui est la mesure de la perte
qu'ils ont éprouvée par le laps du temps. Le vide
occupe toujours le gros bout de l'œuf; il commence à se montrer quatre ou cinq jours après qu'il

a été pondu. Le poids moyen d'un œuf de poule est de deux onces.

Les œufs des oiseaux, particulièrement ceux de basse-cour, sont bons à manger : à commencer par ceux de poule ; de paon, dont les Romains faisaient beaucoup de cas ; de pintade, de dinde, de cane, d'oie, etc. Les œufs durcis par la cuisson se conservent fort long-temps et peuvent être portés commodément en voyage.

Un bouillon de viande bien dégraissé, le bon pain de froment, des œufs avec un peu de vin, fournissent une nourriture très-saine, qui pourra retarder de quelque temps le noir trépas ; mais le narguer, c'est une autre chose.

Contra vim mortis non est medicamen in hortis.

APHOR. 47.

DU BEURRE ET DU PETIT-LAIT.

Lenit et humectat, solvit sinè febre butyrum ;
Incidit atque lavat, penetrat, mundat quoquè serum.

Le beurre, aux fiévreux interdit,
Nous humecte, et nous adoucit ;
Le petit-lait pénètre, incise et rafraîchit.

Avant de parler du beurre et du petit-lait, il faut dire deux mots du lait.

Le LAIT est notre premier aliment; préparé par la nature, pour l'âge tendre, il est d'une digestion très-facile : il convient surtout aux personnes faibles, épuisées; on doit le prendre chaud; mais bouilli, il se digère moins aisément. Le meilleur est celui d'une vache de trois ans, trois mois après qu'elle a vélé. La chaleur du suc gastrique et l'action des organes digestifs, coagulent le lait dans l'estomac, et le séparent en crême, en beurre et en petit-lait; il est cependant nuisible de prendre après le lait, des acides ou du vin, parce que ces liquides peuvent faire fermenter le lait, tandis que, dans l'acte de la digestion, il se sépare, mais ne se coagule pas.

L'usage unique du lait serait nuisible aux individus forts et robustes, ou qui se livrent habituellement à des travaux pénibles; à ceux qui ont une longue habitude du vin et d'un régime contraire à cet aliment. Il est des personnes qui ne digèrent pas bien le lait; il est malfaisant dans les cas de migraine, de fièvre et de beaucoup d'autres maladies.

On sait que les trois substances principales qui existent dans le lait, sont : le beurre, le fromage et le petit-lait.

Le *beurre* est nourrissant, mais un peu pesant.

La *crême*, qui n'est que du beurre mêlé à une certaine quantité de fromage, est d'une digestion plus facile.

Le *fromage* nourrit bien les personnes robustes, qui seules le digèrent complétement.

Le *caillé* est très-rafraîchissant; le fromage tendre a les mêmes propriétés que le caillé.

Le *petit-lait* fournit une boisson humectante, rafraîchissante, adoucissante et très-salutaire; il émousse l'acrimonie des humeurs, devient incisif et relâchant : son usage est très-utile dans un grand nombre de circonstances, tant pour prévenir que pour guérir les maladies.

Voyez, pour la connaissance du meilleur lait, l'aphorisme 123.

APHOR. 48.

DES LÉGUMES EN GÉNÉRAL ET DES HERBES POTAGÈRES.

Jus olerum cicerumque bonum, substantia prava.

Des herbes et des pois le suc est salutaire;
Mais quand il est tiré le marc seul ne vaut guère.

Tout le monde sait que la partie fibreuse et ligneuse des herbes, et l'enveloppe des pois, des fèves et de beaucoup de légumes, pèsent sur l'estomac, qui ne peut les digérer; aussi sortent-elles par les selles sans avoir éprouvé la moindre altération par les actes de la digestion.

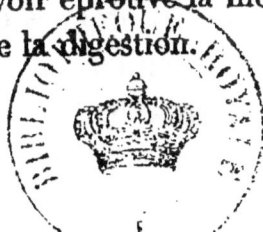

7

APHOR. 49.

Des Pois.

Pissum laudandum hîc decrevimus ac reprobandum :
Est inflativum cum pellibus , atque nocivum ;
Pellibus ablatis , sunt bona pissa satis.

Faut-il blâmer les pois , ou sont-ils bienfaisans ?
Ils sont, avec leurs peaux, venteux et malfaisans ;
Le pois sans peau , tout au contraire ,
Est assez bon et salutaire.

Dans cet aphorisme, comme dans le précédent
et dans le suivant , il s'agit des pois et des légumes
secs, car lorsqu'ils sont verts, ils sont tendres et
faciles à digérer, comme tous les légumes frais,
qui fournissent un suc doux et léger.

Les *pois verts* ou *petits-pois*, en effet, sont d'une
substance délicate, légèrement sucrée, qui se digère
avec la plus grande facilité ; n'étant point encore
mûrs , leurs péricarpes ou enveloppes sont tendres
et solubles.

Mais il n'en est pas de même des pois qui ont
acquis toute leur maturité, ou des *pois secs* dont
il est question dans cet article. Leur robe est âcre
et si dure, que les organes digestifs les plus énergiques n'en changent point la contexture. Aussi la
peau des pois sort-elle dans les déjections sans être

altérée, et après avoir causé beaucoup de pesanteur et de vents dans le canal digestif.

La purée de pois est médiocrement nourrissante et d'une digestion assez facile.

On peut conserver les pois verts toute l'année sans qu'ils perdent leur bon goût. On les met, aussitôt qu'ils sont écossés, dans des bouteilles qu'on bouche parfaitement, et on les fait bouillir pendant une heure et demie dans un chaudron rempli d'eau.

Tout ce que nous avons dit des pois s'applique aux pois chiches : ils sont encore plus durs, plus coriaces, et plus difficiles à digérer que les pois ; mangés verts, ils sont plus agréables.

Le POIS CHICHE, vulgairement CHICHE, CICEROLE, PESETTE, GARVANCE, *cicer arietum*, est indigène du Levant, et se cultive en Italie, en Espagne et dans le Midi de la France.

Le peuple en fait un grand usage dans le Levant, en Égypte et dans le Midi de l'Europe.

Il transude des feuilles et des tiges des pois chiches, pendant leur floraison, une liqueur acide que M. Deyeux a reconnue pour être de l'acide oxalique pur.

Depuis que le docteur Chrestien a recommandé l'usage des pois chiches dans les affections bilieuses, la moitié des habitans de Millau en prennent habituellement la décoction coupée avec le lait, ou la poudre torréfiée, en guise de café pur ou

mêlée au café. L'économie entre aussi, je pense
pour beaucoup dans l'amour qu'on porte à ce
légume, d'ailleurs peu estimable; car on est terri-
blement économe dans cette ville-là.

La GESSE OU POIS CARRÉS, *latyrus sativus* : graines
carrées, anguleuses, bonnes pour les pigeons. Il
existe un grand nombre d'espèces de gesse : *la gesse
odorante*, qu'on nomme POIS DE SENTEUR, *lathyrus
odoratus*, est cultivée dans les jardins, à cause de
l'odeur suave et de la beauté de ses fleurs.

L'ERS OU OROBE, POIS-PIGEON, *ervum sive orobus*.
On compte douze espèces d'orobes. Ces graines
arrondies et un peu anguleuses, ne se cultivent
guère que pour nourrir les pigeons; elles croissent
dans les blés, et il n'est pas sans danger de les laisser
mêlées à ce grain, car elles causent, dit-on, des
faiblesses dans les jambes, tant aux hommes qu'aux
chevaux.

La VESCE, *vicia*, fournit une nourriture désagréable
et pesante; aussi la réserve-t-on pour les bestiaux,
tant verte que sèche. Les graines de cette plante,
obrondes, plus petites que les fèves de marais,
sont bonnes pour les pigeons, et mauvaises pour
les canards, les dindons, les poules et les cochons.
Il existe soixante espèces de vesces.

Le FENUGREC, *fœnum grecum*. Cette plante est de
la même famille que la luzerne, à laquelle elle ressemble beaucoup : ses graines, roussâtres, presque
rondes sillonnées, ont un goût approchant de celui

des pois. On dit que les Egyptiens s'en engraissent. Le mucilage y abonde en si grande quantité,
qu'une once suffit pour épaissir une livre d'eau
chaude; aussi le fenugrec est-il émollient et employé comme tel, soit en cataplasmes, en décoction
ou de toute autre manière.

Le LUPIN, *lupinus*, est indigène de la Perse. Les
légumes du lupin renferment plusieurs graines or-
biculaires, un peu aplaties, blanchâtres et de grosseur médiocre. Les Anciens employoient le lupin
blanc comme aliment. Quoiqu'il soit un peu amer,
le peuple en mange encore dans les contrées méridionales de l'Europe et en Corse; c'est un aliment
pesant, flatueux, désagréable; mais bon pour les
bestiaux et les volailles.

—

APHOR. 50.

Des Fèves.

Manducare fabam caveas, parit illa podagram.

C'est avec raison qu'on redoute
Les fèves, qui causent la goutte.

La FÈVE, originaire de l'Egypte, est plus nourrissante que les pois. Avant sa maturité, elle est tendre
et d'une digestion aisée; quand elle est mûre, et sur-

tout sèche, elle est très-flatulente et légèrement astringente. Il y en a de sept espèces; mais la fève de marais est la plus généralement cultivée.

On ne sait pourquoi Empedocle défendait l'usage des fèves, comme on le voit dans ce vers :

Ah miseri, a cyamo, miseri, subducite dextras.

Les HARICOTS, *phaseoli*, originaires des Indes orientales, n'étaient pas connus des Anciens. Secs, ils sont venteux, malfaisans et si indigestes, que nous doutons beaucoup qu'il y ait un estomac en état de les digérer. L'écorce des semences, car il n'est question que de celles-ci, résiste aux forces digestives de l'estomac et sort par les selles sans avoir été altérée. A cause des indigestions que les haricots procurent, on devrait les accuser, plutôt que les fèves, de produire la goutte, qui provient si souvent des crudités et des saburres.

Il existe une infinité d'espèces de haricots. Ce légume est aisé à digérer lorsqu'il est vert; mais il est peu nourrissant. On peut introduire la moitié de la farine de haricots dans le pain de froment, qu'elle rend pesant et indigeste.

On croit avoir observé que les haricots rouges sont d'une digestion plus facile que les autres; ils jouissent d'une vertu légèrement tonique, ainsi que les lentilles.

La LENTILLE, *lens vulgaris*, quoique venteuse, flatulente et difficile à digérer, l'est moins que les pois

et les haricots. Les lentilles sont bonnes à manger
et salutaires lorsqu'elles sont réduites en purée,
c'était l'aliment ordinaire des enfans, chez les anciens
Égyptiens.

—

APHOR. 51.

Des Raves.

Rapa juvat stomachum, novit producere ventum;
Provocat urinam, præstat que in dente ruinam;
Si malè plena datur, tibi torsio sic generatur.

La rave est un bon stomachique,
On la dit aussi diurétique;
Mais elle procure des vents,
Et même fait gâter les dents;
De plus, lorsqu'on la prend mal cuite,
Les maux de ventre en sont la suite.

La rave, que tout le monde connaît, est une espèce
de navet, s'il faut en croire certains botanistes; mais
Lamarck et Decandole la rangent dans la classe
des choux, *brassica rapa*.

LA RAVE proprement dite, ou GROSSE RAVE, RA-
BIOULE, TURNEP, est, ou aplatie, ou oblongue. Ma-
thiole a vu une rave oblongue du poids de 30 livres.
Cependant la rave aplatie est communément plus
grosse que l'oblongue. La rave devient douce quand

elle a atteint sa parfaite maturité : sa pulpe est tendre, médiocrement nourrissante; mais facile à digérer. Les ménagères savent qu'il faut laver la rave dans l'eau chaude, pour lui ôter sa force ou âcreté, qui communique à l'eau une odeur fétide, comme nous venons d'en être témoin. C'est sans doute ce prin- cipe acerbe qui la rend tonique, diurétique et ven- teuse, qualités qu'elle perd presque complétement par la cuisson. Elle est alors un bon aliment, fort en usage, chez nous comme chez les Romains, qui n'ignoraient pas qu'elles ne sont bonnes qu'après les premières gelées, et lorsqu'elles sont venues dans un lieu élevé et froid.

Hæc tibi brumali, gaudentia, frigore rapa
Quæ damus, in cœlo Romulus esse solet.

Ces raves, dont l'hiver corrige tous les vices,
Romulus dans le ciel en mange avec délices.

Le jus de la rave cuite est fort adoucissant; aussi le recommande-t-on pour calmer la toux dans les maladies du poumon et de la gorge, les aphthes, etc. Sa pulpe appliquée sur les tumeurs, peut servir d'émollient et de maturatif.

Le NAVET, *brassica napus*, est un aliment sain, plus savoureux et un peu plus chaud que la rave; il est, comme toutes les plantes crucifères, stoma- chique et anti-scorbutique, et par conséquent plus propre à chasser les vents qu'à les produire.

Le RADIS, *raphanus*, ou PETITE RAVE, *radicula*, dont

on fait un si grand usage à Paris, avec un peu de sel et quelquefois de beurre, excite l'appétit, étant tonique et d'une digestion facile; l'on doit néanmoins manger peu de ces racines et les bien mâcher, autrement elles deviendraient pesantes, et occasioneraient l'indigestion.

Le RADIS NOIR est plus connu sous le nom de RAIFORT; il jouit éminemment de la vertu antiscorbutique, et n'est employé qu'en médecine.

La NAVETTE, *brassica præcox*, est l'espèce de rave la plus petite et la plus naturelle; on la cultive en grand pour avoir sa graine, qui fournit *l'huile de navette*, fort bonne pour les fritures.

—

APHOR. 52.

Du Panais.

Quod pastum tribuat sit pastinaca vocata :
Attamen illa parùm nutrit, quia non subacuta.
Confortat coïtum, non est ad menstrua muta.

Le panais, racine champêtre,
A tiré son nom du mot *paître :*
Quoiqu'il soit fort peu nourrissant,
Encore moins appétissant,
Aux doux plaisir il aide la nature,
Et de la femme il rougit la ceinture.

Le PANAIS CULTIVÉ, *pastenade*, ou plutôt la racine de panais, GRAND CHERVI, *pastinaca sativa*, n'est

qu'une variété du panais sauvage, dont la racine
est plus sèche et plus petite. Dans le cultivé, elle est
assez grosse, fusiforme, charnue, jaunâtre; elle
jouit d'une saveur légèrement sucrée et d'une odeur
assez agréable. Le panais sert dans les cuisines, sinon
comme aliment, au moins comme assaisonnement;
il est sain, peu nourrissant, facile à digérer. C'est
une bonne nourriture pour le bétail : les vaches
qui s'en nourrissent donnent du bon lait.

Le panais cultivé n'est qu'une variété du sauvage.
On n'a cependant pas pu transformer le panais
sauvage en panais cultivé. Nous ne croyons pas
à ces prétendues vertus emménagogues ou aphrodisiaques.

Le PASTINACA OPOPONAX , fournit la gomme résine, nommée OPOPANAX , qu'on nous apporte de
la Syrie : on le retire de la plante par des incisions
faites aux racines; il en découle sous la forme d'un
suc laiteux, qui se durcit au soleil. Il n'est guère
plus employé en médecine.

Le PANAIS SAUVAGE, *pastinaca sylvestris*, a la racine
plus sèche, plus petite et plus âcre que le panais
cultivé.

Le panais était autrefois employé comme diurétique emménagogue, et ses graines comme fébri-
fuges.

La CAROTTE , *dancus carotta* , la racine de carotte croît dans toute l'Europe, où elle est fort en
usage; et ce n'est pas sans raison, car elle est pré-

cieuse, étant fort douce, fort nourrissante et bienfaisante. On sait qu'elle contient beaucoup de sucre,
dont on le retire en abondance comme de la betterave.
Elle fournit à l'homme un des meilleurs alimens dont
il puisse faire usage. On l'emploie en médecine,
comme adoucissante et fondante. On l'applique aussi
avec succès sur les ulcères cancéreux ou putrides.

La racine de *carotte sauvage* est petite, ligneuse,
fade; mais elle peut se manger sans aucun danger.

—

APHOR. 53.

De la Bette.

Sicla parùm nutrit, ventrem constipat et urget.

La bette, fort peu nourrissante,
Est astringente et relâchante.

La BETTE OU POIRÉE, *betta vulgaris*, est une plante
potagère dont on fait usage dans les cuisines : en
feuilles, comme en *cardes*, elle est très-adoucissante
et peu substantielle. Elle sert plus à modérer la
saveur piquante des herbes auxquelles on la mêle,
que comme un aliment elle-même. Cette plante
étant mucilagineuse et émolliente, s'emploie en
décoction comme la mauve, soit qu'on la prenne
à l'intérieur ou en lavement. En adoucissant l'â-
creté des matières renfermées dans le canal intes-

tinal, elle peut faire cesser la diarrhée, qu'elles produisent, et par-là devenir, en quelque sorte, astringente. Dans les autres cas, cette décoction est relâchante; c'est sa véritable vertu.

La BETTERAVE OU POIRÉE ROUGE, *bettaravia crassa*, est une varité de cette plante; sa racine devient beaucoup plus grosse : on en a vu du poids de 30 livres; elle est de couleur rouge ou violette, ou blanche ou jaune. Ses racines sont très-nourrissantes et rafraîchissantes.

Tout modernement, on a extrait, de la betterave, une quantité immense de sucre parfaitement semblable au sucre de la canne à sucre, qu'on nous apporte des Colonies, et qui est, comme lui, susceptible de recevoir toutes les nuances de blancheur et de pureté par le raffinage, dont le procédé est le même. Cent livres de betteraves fournissent ordinairement deux livres de sucre pur.

La betterave blanche donne plus de sucre que la rouge.

Les TOPINAMBOURS *helianthus tuberosus*, nommé à cause de leur forme, POIRE DE TERRE, ont des tubercules ou bulbes, que la racine de cette plante fournit, au nombre de 40 ou 50; ils se mangent crus ou cuits, et sont venteux, de difficile digestion; ils ont une saveur douçâtre, assez agréable. Ces gros tubercules, d'un rouge verdâtre et blancs à l'intérieur, nous viennent du Brésil.

APHOR. 54.

Du Chou.

Jus caulis solvit cujus substantia stringit ,
Utraque quando datur , venter laxare paratur.

Le jus de choux fait cesser l'astringence ,
Que produit toujours sa substance ,
Tous les deux font aller à selle avec fréquence.

Le chou a un grand nombre d'espèces et de
variétés, dont la culture remonte à l'antiquité la
plus reculée. Les principales qu'on emploie comme
alimens, sont :

Le *chou vert*, qui a la feuille large et ne forme
pas de pomme ; le *chou cabu* ou *capus*, *chou*
pomme.

Le *chou-fleur* et le *broccoli*, qui sont de toutes
les espèces de choux, les plus tendres et les plus
aisées à digérer.

Les plus beaux et les plus gros choux pommés
croissent en Angleterre et en Allemagne.

Le chou, en général, qui est tendre et sucré, est
un assez bon aliment, quoique flatulent et d'une
digestion pénible. Certaines personnes ne peuvent
le digérer, à moins qu'il ne soit très-tendre et
parfaitement cuit. Les jeunes choux sont les moins
venteux. Les choux durs ou mal cuits causent la

diarrhée par indigestion ; mais n'ont aucune des vertus que leur attribue l'école de Salerne, sans doute, d'après le médecin Chrysippe, et Caton l'ancien, qui avaient composé chacun un livre sur les propriétés admirables du chou. Caton en a fait une panacée universelle, qui guérit les ulcères, les cancères, les fistules, la peste, la paralysie, etc., etc. Mangé cuit, comme cru, il est également salutaire, selon Caton, qui prétend, que c'est à cette plante que les Romains durent de pouvoir se passer pendant six cents ans de médecins, qu'ils avaient chassés. Hippocrate et Galien préconisent aussi les vertus du chou.

Le *sirop de chou rouge* a été fort recommandé dans la phthisie pulmonaire et les rhumes. Le suc de chou étant légèrement stimulant, peut exciter l'expectoration à la fin des rhumes, ou quand ils sont devenus pituiteux ; de la même manière que le lierre terrestre, *l'érysimum* et les autres expectorans excitans. Voilà toutes les propriétés médicinales du chou.

Dans les pays du Nord, on prépare le *sauerkraut*, qui n'est que le chou devenu acide, et dont on arrête la fermentation par le moyen de la compression, du sel, du genièvre ou du carvi, etc. Cet aliment, quoique médiocre, est assez salutaire, surtout pour les équipages dans les voyages de long cours. Le *sauerkraut* est tonique et antiscorbutique.

Les choux, du temps de *Pline*, avaient, dit-on, la vertu de prévenir et de guérir l'ivresse.

—

APHOR. 55.

Des Épinards.

De cholerá læso spinacia convenit ori,
Et stomachis calidis hujus valet esus amari.

Les épinards sont bons contre la bile ;
Aux estomacs fort chaux l'usage en est utile.

Les épinards, originaires de l'Arabie, sont tendres, légers, et d'une digestion très-facile. Comme ils sont rafraîchissans et laxatifs, de même que tous les végétaux doux, ils peuvent être utiles dans les congestions gastriques ; ils n'ont cependant rien d'anti-bilieux. Par la même raison, leur usage convient aux tempéramens sanguins et chauds, et ils sont contraires aux pituiteux et aux personnes qui ont l'estomac naturellement faible, à moins qu'on n'y mêle quelqu'assaisonnement tonique, comme écorce d'orange, etc. La partie colorante des épinards passe dans les selles sans aucune altération, ce qui a fait croire que l'épinard est indigeste.

Additions.

Ce que l'école de Salerne dit des épinards, pourrait beaucoup mieux s'appliquer à l'oseille.

L'oseille, *acetosa*, a une saveur acide; on l'emploie plus souvent comme assaisonnement que comme aliment. Elle excite l'appétit et aide la digestion: son usage est salutaire aux personnes sanguines, surtout aux bilieuses, car elle est rafraîchissante, anti-bilieuse et anti-putride. Son emploi est fort recommandé dans le scorbut.

Le docteur *Missa* a découvert que le suc d'oseille est l'antidote des plantes caustiques et corrosives, telles que les euphorbes, les garou, la racine d'arum, etc. Ayant mâché de ces plantes, sa langue et ses lèvres se gonflèrent; il s'y fit de petites escarres; mais le tout disparut aussitôt qu'il y eut appliqué de l'oseille mâchée.

Le pourpier et l'arroche, *atriplex*, comme toutes les autres plantes aqueuses et mucilagineuses, sont rafraîchissantes et humectantes, et fournissent un aliment sain et facile à digérer.

La courge, citrouille ou potiron, *cucurbita melopepo*, est le fruit d'une plante potagère que tout le monde connaît. La courge contient beaucoup de matière nutritive; elle se convertit en une substance farineuse, lorsqu'elle est bien mûre. On en fait du pain dans quelques pays, en mêlant une partie de cette farine avec deux parties de celle de froment.

La courge est douce, rafraîchissante, émolliente et relâchante. Son usage affaiblit les organes digestifs et donne la diarrhée. La pulpe de courge cuite

(113)

sert, en cataplasme, comme un bon émollient.

Les MELONS, *melones*, sont les fruits d'une plante de la famille des cucurbitacées, et originaire de l'Orient. Les melons contiennent une pulpe aqueuse et odorante, avec une certaine quantité de matière sucrée. Ils sont très-nourrissans, mais très-rafraîchissans et indigestes pour les personnes qui ne sont pas robustes et pour les estomacs froids, parce qu'ils subissent la fermentation acide dans les estomacs faibles. Il convient d'en user fort modérément et d'aider à sa digestion, en l'assaisonnant avec quelqu'aromate. L'abus du melon peut devenir encore plus malfaisant par sa propriété de rafraîchir et d'arrêter la transpiration, d'après les expériences de Sanctorius.

Le MELON D'EAU, PASTÈQUE, *cucurbita citrulbus*, est un fruit originaire de l'Asie, et dont on fait une grande consommation en Égypte, où l'on en voit d'une grosseur énorme. Dans ce pays, ainsi que dans la partie méridionale de la France, le peuple le mange pendant les chaleurs de l'été. Ces melons sont nourrissans, diurétiques et très-rafraîchissans; c'est pourquoi il faut en user avec beaucoup de prudence, au moins dans notre pays, car, dans l'Inde, on a vu des Persans manger, par jour, jusqu'à 35 livres de melons-pastèques, sans la moindre incommodité.

Le CONCOMBRE, *cucumis sativa*, offre plusieurs variétés qu'on cultive dans les jardins. Il est nour-

8

rissant et rafraîchissant ; mais on le mange avant qu'il ait acquis toute sa grosseur et sa maturité, sous le nom de *cornichons*. Il est alors un peu acescent et laxatif, parce qu'il cause souvent des indigestions par sa vertu très-rafraîchissante. On rend les cornichons excitans, stomachiques, en les mettant dans du vinaigre fortement épicé.

Le CONCOMBRE SAUVAGE, *elaterium*, et la COLOQUINTE, qui est de cette famille, sont des purgatifs très-violens, dont les empiriques se servent comme de secrets.

L'AUBERGINE OU MELONGÈNE, MAYENNE, *solanum melongena*, fournit un fruit sous forme de baie oblongue, violette ou blanche; peu savoureux, d'un goût fade; mais facile à digérer, et salutaire. Dans les pays situées entre les tropiques, on se contente de semer les graines de cette plante sur de la terre légèrement remuée. Dans les contrées méridionales de l'Europe, on la transplante et elle exige beaucoup de soins, car elle craint fortement la gelée.

La CHICORÉE, *cichoreum*, croît dans toute l'Europe: lorsqu'elle est cultivée et blanche, elle perd l'âcreté et l'amertume, qui a fait donner le nom d'amère à la chicorée sauvage. Cette plante, légèrement tonique, excite l'appétit; mais elle est filandreuse, et indigeste d'après nos observations. On l'emploie en médecine comme légèrement apéritive.

L'ENDIVE n'est qu'une variété de la chicorée, et elle jouit des mêmes propriétés.

Le PISSENLIT, DENT DE LION, *leontodon taraxa-cum*, est plus tendre et d'une digestion plus facile que la chicorée sauvage ; il se mange aussi en salade, en privant ses feuilles du contact de la lumière, afin de leur enlever leur amertume. C'est un des plus doux et des meilleurs fondans, employé avec succès dans les affections bilieuses, la jaunisse, les obstructions des viscères du bas-ventre, etc.

La MACHE, *valeriana locusta*, ou DOUCETTE, POULE GRASSE, BLANCHETTE, est d'une saveur douce et fort bonne en salade, en hiver ou au commencement du printemps ; elle jouit des vertus : rafraîchissante, adoucissante et un peu laxative ; elle offre un aliment léger, agréable et d'une digestion facile.

Hermoláus Barbarus, et d'autres auteurs, ont avancé fort légèrement, selon nous, que les sauterelles dont saint Jean vécut dans le désert n'étaient autre chose que la mâche.

La LAITUE cultivée, *lactuca*, est originaire de l'Asie ; elle offre une infinité de variétés, qu'on cultive dans les jardins, de temps immémorial. Les laitues qu'on préfère, avec raison, manger en salade, sont tendres, rafraîchissantes ; elles fournissent un aliment peu nourrissant, mais fort salutaire, surtout aux personnes bilieuses ou sanguines. Les Anciens leur attribuaient une vertu somnifère qu'elles ont réellement, non-seulement en modérant le mouvement du sang et la chaleur du corps, mais par un

8..

principe narcotique, qu'on avait dit d'abord exister dans cette plante, mais que nos novateurs modernes, qui traitent de radotage tout ce qui est ancien, ont beaucoup nié, et que des chimistes allemands viennent enfin de mettre hors de doute.

On sait que la laitue, sans doute par sa vertu rafraîchissante, a passé dans tous les temps pour avoir la propriété d'amortir et même d'éteindre les désirs amoureux. Les Romains abandonnèrent l'usage de cette plante, par la crainte d'une si fâcheuse influence; et son discrédit aurait peut-être duré jusqu'à nous, sans *Antonius Musa*, qui la conseilla à César dans une affection hypocondriaque; le guérit et remit en vogue cette plante si salutaire.

Il est sans doute inutile aujourd'hui d'ajouter qu'elle n'a aucune vertu anti-aphrosiaque.

Les vers suivans de *Columelle* prouvent le cas que les Anciens faisaient, avec raison, de la laitue:

> *Jamquè salutari properet lactuca sopore,*
> *Tristia quæ relevet, longi fastidia morbi.*

> Hâtez-vous donc, savoureuse laitue,
> D'ôter à ce convalescent,
> Les reliquats de son mal violent
> Et le grand dégoût qui le tue.

APHOR. 56.

De l'Oignon.

De cœpis medici non consentire videntur :
Fellitis non esse bonas ait ipse C..LENUS ,
Phlegmaticis verò multùm putat esse salubres:
Non modicùm sanas ASCLEPIUS *asserit illas ,*
Præsertim stomacho, pulchrumque creare colorem:
Contritis cœpis, loca denudata capillis ,
Sœpè fricans , capitis poteris reparare decorem.

L'on est fort peu d'accord au sujet de l'oignon ;
Est-il sain d'en manger? L'un dit oui, l'autre non :
Galien en défend l'usage aux colériques ,
Et l'ordonne beaucoup aux sujets flegmatiques ;
Asclepias soutient qu'il est toujours fort bon ,
Surtout pour l'estomac ; et même il le conseille ,
Pour donner au visage une couleur vermeille.
Si l'on frotte souvent de jus d'oignon pilé ,
Tel chef dont les cheveux ont reçu quelqu'injure ,
  Bientôt chaque endroit dépilé
  Recouvrera sa chevelure.

La racine d'oignon était fort en usage chez les
Anciens, ainsi que chez nous, comme aliment et
comme assaisonnement. Il entrait dans la nourriture du soldat romain. *Socrate* assurait qu'il augmente la force et le courage des guerriers. Dans les
parties méridionales de l'Europe et de la France,
on mange beaucoup d'oignons crus ; il y est, à la

vérité, plus doux que dans les climats froids.
L'oignon blanc est plus âcre et plus tendre que le
rouge. Sinclair assure que l'oignon contient plus
de parties nutritives, sous le même volume, qu'un
autre végétal. Nous en doutons.

Nous avons observé, que beaucoup d'individus
qui digèrent mal les oignons cuits, se trouvaient
bien de les manger crus. Cette racine bulbeuse convient, en effet, aux pituiteux, aux personnes chargées de glaires ou qui ont beaucoup d'embonpoint;
car l'oignon cru est anti-putride, stomachique et
bienfaisant. C'est l'assaisonnement le plus convenable aux poissons ; aussi les peuples ichtophages
en mangent-ils beaucoup.

L'école dit, avec raison, que son usage ne
convient pas aux colériques, c'est-à-dire, aux tempéramens bilieux, ardens.

Le jus d'oignon donne au visage une couleur
luisante ; son odeur forte empêchera toujours le
beau sexe de se servir de cette mince recette.

Nous sommes tout-à-fait incroyans sur la pré-
tendue vertu du suc d'oignon, pour faire croître
les cheveux sur une tête chauve, surtout sur un
sujet âgé, et où il n'existe point assez de vitalité

Pour réparer du temps l'irréparable outrage.

L'oignon d'Egypte, révéré comme un dieu chez
les Egyptiens, était l'OIGNON de SCILLE, *scilla ma-
ritima*, qui est un très-bon diurétique, et devait
être fort utile dans un climat où les marécages et

les eaux croupissantes, laissées par le Nil, rendaient les hydropisies fort communes. Juvenal se moque du culte qu'on rendait aux oignons.

Porrum et cepe nefas violare et frangere morsu
O sanctas gentes, quibus hæc nascuntur in hortis.

L'AIL, *allium*, dont l'école de Salerne ne parle pas, a été cependant, dans tous les temps, fort en usage dans le midi de l'Europe comme au nord. Les Russes en mangent beaucoup, souvent crus, sur du pain. L'ail contient une matière nutritive, plus abondante dans les climats chauds, où il est beaucoup moins âcre.

Il y a trois espèces d'ail : l'*ail vulgaire*, l'*échalotte* et la *rocambole* ; on fait un grand usage de toutes ces espèces. Elles excitent l'appétit et favorisent la digestion ; elles augmentent aussi la transpiration et la sécrétion des urines. *L'ail sauvage* ou *des pauvres*, a les mêmes propriétés.

L'ail est vermifuge, excitant, tonique ; c'est par ces deux dernières qualités qu'il peut être regardé, avec raison, comme un bon préservatif des maladies putrides, contagieuses et pestilentielles. Il est un des ingrédiens du vinaigre des quatre voleurs, si fameux comme préservatif des miasmes contagieux et pestilentiels, et dont on ne sera pas fâché de trouver ici la recette.

Vinaigre des quatre voleurs. ♃ romarin, sauge, menthe, rue, absinthe, à demi-secs, de chaque dix gros ; fleurs de lavande sèches, une once ; ail, cannelle, muscade, girofle, de chaque un gros; mettez ces substances dans quatre livres de vin blanc ; faites macérer pendant deux jours à une douce chaleur et à vaisseau clos ; passez et exprimez fortement la liqueur. Ensuite filtrez-la et ajoutez-y deux gros de camphre dissous dans un peu d'esprit de vin. Dose : une cuillerée matin ou soir, dans les épidémies des fièvres putrides, malignes ou pestilentielles. Extérieurement, on en frotte le nez, les tempes et le creux de l'estomac.

APHOR. 57.

Du Porreau ou Poireau.

Porrum fœcundas reddit persæpè puellas,
Manantemque potest naris retinere cruorem,
Ungas si nares intùs medicamine tali.

Je ne sais sur quels faits Jean de Milan se fonde,
Pour dire qu'un porreau rend la femme féconde;
    De plus, arrête avec succès,
    Le sang qui coule par le nez.

Le POIREAU, qui est une espèce d'ail, était cultivé avec soin par les Romains. *Néron* en faisait un usage fréquent, pour avoir la voix plus belle;

mais ce bulbe ne jouit d'aucune vertu à ce sujet. Il possède à peu près les mêmes propriétés que l'oignon, mais à un degré moindre. Cette plante semble tenir le milieu entre l'oignon et l'ail.

La CIBOULE, *allium fissile*, et la CIBOULETTE, CIVE ou CIVETTE, *allium schœnoprasum*, qui lui ressemble beaucoup, surtout par ses vertus, sont des espèces d'oignons, d'après Tournefort, et d'ail, selon Linné. On ranime la salade avec leurs feuilles longues cylindriques, à odeur forte.

La ciboule qu'on multiplie au printemps, en séparant ses touffes, est la *ciboule vivace*, originaire de Sibérie.

La ciboule était une espèce de porreau, d'après les Anciens, comme on peut le voir dans l'épigramme de Mart., liv. XIII, ép. 18, *de porro sectivo* :

> *Fila tarentini graviter redundantia porri*
> *Edisti quoties oscula clausa dato.*

Quiconque a mangé de cibouille
De baisers personne ne souille.

Nous ne saurions croire à aucune des vertus singulières attribuées au porreau par l'école de Salerne : comme celle d'arrêter le seignement de nez, de rendre une femme féconde, etc.

Additions.

Nous devons compléter ici tout ce qui regarde les végétaux employés comme alimens ou assaisonnemens, et dont l'école de Salerne ne traite point.

La SCORSONÈRE, *scorsonera*, originaire de l'Espagne
et de la Sibérie, n'a été employée comme aliment
qu'au 17.me siècle; on ne mange que sa racine,
qui est légèrement sucrée, facile à digérer ; mais
peu nourrissante et un peu venteuse.

Le SALSIFIS, *tragopogon*, ou BARBE DE BOUC, croît
spontanément en Angleterre et dans l'Europe méridionale, surtout en France où les enfans recherchent sa tige dans les prés, pour en sucer le jus sucré.
Il a les mêmes qualités que la scorsonère, à laquelle
il ressemble beaucoup; il est un peu plus flatulent. On le cultive comme elle dans les jardins,
pour en manger les racines : ils sont, l'un et l'autre,
légèrement sudorifiques.

Les racines de ces deux plantes, rôties et moulues,
fournissent une décoction fort ressemblante à celle
du café et qui a presque la même odeur, mais rien
de sa vertu ni de sa bonté.

Le CÉLERI des jardins, *apium graveolens* , n'est
point, selon Muller, l'ACHE CULTIVÉE, comme on
le croyait; on mange les feuilles et les racines de
cette plante qui croît dans toute l'Europe, et qu'on
blanchit en les mettant à l'abri du contact de la
lumière. Le céleri , qu'on mange le plus souvent
en salade, est tonique, apéritif, antiscorbutique : il
excite l'appétit et aide la digestion. Vitet prétend
que la racine du céleri est plus diurétique que celle
du persil.

L'ASPERGE, *asparagus*, croît dans toute l'Europe;

on mange ses jeunes pousses au printemps, après les avoir fait bouillir légèrement dans l'eau; elles sont très-nourrissantes, et composent un excellent mets, qui plaît beaucoup à l'estomac. Les plaines des environs de Paris sont remplies d'asperges; aussi on en donne dans cette ville une botte de plus d'un pan de diamètre, pour un demi-franc.

Les tiges de l'asperge, comme ses racines, sont stomachiques et très-diurétiques. Leur abus procure souvent le pissement de sang; elles donnent toujours à l'urine une odeur particulière, forte et désagréable.

Le HOUBLON, *humulus lupulus*, fournit, au printemps, de jeunes pousses assez tendres, que l'on prépare comme les asperges, et que le peuple nomme ASPERGES SAUVAGES; elles ont même, dit-on, plus de saveur que les asperges, dont elles possèdent le goût et les autres qualités. Ces asperges étaient plus estimées que les véritables du temps de *Martial*.

> *Molli in hæcorea quæ crescit spina Ravenna*
> *Non erit incultis gratior asperagis.*

Cette asperge sauvage est meilleure et plus saine
Que celle qu'on cultive au marais de Ravenne.

Il existe sur nos côtes maritimes, une grande quantité d'ALGUES, *ulvæ*, et de VARECHS, *fuci*, qui pourraient servir à la nourriture de l'homme. On n'a guère employé, comme aliment, que les *fucus esculentus* et le *palmatus*, et une espèce d'*ulva* et le *fucus saccharinus*, dont on fait en Chine des gelées et des confitures nourrissantes et agréables : les Islandais mangent le LICHEN D'ISLANDE, *lichen islandia*, qui fournit, par sa décoction, une gelée qui ressemble beaucoup à celle de veau.

Les arabes et les habitans du Sénégal font leur principale nourriture, dans leurs longues caravanes, de la GOMME ARABIQUE, tout-à-fait ressemblante à celle qui découle de nos cerisiers et de nos pruniers, qui a les mêmes propriétés.

L'ARTICHAUT, *cynara*, croît en Europe, en Asie et dans l'Amérique méridionale. On ne mange de cette plante que le réceptacle de la fleur et les portions de réceptacle qu'on enlève avec les écailles qui forment le calice. On le rend tendre et d'une digestion facile, en le faisant bouillir dans l'eau. L'artichaut fournit un aliment fort sain et un peu tonique. C'est sans doute cette dernière propriété qui l'a fait passer pour aphrodisiaque.

L'ARTICHAUT SAUVAGE est la CARLINE SANS TIGES, *carlina acaulis*. Cette plante croît sur les montagnes élevées; elle est très-commune sur le Levesou, où elle prospère dans un très-mauvais terrain. On en mange le réceptable, qui est presque aussi bon que celui des artichauts, dont il a le goût. Le peuple nomme cette espèce d'artichaut *cardavèle*; il a les mêmes qualités que l'artichaut cultivé, mais à un plus faible degré.

Le CARDON D'ESPAGNE, dont on mange les côtes

ou parties moyennes des feuilles, est un mets assez insipide, qui a besoin d'être bien apprêté.

La TRUFFE, *tubera*, a une odeur fade qui ressemble beaucoup à celle du sperme humain. On la découvre sous terre, à la profondeur d'un pouce, par le moyen d'un chien ou d'un cochon, qui la sentent fort bien. Il y a plusieurs variétés de truffe; on ne fait usage en France que de trois, qui sont: 1.º la truffe noire en dedans et en dehors, qui croît en *Périgor* et dans les départemens environnans, ainsi qu'en Italie; elle devient quelquefois si grosse, qu'elle pèse une livre et plus. C'est la meilleure sans comparaison. L'année passée, on en vendit une à Villefranche d'Aveyron, qui pesait deux livres et demie. 2.º Celle de Bourgogne, qui est noire en dehors et blanche en dedans. 3.º Celle de Provence, qui est grise en dehors et en dedans. Ces deux dernières espèces sont moins odorantes et savoureuses que la première, et bien moins estimées.

La truffe, qui est une espèce de champignon, est un mets délicieux, fort recherché par les gourmets; elle est très-nourrissante, stomachique, et constitue néanmoins un aliment lourd, malsain, qui se dissout et se digère difficilement. Les truffes passent pour un très-bon aphrodisiaque.

M. Hector Chaussier a voulu sans doute faire une plaisanterie, lorsqu'il a dit que la truffe contient le principe de la goutte, et que l'usage de ce végétal donne seul cette maladie. Les Anciens ne recherchaient pas moins les truffes que les Modernes. On les découvre souvent au fendillement qu'elles causent à la terre, comme le dit Martial, chap. XIII, épig. 50.

Rumpimus altricem tenero de vertice terram
Tubera : boletis poma secunda sumus.

De notre front encore tendre,
Nous travaillons moins le jour que la nuit
A déchirer le flanc qui nous nourrit,
Et sans pouvoir nous en défendre ;
Après le champignon, qui souvent même nuit,
Nous passons pour le meilleur fruit.

Les CHAMPIGNONS, *fungi*, croissent dans toute l'Europe, excepté dans les pays du Nord. Il y a près de cinq cents variétés de champignons, dont la plupart sont vénéneuses ; et comme on n'a aucun signe assuré pour distinguer les bons champignons de ceux qui sont vénéneux, il faut apporter une grande prudence dans leur choix et dans leur usage. Voici le nom des plus connus comme bons, et dont on mange ordinairement : 1.º *l'agaric Esculent*, blanc en dessus, ayant les lames de couleur de chair, et ensuite brunes quand il a vieilli. On le trouve dans les prés et sur la pelouse tendre ; on le cultive sur couches. On en mange en quantité à Paris, même pendant l'hiver. 2.º *L'agaric odorant*, nommé *mousseron*. 3.º *La morille*. 4.º *L'oronge*, qui est le plus recherché et le meilleur des champignons.

Les champignons fournissent un mets nourrissant, très-savoureux et fort estimé ; il faut en manger peu, car ils sont tous pesans et indigestes.

On sait que l'empereur Claude fut empoisonné par un plat de champignons que lui fit servir sa femme Agrippine ; et comme il reçut les honneurs de l'apothéose, Néron disait en plaisantant, que les champignons étaient les mets des dieux. Martial a plaisanté sur le même sujet , dans une de ses épigrames.

> Quand il a de ses compagnons
> Bien exercé la patience ,
> Il dévore à lui seul son plat de champignons,
> Sans en offrir à l'assistence.
> Dieu des festins, accorde-nous,
> Pour rétablir la discipline ,
> Qu'on lui prépare en sa cuisine,
> Un plat de champignons tel qu'à son sot époux
> Le fit servir dame Agrippine.

APHOR. 58.

DES ASSAISONNEMENS.

Des Épices.

Hi fervore vigent tres : salsus, amarus, acutus.
Alget acetosus ; sic stipans ponticus ; atque
Unctus, et insipidus, dulcis, dant temperamentum.

> Trois choses doivent enflammer :
> Le salé, l'épice et l'amer.
> L'acide rafraîchit, les astringens ressèrent ;
> L'huileux avec le doux et le fade tempèrent.

Peut-on traiter des épiceries sans dire un mot de ce Français vertueux et savant, M. Poivre à qui nous devons leur naturalisation dans nos colonies ? Ce bon patriote fit deux voyages à Manille, dont il apporta cinq plans enracinés de muscadiers et un grand nombre de noix muscades, propres à la germination. Dans son second voyage, il apporta de même plusieurs plans de muscadiers. Il fit ensuite partir de l'Ile-de-France, dont il venait d'être nommé gouverneur, deux vaisseaux, avec son ami M. Prevost, pour les Moluques, où lui et ses compagnons obtinrent des rois de Gebi et de Palam, 400 plans de muscadiers et 10,000 noix muscades, 70 plans de giroflier, de noix muscades et une caisse de baies de girofle. Ils arrivèrent à l'Ile-de-France en 1770 ; ils firent un nouveau voyage en 1771, et arrivèrent en 1772. Ces arbres à épiceries, bien cultivés par les soins de M. Poivre, furent envoyés ensuite à l'île Bourbon, et de là à la Martinique, enfin, en 1773, à la Guiane française où ils ont bien prospéré.

Toutes les épices sont plus ou moins chaudes et irritantes, particulièrement les substances aromatiques, dont on se sert à cet usage, comme poivre, muscade, cannelle, girofle.

Tout ce qui est salé, épicé ou amer, a une vertu chaude, capable d'enflammer, comme le dit l'école de Salerne; il faut n'en employer qu'une petite quantité en assaisonnement.

Les acides sont tous rafraîchissans, ou au moins ceux qu'on emploie dans l'usage économique.

Tous les huileux et les corps doux, ainsi que les fades, sont adoucissans, tempérans et relâchans.

Il n'y a donc rien que de vrai dans la sentence qui fait l'objet de ce chapitre.

Mais revenons aux épices. Ces assaisonnemens exotiques croissent tous dans des pays très-chauds. Par leurs effets stimulans et irritans, ils augmentent la chaleur du corps, la circulation du sang et des humeurs. Les épices prises en petite quantité sont assez salutaires, en aidant à la digestion chez les sujets qui ont l'estomac faible, farci de glaires; elles sont très-contraires aux sanguins, aux pléthoriques, aux bilieux, aux jeunes gens, aux individus nerveux, irritables, ou qui ont la poitrine délicate. Il est certain que toutes les substances épicées ont été, en général, plus malfaisantes que salutaires. En effet, ces sucs aromatiques picotent les fibres, échauffent, enflamment les viscères et les entrailles. L'incendie se propage et gagne bientôt toutes les parties du corps : une soif dévorante brûle et dessèche l'intérieur; l'effervescence du sang en accroît le mouvement; et le feu, qui se met dans toutes les humeurs, engendre des fièvres ardentes, et différentes sortes

de maladies inflammatoires. Est-il donc nécessaire
d'aller chercher si loin des poisons dangereux, quoi
qu'agréables?

Non dedit has natura dapes, hæc pharmaca tantùm
Esse jubet.

GEOF.

Ces corps furent créés par la sage nature,
Pour servir de remède et non de nourriture.

APHOR. 59.

Du Sel.

Vas condìmentù præponì debet edentì.
Sal virus refugat rectè, insipidumque saporat.
Nam sapit esca malè, quæ datur absquè sale.
Urunt res salsæ visum, semenque minorant;
Et generant scabiem, pruritum sivè rigorem.

Sur la table avec la poivrière
Ayez devant vous la salière :
Tous mets sans sel n'ont point de goût;
Il chasse le venin et la fadeur surtout;
Son excès affaiblit la vue,
Et, qui plus est, il diminue
Ce fluide visqueux, ce baume souverain
Qui répare le genre humain.
L'excès du sel cause, en finale,
Un grand prurit, même la gale.

Le sel est l'assaisonnement le plus employé et le plus utile. Il est très-répandu sur le globe terrestre. On le retire de l'eau de la mer, de certaines fontaines ou des entrailles de la terre, où l'on trouve des masses énormes de sel gemme, comme dans les mines de *Pologne*. L'usage du sel est si nécessaire à la vie, que les meilleurs mets sans sel sont insipides, fades et dégoûtans. Il paraît que la nature l'a destiné à l'usage de l'homme, car il n'est aucun peuple qui n'en mêle aux alimens. Cet assaisonnement est si recherché dans les pays où l'on en manque, que dans l'intérieur de l'Afrique, selon les *Voyages de la Harpe*, on donne deux esclaves pour une poignée de sel. Dans la bouche, le sel augmente la sécrétion et l'excrétion de la salive, en irritant le palais, le gosier et toutes les glandes qui se trouvent dans cette cavité; parvenu dans l'estomac, il aide à la dissolution et à la digestion des alimens, empêche leur décomposition putride dans les premières voies, et contribue à la formation d'un chyle de bonne qualité. Il augmente la sécrétion des urines.

Mais autant l'usage modéré du sel est agréable et utile, autant son abus est dangereux, malfaisant. Pris en excès, le sel produit la soif, la sécheresse, l'acrimonie du sang et des humeurs: d'où les éruptions cutanées, les démangeaisons, le scorbut, etc. Personne n'ignore que c'est au trop grand usage des viandes salées que sont dus les ravages produits par

9.

les affections scorbutiques sur les matelots, dans les voyages de mer de long cours.

Le sel mêlé en grande quantité aux viandes que l'on veut conserver, en empêche la putréfaction tandis qu'il l'accélère lorsqu'il ne leur est uni qu'en petite quantité.

Le sel est certainement diurétique; nous ignorons s'il a la propriété d'affaiblir la vue. Quant à celle de diminuer la sécrétion de la liqueur spermatique, nous croyons cette accusation gratuite et sans aucun fondement.

APHOR. 60.

Du Poivre.

Quod piper est nigrum, non est dissolvere pigrum ;
Phlegmata purgabit, digestivamque juvabit.
Leucopiper stomacho prodest, tussi atque dolori
Utile, præveniet motum febrisque rigorem.

Du poivre, quoique noir, la vertu dissolvante
D'un phlegme épais, visqueux, devient évacuante;
Ce poivre est favorable à la digestion.
      Pour l'estomac, le poivre blanc est bon;
Il guérit les douleurs et la toux violente,
      Et de la fièvre intermittente
Prévient l'accès ou le cruel frisson.

Le POIVRE NOIR et le POIVRE BLANC, qui sont les fruits d'une plante de l'Inde, est un assaisonnement très-utile, peut-être plus dans la cuisine du pauvre que dans celle du riche. Il aide à la digestion par sa vertu chaude, tonique; mais il faut en user avec beaucoup de modération. Il convient aux pituiteux, à ceux qui ont l'estomac faible, sujet aux glaires et aux vers; aux habitans des pays chauds qui se nourrissent de végétaux aqueux et de fruits rafraîchissans, pour relever les forces de leur estomac affaibli. Outre ces deux espèces de poivre, il y a encore le *piper betle* ou BETEL, et le *piper cubeba* ou CUBEBE; le POIVRE DU JAPON, *fagara piperita*; les graines d'AMBRETTE, *hibiscus abelmoschus*; les POIVRES DE GUINÉE, *capsicum grossum* et *annuum*, auxquels il faut joindre les PIMENS de toute espèce, *myrtus pimenta* ou *capsicum*. Le poivre, pris en quantité, est capable d'irriter, d'échauffer fortement et de causer des inflammations d'estomac ou d'entrailles, et des obstructions. Cette épice rend véritablement ardent aux plaisirs de Vénus.

Le poivre peut guérir la toux ou la douleur d'estomac, causées par les vers, les glaires, en les tuant et les expulsant; mais il ne pourrait qu'irriter la toux provenant d'une maladie des poumons.

Il peut prévenir et guérir, par sa vertu tonique bien décidée, l'accès d'une fièvre intermittente. Le peuple croit encore au préjugé que *le poivre rafraîchit.*

Il se consomme annuellement pour quarante millions de poivre, en Europe. Voilà de l'argent bien mal employé.

Le CORAIL DES JARDINS, POIVRE DE GUINÉE, est une espèce de piment, *capsicum annuum*. On nomme dans le Midi de la France, *poivron*, le piment petit, vert, tendre, qui n'a pas encore changé de couleur, car il est rouge dans sa parfaite maturité. On fait un grand usage des poivrons en Provence et dans le Languedoc, apprêtés en salade, frais ou confits dans le vinaigre. Quand ils sont rouges, ils servent d'assaisonnement comme le poivre dont ce fruit a les propriétés.

Il y a dix à douze espèces de corail, dont cinq à tiges herbacées, qui se cultivent en France ; et les autres, à tige ligneuse ou d'arbrisseau, et que l'on cultive dans les pays chauds.

APHOR. 61.

Du Gingembre et des autres Épices chaudes.

Zingiber antè datum morbum fugat inveteratum,
Postque datum mollit ; ventris fastidia tollit.

Le gingembre à nos maux sert de préservatif,
Est de nos anciens maux, un moyen curatif,
Et du dégoût un correctif.

Le GINGEMBRE est la racine d'une plante qui croît spontanément dans plusieurs contrées de l'Inde, et qui est d'une odeur très-agréable et d'une saveur piquante. Cet assaisonnement stomachique, comme les autres aromates, est moins irritant que le poivre, et a ses qualités digestives.

Quant aux vertus que lui attribue l'école de Salerne, il en jouit bien faiblement sans doute.

Les CLOUS DE GIROFLE, *cariophylli*, viennent des îles Moluques, découvertes par les Portugais, au 16.me siècle. Ces clous ne sont autre chose que le calice des fleurs du giroflier, non entièrement développées. Ils ont une odeur suave, aromatique, pénétrante ; une saveur chaude et piquante : ils possèdent une propriété tonique assez forte, et conviennent dans les faiblesses d'estomac, dans les paralysies, et dans toutes les affections atoniques.

La NOIX DE GIROFLE a les mêmes propriétés ; c'est le noyau du fruit d'un gros arbre de Madagascar, *agatophillum aromaticum*. Cette noix, de la grosseur d'une noix de gale, renferme une amande blanchâtre, divisée en six lobes. On s'en sert, comme des autres épices, dans les ragoûts.

La CANNELLE, *cinnamonum*, a une odeur agréable et aromatique, et une saveur amère un peu astringente ; elle vient de l'île de Ceylan : c'est l'écorce d'un arbre qui ressemble au laurier. Elle tient le premier rang parmi les assaisonnemens assez agréables.

La cannelle est un tonique fort stimulant ; on l'emploie dans les cas d'atonie des organes digestifs et de tout le système. On mêle un peu de sa poudre aux alimens, pour corriger leur fadeur et leur effet trop relâchant ; elle aide à la digestion.

La MUSCADE, *nux moschata*, est un fruit qui vient des îles Moluques, et de quelques autres îles des Indes orientales. Cette semence est un aromate fort agréable, dont l'usage convient dans la langueur des forces digestives. On la mêle aux alimens pour en corriger la saveur fade ; elle excite l'appétit et aide à la digestion.

Le MACIS est une des enveloppes de la muscade, il a une saveur plus pénétrante, et un peu âcre. La muscade communique aux alimens un goût qui plaît à beaucoup de personnes.

Aimez-vous la muscade ? On en a mis partout.

APHOR. 62.

De la Moutarde.

Est modicum granum, calidum, siccumque sinapis :
Dat lachrymas, purgatque caput, tollitque venenum.

Du sénevé le petit grain,
. Par sa vertu sèche et brûlante,
Des yeux, du nez cause soudain
Une excrétion abondante,
Et chasse tout miasme malin.

La MOUTARDE NOIRE OU SÉNEVÉ, *sinapis nigra*, est la semence de la plante de ce nom, qui croît spontanément dans les contrées du Nord, et que l'on cultive dans toute l'Europe.

La moutarde préparée pour les usages de la table, en écrasant le sénevé et le mêlant avec le vinaigre, le vin : ou le moût, comme dans la moutarde de Dijon, constitue un assaisonnement chaud, piquant et brûlant. Cette dernière sensation, qui vient des vieux mots *moult*, beaucoup et d'*ardre*, brûler, a fait donner le nom de moutarde à cette composition.

L'action de la moutarde sur les organes gastriques, est prompte et intense. Elle stimule les facultés digestives, provoque l'appétit, favorise la solution des alimens dans le suc gastrique, et aide puissamment à la digestion; elle augmente la transpiration et les urines, et fournit un des meilleurs antiseptiques et antiscorbutiques que possède la médecine.

L'usage de la moutarde convient aux personnes faibles qui ont la digestion lente, aux tempéramens froids, lymphatiques; aux individus gras, replets, ou qui sont sujets aux glaires. Les personnes sanguines ou bilieuses doivent se tenir en garde contre les effets échauffans et irritans de cet assaisonnement.

Les semences de moutarde, pulvérisées et mises en pâte avec le vinaigre, constituent le sinapisme, qu'on laisse sur la partie jusqu'à ce que la peau soit rubefiée.

La moutarde fait couler le nez et les yeux, comme tout le monde sait. Cette action est due à sa propriété irritante, sur les nerfs de la langue et du palais. Les nerfs qui se distribuent aux organes du goût, partant de la même paire et communiquant par beaucoup de ramifications avec ceux qui vont aux organes de la vue ; ces derniers doivent participer nécessairement aux affections des organes du goût. Le premier effet de toute irritation des solides étant d'ailleurs une excrétion plus abondante des fluides : le nez, en conséquence de l'irritation que la moutarde lui cause, rejette une plus grande quantité de mucus ou de sérosités qui, coulant en abondance, ne manquent jamais de débarrasser la membrane pituitaire dont les sinus frontaux sont tapissés. Par la même cause, les yeux pleurent aussi de leur côté ; la tête se trouve par-là soulagée et plus légère. C'est alors que la moutarde est réellement un remède nervin et céphalique.

Nous avons déjà dit que la moutarde jouit d'une vertu antiseptique et anti-vénéneuse. Je l'ai conseillée, en effet, dans mon dictionnaire, contre les fièvres putrides, malignes ou typhus.

Tout ce que dit donc l'école de Salerne, dans cet aphorisme, est très-exact.

Le RAIFORT OU RADIS CULTIVÉ, *rafanus sativus*, s'emploie aussi comme assaisonnement ; il jouit à peu près des mêmes vertus que la moutarde. V. RAVE, *petite rave*.

APHOR. 63.

DES SAUCES.

Salvia, sal, vinum, piper, allia, petroselinum :
Ex his fit salsa, nisi sit commixtio falsa.

Vous ferez une bonne sauce
Avec sauge, persil, ail, poivre, sel et vin,
Si leur combinaison n'est fausse;
Cet assaisonnement rend un ragoût fort sain.

Les substances énoncées dans le présent aphorisme, entrent effectivement dans la composition
de la plupart des sauces; mais elles ne sont pas les
seules : on se sert de plusieurs autres que nous
avons fait connaître, ou dont nous parlerons tout-
à-l'heure, pour compléter la liste des assaisonnemens ordinaires. Les anciens Patriarches ne connaissaient pas l'art de la cuisine ; ils ne se nourrissaient
guère que de fruits et du laitage fourni par les animaux dont ils étaient eux-mêmes les gardiens,
et de peu de viande de boucherie, ou du produit de
leur chasse. La science ou la composition des sauces
était à peu près ignorée par eux. Les Modernes ne
sauraient guère se passer de ces assaisonnemens
liquides, pour ranimer leurs estomacs blasés.

Les sauces relèvent merveilleusement un grand
nombre de comestibles, excitent l'appétit et aident

à la digestion; mais il faut se tenir à cet égard dans les bornes de la tempérance, et fuir les ragoûts salés, épicés ou trop assaisonnés.

Le PERSIL, *petroselinum*, est encore un des assaisonnemens les plus communs; il a un goût fort et âcre et une odeur qui lui est propre : sa saveur et son odeur rendent plus piquans les mets auxquels on l'ajoute; il a une vertu légèrement stimulante et propre à faciliter la digestion et à faire couler les urines. Le persil a été accusé mal-à-propos de produire le mal caduc et l'ophtalmie. Les lièvres et les lapins aiment beaucoup le persil, tandis qu'il est un poison dangereux pour les poules, les perroquets et quelques autres oiseaux.

Additions.

Le CERFEUIL, *scandix cerefolium*, est une plante indigène, qui a une odeur et une saveur âcre. Le cerfeuil, qu'on emploie de même pour assaisonnement, est chaud, diurétique; son usage excite souvent la toux, et ne convient pas dans les affections de poitrine, surtout dans l'hémoptisie. Voyez les propriétés médicinales du cerfeuil, aphor. 108.

L'ESTRAGON, *draconculus*, est originaire de Sibérie. On le cultive dans les jardins potagers. Cette plante a une odeur forte aromatique, une saveur âcre; elle est chaude, excitante; on l'emploie le plus souvent en salade : on le mêle à la laitue et aux autres végétaux fades et aqueux. On s'en sert également dans différens ragoûts, comme assaisonnement. Il aide à la digestion, jouissant d'une vertu tonique, vermifuge, anti-putride.

Le CRESSON, *nasturtium*. Cette plante, dont il existe plusieurs variétés, croît dans les lieux aquatiques, au bord des ruisseaux dont l'eau est claire et limpide. Le cresson de fontaine est âcre, un peu amer, aromatique et chaud : il jouit d'une propriété stimulante, stomachique ; c'est un des antiscorbutiques les plus puissans. L'usage du cresson convient aux pituiteux, à ceux qui ont la fibre faible, relâchée, qui digèrent mal ; qui sont sujets aux glaires et aux vers. V. les vertus médicinales du cresson aph. III.

Le CRESSON ALÉNOIS OU NASITOR, *lepidium sativum*, dont on ignore l'origine, a été découvert dans des îles du détroit de Magellan. On le cultive dans nos jardins, et on l'emploie en salade comme le cresson et l'estragon, dont il a les mêmes propriétés.

La ROQUETTE DES JARDINS, *brassica eruca*, jouit des mêmes vertus que les trois plantes précédentes et s'emploie aux mêmes usages.

Le VINAIGRE, *acetum*, est un des assaisonnemens le plus employé, le plus utile et le plus sain. V. son histoire, aphor. 81.

Le VERJUS, *omphacium*, est le suc exprimé des raisins verts. Il contient un grande quantité d'acide tartarique. On s'en sert comme du vinaigre et dans les mêmes cas ; il possède les mêmes avantages et a

les mêmes inconvéniens : il est un peu plus astringent; son excès est moins dangereux que celui du
vinaigre. Comme assaisonnement, il est stimulant;
comme boisson, il est rafraîchissant.

Les CAPRES sont les boutons d'un arbrisseau sar-
menteux, nommé câprier, *caparis spinosa*, qui croît
dans les pays chauds , l'Asie, l'Afrique et l'Europe
méridionales : en Italie, en Espagne et en France,
surtout à Toulon , où on le nomme *tapérier*. On
confit les câpres dans le vinaigre. Les plus petites et
les plus vertes sont les meilleures; on les emploie
comme assaisonnement et pour stimuler l'appétit.

Les CORNICHONS , dont il a été déjà parlé dans
l'aphor. 47 , se préparent de la même manière et
sont employés dans le même but.

La POMME D'AMOUR OU TOMATE, *solanum lyco-
persicum*, est originaire de l'Amérique méridionale.
Ce fruit est une grosse baie ronde , profondément
cannelée, rouge, molle dans sa maturité, et remplie d'un suc acide agréable. Il se fait une grande
consommation de ces fruits, frais ou confits, dans
l'Europe méridionale. On met un peu de son suc
acidule dans les sauces pour en relever la fadeur.
Cette plante ne vient que dans les pays chauds.

Le SUCRE , *saccharum* , que tout le monde
connaît, est une substance abondamment répandue
dans les végétaux; on le trouve même dans l'urine
des malades atteints du diabètes sucré. La châtaigne
qui vient en Toscane contient quatorze pour cent

de sucre, parfaitement identique à celui que fournit la canne à sucre. L'érable, le bouleau, la châtaigne, les tiges de maïs : la racine de chiendent, de carotte, de navet, de panais, de patates ; le raisin, la figue, la date, etc. , le contiennent en abondance; mais c'est la canne à sucre qui le fournit le plus abondamment et le meilleur.

La *canne à sucre* est une espèce de roseau qui croît spontanément dans les Indes orientales et en Amérique. Les Chinois la donnèrent aux Arabes vers la fin du 13.me siècle. De l'Arabie, elle passa en Egypte et dans l'Ethiopie; les Portugais la portèrent à l'île de Madère ; et de là enfin à l'île Saint-Thomas, en 1520. On l'a trouvée depuis dans une foule de pays et d'îles situés au midi, où elle est indigène : les habitans en prennent le suc quand elle est tendre. On a trouvé la canne à sucre aux îles d'Otaïti. Il est donc vraisemblable que plusieurs variétés de cannes croissent naturellement dans divers pays sans y avoir été introduites.

Les Anciens avaient connu la canne à sucre. *Lucien* disait, en parlant des Indiens :

Quique bibunt tenerâ dulces ab arundine succos.

Qui des tendres roseaux boivent le suc mielleux.

On a imprimé partout, que ce fut en 1471 qu'un vénitien trouva le secret de préparer le sucre en pains, et que l'on ne faisait avant que de la cassonade gros-

sière. Cependant, il est question du sucre blanc
dans une ordonnance du roi Jean, année 1355.
Quoi qu'il en soit, le sucre est composé en entier
à peu près de parties égales d'oxigène et de carbone,
et d'un vingtième d'hydrogène.

Le sucre est un des végétaux les plus précieux;
on l'emploie comme aliment et comme assaisonnement. Cet aliment, des plus agréables, est très-
nourrissant. Les Nègres, qui se nourrissent dans
les sucreries, du *vesou* ou du suc de sucre, deviennent bientôt gras et replets. Le nommé Malory
et milord duc de Beaufort, devinrent très-vieux
en mangeant plus d'une livre de sucre tous les jours.
Costerus, jurisconsulte célèbre, vécut 90 ans et ne
se nourrissait presque que de sucre. L'usage de cette
substance végétale est dépourvu de tout danger;
elle fournit aux vieillards, aux enfans, aux personnes délicates, une nourriture excellente et très-
facile à digérer. Le sucre convient surtout aux tempéramens pituiteux ou faibles; il favorise chez eux
la digestion des autres substances alimentaires : du
chocolat, du laitage, des fraises et autres fruits;
enfin d'une infinité d'autres alimens.

Le sucre est contraire aux bilieux, aux individus
d'une constitution sèche, aux hypocondriaques,
aux rachitiques.

Ce végétal est un médicament précieux, comme
adoucissant calmant, expectorant; il convient dans
une foule de maladies : on dit que son usage excessif
noircit et carie les dents. J'en doute.

J'ai des raisons pour ne pas croire le sucre échauffant, au moins quand on en use avec modération. J'en prends, depuis plus de vingt ans, un morceau à la fin de chaque repas, et je m'en trouve bien. Cependant le sucre pris à l'excès altère, devient échauffant et produit des aigreurs.

Le MIEL, *mel*, était autrefois fort employé pour assaisonnement. Il l'a été beaucoup moins depuis qu'on a eu le sucre.

Le bon miel doit être récent, du printemps, doux, blanc et d'une odeur suave; il est très-nourrissant, mais un peu pesant et indigeste : il convient mieux aux enfans et aux vieillards, qu'aux hommes faits, robustes et bilieux. On l'emploie comme adoucissant dans l'asthme et autres maladies de poitrine.

APHOR. 64.

DU DESSERT.

Du Fromage.

Caseus est gelidus, stipans, crassus quoque, durus!
Caseus et panis sunt optima fercula sanis.
Si non sunt sani, tunc illum haud jungito pani.

Le fromage est grossier, lourd et froid; il resserre;
Le fromage et le pain pour qui se porte bien,

Sont un mets excellent qui n'incommode guère;
Mais quand on est malade on le mange sans pain.

Il a été parlé du fromage tendre, dans l'aphorisme 39; il est évident qu'il ne s'agit dans celui-ci
que du fromage vieux, sec ou salé, et lorsqu'il a
subi quelques degrés de la fermentation putride.

Les fromages de ce genre les plus renommés, sont
d'abord celui de Roquefort; viennent ensuite ceux
d'Italie, parmi lesquels le *Parmesan* et le *Milan* tiennent le premier rang; ceux de *Hollande*, de *Suisse*,
et surtout ceux de *Gruyère* et de *Berne*; ceux de
Savoie, de *Lorraine* et de *Bourgogne*, qui diffèrent
peu de ceux de la Suisse; ceux de *Brie*, surtout de
Maroles; ceux de *Sassenages*, du *Forez*; enfin les
fromages d'*Auvergne* ou de *Cantal*, trop salés et
bien inférieurs à ceux de *Layole*, qui sont doux, fort
agréables au goût, et dont on fait d'excellentes
soupes, avec des raves ou des choux; mais ces
soupes sont un peu pesantes. Le fromage, pour être
bon, ne doit être ni trop nouveau, ni trop vieux.

Quel est celui qui mange le fromage sans pain?
Il est certain que le fromage tendre lui-même, pris
en quantité, deviendrait malfaisant, quoiqu'il le
soit moins que le vieux fromage, plus dur, plus
compacte. Nous conseillerons rarement aux malades
de manger du fromage, encore moins sans pain.
Ainsi, le raisonnement que fait ici l'école de Salerne
est absurde et dangereux.

APHOR. 65.

Le raisonnement du Fromage.

Ignari medici me dicunt esse nocivum ,
  Attamen ignorant cur nocumenta feram.
Vires ventriculo languenti caseus addit,
  Postque cibum sumptus terminat ille dapes.
Qui physicam non ignorant hoc testificantur :
  Caseus ille bonus quem dat avara manus.

Un médecin bien ignorant
A dit que j'étais malfaisant;
Car, dirait-il en quoi suis-je nuisible ?
Un peu de vieux fromage à la fin du repas
Sert la digestion pénible,
Tout physicien attestera le cas.
Pour qu'il fasse du bien ne le prodiguez pas.

Un peu de vieux fromage peut être salutaire à la fin du repas, comme stomachique. Tel est celui de Roquefort. On n'a pas besoin d'être un grand physicien pour concevoir cette propriété du fromage, pas plus que pour expliquer sa propriété nuisible, lorsqu'on en mange trop. A quoi bon donc une pareille exclamation ? Celui qui a composé cet aphorisme était certainement grand partisan du fromage, ce qui n'empêchera pas les médecins de trouver mauvais et son enthousiasme pour cette substance et sa manière de s'exprimer.

APHOR. 66.

Comment il faut approprier le Dessert.

Post pices nux sit, post carnes caseus adsit.
Unica nux prodest, nocet altera, tertia mors est.

Qu'aux poissons succède la noix,
Aux viandes, fromage de choix.
Une noix sert, deux sont nuisibles,
Trois attirent sur nous les parques inflexibles.

Cet aphorisme veut sans doute exprimer que la noix est bonne après avoir mangé du poisson, et que le fromage doit être réservé pour le dessert.

Quant aux noix qui sont le fruit du noyer, *juglans regia*, il est constant qu'elles sont très-indigestes, et qu'il faut n'en manger que deux ou trois; ainsi que des noisettes, *avellanæ*; et des amandes, *amygdalæ*, originaires de la Syrie : autres fruits secs, durs, que l'estomac ne peut digérer et qu'on rend toujours sans altération, dans les déjections. Cependant un grand nombre de personnes en ont mangé plus de trois sans être mortes. Il ne faut donc point prendre à la lettre l'aphorisme, où il y a un peu d'hyperbole.

L'usage de ces fruits n'est pas aussi dangereux quand ils sont frais. Alors ils sont fort savoureux, particulièrement les cerneaux, dont il se fait une grande consommation à Paris.

Additions.

Les PIGNONS, *nuclei pini*, sont le fruit du pin à pignon, *pinus pinea*. Cet arbre croît en Italie, dans la partie méridionale de la France, en Espagne et sur les côtes de Barbarie. Les fleurs femelles de cet arbre sont remplacées par des cônes ovales, rougeâtres, écailleux, renfermant des amandes d'une saveur agréable, qui sont nos pignons, fort nourrissans. Les Anciens avaient consacré ces fruits à Cybèle; et *Martial* en fait mention, liv. XIII, ép. 25.

> *Poma sumus Cybeles ; procul hinc discede viator*
> *Ne cadat in miserum, nostra ruina caput.*

> « Passant, éloigne-toi des pommes de Cybèle,
> » Notre chute pourrait te devenir cruelle. »
>
> BOURIAUD.

Les PISTACHES, *pistaciæ nuces*, sont des fruits d'un arbre originaire de l'Asie, qui fut transporté par Vitellius à Rome, dans le premier siècle. On le cultive en Provence et en Languedoc, où il vient aussi sans culture. Les pistaches sont meilleures au goût que les pignons, et possèdent les mêmes qualités, adoucissantes, pectorales, etc.

Les FAÎNES sont les semences du hêtre, *fagus sylvatica*, et sont bonnes à manger, soit crues, soit grillées et soit cuites dans l'eau. On en a fait du pain dans les temps de disette, à l'époque où l'on n'avait pas encore la pomme de terre ; mais ce pain est pesant, indigeste, malsain ; on prépare avec la

farine de faînes cuite dans du lait, une excellente
bouillie. On retire de ces fruits une huile fort bonne;
après l'huile d'olive, c'est la meilleure connue : elle
cause néanmoins des pesanteurs d'estomac quand
elle est récente; mais elle perd cette mauvaise qualité lorsqu'on la garde quelque temps dans des cru-
ches de terre. Elle se conserve plus de dix ans.

Les NOIX DE CYPRÈS sont les fruits du cyprès,
cupressus semper vivens, parce qu'il a les feuilles
toujours vertes; on sait que cet arbre est destiné
à orner les tombeaux. Ces noix, de forme ronde,
ayant un goût amer, ne sont point employées comme
aliment.

Les GLANDS, *glandes*, de plus de dix espèces de chênes, sont bons à manger, soit bouillis, soit rôtis; ceux
du *quercus ballota*, *quercus esculus*, *quercus rotundifolia*, furent fort prisés dans les premiers siècles,
et servent encore de nourriture dans l'Asie mineure,
sur les côtes d'Afrique, d'Alger, en Portugal et dans
l'Andalousie; car ces espèces de glands sont doux
et agréables au goût. Les Indiens de l'Amérique
mangent les glands du *quercus phellos*, et en retirent une huile douce et agréable. Nos premiers
pères faisaient même usage des glands de chêne
ordinaire ou du ROUVRE, *quercus robur*, quoiqu'ils
aient une saveur amère, fort désagréable. Dans les
années de famine, en 1609 par exemple, on en
fit du pain dans plusieurs provinces de la France;
mais ce pain occasiona plusieurs accidens par son
astringence.

On vend en Espagne, des glands doux pour manger, comme chez nous les châtaignes. Leur prix est d'environ 15 fr. la fanègue, près de 3 s. la livre.

Le TOURNESOL, nom vulgaire de l'hélianthe à grandes fleurs, *helianthus annuus*. Cette plante est originaire du Pérou, d'où elle a été apportée en Europe au 16.me siècle. On l'a nommée *grand soleil*, parce qu'elle tourne le plus souvent son disque au soleil.

Les enfans mangent les graines de TOURNESOL ou SOLEIL, qui ont le goût de la noisette. Les oiseaux de basse-cour, surtout les poules, en sont fort frians; elle les nourrit beaucoup. On les emploie en Virginie pour faire de la bouillie pour les enfans. On en retire aussi une huile douce, assez bonne et qui brûle très-bien. Le réceptacle de la fleur de cette plante peut être préparé et mangé à la manière des artichauts. On mange encore les sommités de la plante encore jeune, cuites et apprêtées avec huile et sel.

APHOR. 67.

Noix, Pommes et Poires.

Adde pyro potum. Nux et medicina venenum.
Fert pyra nostra pyrus : sinè vino sunt pyra virus.
Si pyra sunt virus, sit maledicta pyrus ;
Dum coquis antidotum pyra sunt, sed cruda venenum.
Cruda gravant stomachum, relevant sed cocta gravatum.
Post pyra da potum, post pomum vade cacatum.

Quant à la noix n'en mangez guère ;
Comme contre-poison son huile est salutaire.
Sur la poire buvez soudain,
Car elle est un poison sans vin.
De plus, la poire crue on note
Comme un véritable poison,
Tandis qu'elle est un antidote
Quand elle a subi la cuisson ;
Qu'on la mette donc en compotte.
Sur la poire le vin est bon ;
Mais sur la pomme, on met bas la culotte.

Le principe huileux de la noix contribue à la rendre malfaisante dans l'état de santé ; il devient, au contraire, utile dans plusieurs maladies. Cette huile est un bon remède contre les vers et dans plusieurs sortes d'empoisonnemens.

La poire crue, tendre et fondante, remplie d'un jus exquis, est très-salutaire ; elle est, au contraire, venteuse et indigeste quand elle est dure ou âpre ;

comme l'espèce sauvage : le vin aide à sa digestion, mais l'école de Salerne a voulu dire, je crois, que le vin est bon après la poire; d'où le dicton populaire :

Après la poire,
Donnez-moi à boire.

On compte plus de cent variétés de poires, qui ont chacune leur nom, et dont 3 mûrissent en juin, 14 en juillet, 20 en août, 16 en septembre, 18 en octobre, 23 en novembre, 30 en décembre, 25 en janvier, 21 en février, 15 en mars, 6 en avril et 2 en mai. Les meilleures poires sont le *beurré*, le *beurré* d'Angleterre : les *doyenné*, *crassane*, *messire Jean*, *suprême*; les *bons chrétiens*, *virgouleuse*, *St.-Germain*, *Colmar*, *Catillac*, *Salviati*, *Martin sec*, *épargne*, *gros blanquet*, *sarrasin*, etc. La poire cuite est d'une digestion encore plus aisée que la crue.

La POMME, dont le tissu est dur et compacte, se dissout lentement; si l'on n'a soin de la bien diviser et écraser sous les dents, elle cause des pesanteurs d'estomac, des vents, des aigreurs. Les morceaux entiers se trouvent souvent dans les selles, sans avoir subi la moindre altération, et produisent la diarrhée par indigestion qu'a voulu signaler l'école de Salerne; il vaut beaucoup mieux manger les pommes cuites et assaisonnées de sucre. Il existe quarante variétés de pommes. Les meilleures sont toute la famille des *reinettes* , la *calville rouge* et *blanche*, la *pomme d'or*, la *violette*, le *pigeon*, l'*api*, la *nonpareille*, la *haute-bonté*, la *pomme de glace*, etc.

APHOR. 68.

Des Mûres.

Mora sitim pellunt, recreant cum faucibus uvam.

La mûre noire rafraîchit
Et le mal de gosier guérit.

Il y a deux espèces de mûres : les blanches, qui sont fades et dégoûtantes; et les noires, qui sont d'une saveur agréable, douce et légèrement acidule; elles sont tempérantes et rafraîchissantes, et n'ont rien de malfaisant, comme le croient quelques personnes. En les écrasant et les mêlant à une certaine quantité d'eau, on peut en faire une boisson qui, comme l'eau de groseille, est bonne contre les fièvres inflammatoires, bilieuses et putrides. Le sirop et le rob de mûres ont les mêmes propriétés; mais ne jouissent d'aucune vertu spécifique contre les maux de gorge, malgré la grande réputation qu'a ce sirop dans le monde non médical.

Le mûrier blanc, originaire des Indes, fournit ses feuilles pour les vers à soie; mais les feuilles du mûrier rouge, du noir et des autres espèces, sont tout aussi propres à nourrir ces précieux insectes.

Les MÛRES DE RENARD, que les enfans mangent au commencement de l'automne, sont le fruit du *mûrier des haies*. Elles sont, comme les autres mûres, douces et rafraîchissantes, et n'ont rien de malfaisant.

Les Anciens faisaient grand cas des mûres : regardant ce fruit comme très-salutaire, ils recommandaient de le manger à la fin du repas.

> *ille salubres,*
> *Æstates peraget, qui nigris prandia moris,*
> *Finiet, ante gravem quæ legerit arbore solem.*
> Hor., L. II, sat. 4.

Celui qui sur la fin du repas se restaure
Par le fruit teint du sang de *Pirame* et *Thysbé*,
Et que l'on a cueilli au lever de l'aurore,
Passera ses étés en fort bonne santé.

APHOR. 69.

Des Prunes.

Frigida sunt, laxant, multùm prosunt tibi pruna.

La prune est toujours bienfaisante
Par sa vertu rafraîchissante,
Et surtout comme relâchante.

Les PRUNES, dont il y a plus de deux cent cinquante variétés, n'ont été apportées à Rome, des environs de Damas, où le prunier croît naturellement, qu'au temps de Caton l'ancien. Les meilleures prunes sont : la *reine Claude*, la *Sainte-Catherine*, le *gros et* le *petit damas*.

Voici le tableau des meilleures prunes, avec l'époque de leur maturité.

Mi-juillet, jaune hâtive, précosse de Tours, grosse noire hâtive, gros damas de Tours, damas rouge, prune monsieur, royale de Tours.

Août, impériale violette à feuilles panachées, diaprée violette , damas musqué, royale grosse, reine Claude, mirabelle, drap d'or, impériale violette, mirobolan, damas violet, damas noir tardif, damas dronet, damas d'Italie, damas de maugeron, perdrigon violet, perdrigon normand, jacinthe, impératrice blanche.

Septembre, petit damas blanc, prune suisse, perdrigon blanc, perdrigon rouge, petite reine Claude, abricotée, bricette, diaprée rouge, diaprée blanche, impératrice violette, dame Aubert, île-verte, prune date, Sainte-Catherine , damas de septembre.

Octobre, impératrice blanche.

Les prunes fraîches contiennent des sucs agréables, doux, mucilagineux, fondans, qui ont la propriété de rafraîchir et de relâcher. Les pruneaux cuits sont d'une facile digestion; mais ils sont plus laxatifs que les prunes crues. Les meilleurs pruneaux viennent d'*Agen*, de *Brignoles* et de *Tours* ; et dans nos provinces, des environs de Saint-Affrique, et surtout de Saint-Izaire et de Broquies, où l'on recueille et prépare parfaitement les pruneaux, de la grosseur d'un œuf, et d'une chair exquise.

Les FRUITS DU PRUNELLIER, PRUNELLES, *prunus spinosa*, un peu acides et astringens avant que leur maturité soit complète, deviennent assez doux et laxatifs, quand ils sont cueillis après les premières gelées de l'hiver.

J'ordonne souvent à mes malades, dans les fièvres inflammatoires bilieuses et putrides, une tisane de pruneaux qu'ils trouvent fort bonne, et dont ils retirent de bons effets; c'est tout simplement l'eau de la décoction des pruneaux triplée d'eau. Cette tisane, qui est employée par mes ordres, pour les malades des prisons et des hospices de Millau, devrait être généralement adoptée dans les établissemens de ce genre.

L'effet laxatif des pruneaux a été bien connu des Anciens; car on trouve dans *Martial*, liv. XIII, ép. 29 :

Pruna peregrinæ carie rugosa senectæ
Sume : solent duri solvere ventris onus.

Ces pruneaux étrangers, ridés par leur vieillesse,
Donneront à ton ventre une grande souplesse.

APHOR. 70.

Des Cerises.

Cerasa si comedas , faciunt tibi grandia dona :
Expurgant stomachum ; nucleus lapidem tibi tollit ;
Hinc melior toto corpore sanguis erit.

La cerise est fort salutaire.
A la saburre elle est contraire ;
Purgative de cette humeur ,
Elle nous fait un sang meilleur.
Pour le calcul, on recommande
De son noyau le fruit , c'est-à-dire , l'amande.

Les CERISES offrent un grand nombre de variétés par rapport à la grosseur, à la couleur et à la saveur ; elles contiennent toutes du sucre : elles fournissent un aliment agréable, rafraîchissant et facile à digérer. Le cerisier, *prunus cerasus*, ou griottier, n'a point été introduit en Europe par *Lucullus*, comme on le croit communément, puisqu'on l'a trouvé, de tout temps, dans les bois des diverses contrées de l'Europe.

Les GUIGNES et les BIGARREAUX sont plus doux au goût, plaisent ordinairement plus que les cerises ; mais ils sont pesans et indigestes quand on en mange une certaine quantité, ce qui provient ordinairement de ce qu'on les avale à moitié mâchés. Dans la plupart des départemens de la France, on nomme cerises ce que messieurs les Parisiens appellent guignes, et *vice versâ*.

Les MERISES rouges et noires sont plus humectantes et rafraîchissantes que les autres espèces de cerises. C'est des merises qu'on retire la liqueur qu'on nomme kirschenwasser, ou eau-de-vie de cerises, ou marasquin.

Il faut avoir soin de ne pas avaler le noyaux des cerises, qui pourraient causer une constipation mortelle, comme on l'a vu souvent.

Quant aux vertus contre la pierre, attribuées par l'école de Salerne à l'amande des noyaux de cerise, elles sont nulles; nous dirons même qu'il n'existe point de lithontriptiques ou des substances qui aient la propriété de fondre le calcul, ce qu'on croira d'autant plus facilement, que les liquides capables de dissoudre un corps aussi dur, auraient percé cent fois la vessie et les parties environnantes, avant d'avoir même attaqué la pierre dans cet organe.

La FRAISE, *fraga*. Ces fruits sont connus de tout le monde, par leur goût et leur parfum délicieux. Si les jardiniers sont parvenus, par la culture, à obtenir des fraises d'une grosseur extraordinaire, comme les fraises *ananas* et les *capitones*, c'est aux dépens du parfum et de la saveur de ce fruit précieux. Les petites fraises des vignes ou des bois doivent leur être préférées sans aucun doute; elles sont bien meilleures et plus salutaires; celles-ci sont tendres, nourrissantes et faciles à digérer. Leur propriété humectante, adoucissante et rafraîchissante, en fait un mets très-sain et qui convient à tout le monde en général ; mais spécialement aux sanguins, aux bilieux et aux mélancoliques. La qualité bienfaisante de ces fruits a pu les rendre utiles dans beaucoup de maux ; mais nous ne saurions leur attribuer une vertu particulière pour guérir telle ou telle maladie, et nous ne les conseillerons à personne à la quantité de 20 liv. par jour, malgré l'autorité de Van-Swieten.

L'abus des fraises est, au contraire, fort à craindre, parce qu'elles sont trop rafraîchissantes. Nous avons vu un monsieur de Millau, très-opulent, mourir, le quatrième jour, d'un colera dû aux fraises, prises à la quantité de deux livres tous les jours pendant un mois.

Les FRAMBOISES sont le fruit du *rubus idæus*, ou ronce du mont Ida. Elles ont à peu près les bonnes qualités des fraises ; mais elles ne sont pas aussi agréables. Il faut les mêler aux fraises et prendre garde qu'elles ne contiennent des vers, auxquels elles sont fort sujettes.

Les GROSEILLES ROUGES et blanches sont le fruit du groselier commun, *ribes rubrum ;* elles sont rafraîchissantes, antibilieuses, et fort salutaires aux personnes sanguines, et dans les chaleurs de l'été.

La GELÉE DE GROSEILLES fournit une nourriture légère qui contient peu de principe nutritif, et fort convenable aux convalescens et aux individus dont l'estomac affaibli a de la peine à digérer des alimens plus nourrissans.

La GROSEILLE NOIRE OU CASSIS a les mêmes qualités que les autres groseilles, excepté que le principe que cette baie contient la rend légèrement excitante et diaphorétique.

Il y a encore des groseilles roses, jaunes, vertes, violettes, et des groseilles sans pepins.

Avec les groseilles écrasées, on fait du vin de groseille, fort agréable ; mais qui ne se conserve pas au-delà d'une année.

Les GRENADES sont le fruit du grenadier, *punica*, qui croît spontanément dans l'Asie, l'Afrique, aux environs de Carthage, dans l'Europe méridionale. Il y a dix variétés de grenadiers : à fleurs simples, doubles, jaunes, panachées de jaune, etc. ; le grand grenadier ou grenadier cultivé, *punica granatum*, grenadier à fruit doux et grenadier à fruit acide.

La pulpe des grenades est nourrissante, sucrée, acidule, très-rafraîchissante et antiseptique. Les malades atteints des fièvres bilieuses et putrides aiment beaucoup à prendre de ces graines dans la bouche, parce qu'elles ont quelque chose de frais et d'acidule sucré, très-agréable.

Les fleurs du grenadier, connues sous le nom de *balaustes*, de même que son écorce, s'emploient en médecine, comme astringens.

L'ÉPINE-VINETTE, *berberis*, est le fruit d'un arbrisseau qui croît en Europe, en Amérique et dans l'Orient. Ses baies ou l'épine-vinette mûrissent en automne; elles ne sont bien bonnes qu'après avoir éprouvé la gelée : elles ont les mêmes propriétés que la groseille et la pulpe de grenade; acidules et rafraîchissantes, elles conviennent dans les fièvres inflammatoires, bilieuses et putrides.

La gelée d'épine-vinette est très-délicate et fort saine pour les convalescens.

M. Bosc a vu près de Dijon, ville où l'on confit beaucoup de fruits d'épine-vinette, quatre arbres d'épine-vinette qui rapportaient quelquefois cent écus chacun à leur propriétaire.

Les ORANGES, *aurantia*, sont originaires de la Chine. Ce fruit est excellent et très-salutaire, surtout dans les pays chauds, et pendant les chaleurs de l'été. Son usage convient beaucoup aux tempéramens ardens-bilieux, aux sanguins, ainsi que dans les fièvres bilieuses et putrides. On prépare avec ce fruit de l'orangeade, qui est fort agréable, et a le même degré d'utilité que la limonade, pour rafraîchir le sang échauffé ou enflammé.

Les CITRONS, *citrea*, et les LIMONS sont plus acides, comme l'on sait. Les femmes du peuple en mangent cependant dans les pays chauds. Il est difficile d'établir des caractères tranchans qui séparent les orangers des citronniers. On compte plus de cent variétés de tous ces fruits; leur écorce renferme une huile essentielle, amère, tonique, excitante.

APHOR. 71.

Des Pêches et des Raisins.

Persica cum musto vobis datur ordine justo
Sumere ; sic est mos , nucibus sociando racemos.
Passula non spleni, tussi valet , est bona reni.
Utilitas uvæ , sinè granis et sinè pelle ,
Dat sedare sitim jecoris , choleræque calorem.

Modérément qui vous empêche
Dans le vin de tremper la pêche ?
C'est la mode à la noix d'unir les doux raisins ;
Le raisin sec à la rate est contraire,
Aux poumons il est salutaire ,
Ainsi que dans les maux de reins.
Sans pepins et sans peau , le raisin est utile
Contre l'ardeur du foie et de la bile.

Les PÊCHES sont le fruit d'un arbre originaire de l'Asie et de l'Amérique. Ces fruits , dont il existe beaucoup de variétés , sont aussi salutaires qu'agréables. Les pêches sont bonnes dans le vin, comme le dit l'école de Salerne.

1.º Les PÊCHES que l'on cultive aux environs de Paris sont comprises dans quatre divisions : les pêches proprement dites, dont la chair se détache aisément de la peau et du noyau, et dont il y a plus de trente variétés.

2.º Les PAVIES, dont la chair ferme ne quitte,

II..

ni la peau, ni le noyau, et dont on compte six variétés, parmi lesquelles est la pavie de pamiers, qui a jusqu'à 8 pouces de diamètre.

3.° Les PÊCHES VIOLETTES, six variétés. Elles ont la peau violette, la chair blanche ou jaune, qui quitte le noyau.

4.° Les BRIGNONS, qui ont la peau violette et la chair blanche ou jaune, adhérente au noyau. Il en existe un très-grand nombre de variétés. L'espèce brignon a une chair cassante et un suc fort doux.

On compte 44 variétés principales de pêches, dont 2 mûrissent en juillet, 9 en août, 22 en septembre, et 11 en octobre.

Les meilleures sont : la petite *mignonne*, la *pavie albergé*, les *magdelaines* blanche et rouge, la *pourprée* hâtive, grosse *mignonne*, *bourdin*, *chevreuse* hâtive, petite *violette* hâtive, *bellegarde*, *admirable*, le *téton-de-Vénus*, *royale*, *nivette*, *persique*.

Les ABRICOTS, *armeniaca*, sont pareillement bons et salutaires; mais leur peau est très-indigeste. L'abricotier est originaire de la haute Asie; il croît sans culture en Perse, et y donne des fruits plus savoureux que partout ailleurs. On compte en France une quinzaine de variétés d'abricots. La meilleure est *l'abricot angoumois*, qui a l'amande douce et agréable à manger.

L'abricot précosse ou musqué n'a pas besoin de greffer; il se reproduit fort bien de ses noyaux.

L'ABRICOT-PÊCHE est le plus gros, très-parfumé et se reproduit de ses noyaux ; il est préféré à toutes les autres espèces. Souvent il y a trop de fruit sur un abricotier, il faut alors en ôter une partie.

Le RAISIN, bien mûr, contient beaucoup de sucre et il est très-nourrissant. C'est peut-être le fruit le plus salutaire que nous ayons ; la nature nous le fournit précisément dans la saison qui succède aux chaleurs de l'été, pour humecter notre corps des-séché, corriger et fondre la bile épaissie dans les canaux biliaires. Sans pepins et sans peau, il est plus rafraîchissant ; je pense cependant qu'il est bon d'avaler au moins une certaine quantité de ces peaux après les avoir bien mâchées. Il est un préjugé dan-gereux que je combats inutilement depuis trente ans ; c'est qu'il faut manger les raisins à moitié mûrs, afin qu'en purgeant ils fassent du bien. Ils ne produisent évidemment la diarrhée qu'à suite des indigestions qu'ils causent : il faut tou-jours préférer les raisins les plus mûrs.

Les pêches, les abricots et tous les fruits à noyaux doivent être cultivés, afin de perdre le goût acerbe, sauvage, et devenir doux et savoureux, comme cela a lieu pour la pêche.

Vilia maternis fueramus præcoqua ramis
Nunc in adoptivis, persica cara sumus.

MART., liv. XIII, ép. 46.

Sur mes rameaux natifs, j'étais fort peu vantée ;
On m'estima beaucoup lorsque je fus entée.

APHOR. 72.

Des Figues.

Pectus lenificat ficus, ventremque relaxat,
Sivè datur cruda, seu cum fuerit benè cocta.
Nutrit et impinguat, varios curatque tumores :
Scropha tumor, glandes, ejus cataplasmate cedunt
Junge papaver ei, confracta foris trahit hossa.
Pediculos, Veneremque vocat, sed cuilibet obstat.

La figue crue ou cuite est un doux laxatif ;
Pour la poitrine un lénitif.
En cataplasme un bon maturatif
Des tumeurs, des dépôts, des glandes scrophuleuses,
Dont elle fait des cures merveilleuses.
Si dans une fracture on l'unit aux pavots,
Elle attire au dehors les esquilles des os ;
Elle produit des poux et un amour extrême ;
Mais elle les guérit de même.

Les FIGUES sont le fruit d'un arbre que tout le monde connaît, et qui croît dans l'Europe occidentale. On fait un grand usage de figues dans les îles de *l'Archipel*, en *Italie* et en *Espagne*. Il y a plus de cent variétés de ce fruit, soit rouges, blanches, jaunes, violettes ou noires, etc. Les figues sont très-adoucissantes et nourrissantes ; les fraîches sont pesantes et indigestes quand on en mange beaucoup, à cause de leur peau, qui ne contient pas autant de sucre et de mucilage que leur intérieur, c'est-à-dire, les réceptacles charnus que l'on nomme figues.

Les FIGUES-FLEURS, qui viennent au printemps, sont peu estimées, quoique plus grosses.

Les figues sèches sont plus sucrées et plus nourrissantes que les fraîches; elles fatiguent un peu les organes digestifs par leur propriété relâchante. Les figues étant donc très-nourrissantes et laxatives, ne conviennent pas aux individus pituiteux, qui ont beaucoup d'embonpoint.

Les figues ont presque toutes les vertus que leur attribue l'école de Salerne. Elles sont bonnes pour la poitrine, comme adoucissantes et émollientes; c'est par ces derniers effets qu'elles deviennent un fort bon maturatif, lorsqu'on les applique cuites en cataplasme; elles peuvent ainsi faciliter la sortie d'une esquille d'os, en ramollissant une tumeur et favorisant sa maturation; mais, malgré l'autorité de *Galien* et *d'Oribase*, nous nions les vertus que l'école leur attribue d'engendrer des poux et de provoquer aux plaisirs de Vénus, de même que celles de faire disparaître les uns et les autres.

On a observé que la sueur des personnes qui mangent beaucoup de figues est fétide.

Tout le monde sait que le suc laiteux du figuier est âcre et caustique, et qu'on peut s'en servir pour détruire les verrues.

Les JUJUBES, *jujuba*, diffèrent peu des figues. Les jujubes sont des fruits ovales, d'un rouge orangé, et de la longueur d'un pouce, de la forme de l'olive, et dont la pulpe recouvre un noyau très-pointu, à deux loges, renfermant chacune une seule graine. Ces fruits mûrissent dans les contrées méridionales de l'Europe. On mange les jujubes fraîches en Languedoc et en Provence : leur chair a une saveur aigrelette et vineuse assez agréable. En décoction, elles sont adoucissantes et pectorales. On en prépare des tablettes bonnes pour calmer la toux.

La CAROUGE est le fruit d'un arbre nommé CAROUBIER, *ceratonia siliqua*, qui croît en Orient et dans l'Europe méridionale. Ce fruit est une silique plate, brune, longue de deux à trois pouces, plus ou moins arquée, remplie d'une pulpe noire, divisée en cloisons, qui contiennent une graine fort dure. Ce fruit, acerbe quand il est vert, devient, par sa maturité, doux, sucré, agréable. Les pauvres s'en nourrissent en Egypte et dans la Provence. Les enfans l'aiment beaucoup.

Les CHATAIGNES sont les fruits du CHATAIGNIER, *castanea sylvestris*. Cet arbre, qui peut vivre au-delà de mille ans, est indigène à l'Europe. Le marron est une variété des châtaignes, plus grosse que la châtaigne ordinaire. Les plus délicats sont ceux du Perrigor, du Lyonnais et des montagnes des Cevennes; mais il y a en Italie et en Espagne, surtout dans les montagnes de Léon, des châtaignes meilleures que les marrons. Il existe plusieurs variétés de châtaignes. Ces fruits sont plus salutaires bouillis que rôtis; ils sont un aliment fort agréable dont on se nourrit dans plusieurs provinces de la France. Cependant les châtaignes sont indigestes et surtout fort venteuses, comme l'exprime fort bien le vers suivant, dont l'armonie imitative rend superflue toute traduction.

Castaneæ molles , faciunt laxare pudentes.

—

APHOR. 73.

Des Nèfles.

Multiplicant mictum , ventrem dant mespila strictum:
Mespila dura placent , sed mollia sunt meliora.

La nèfle dure plaît, molle elle est excellente ;
Elle fait uriner, mais elle est astringente.

Les NÈFLES sont le fruit du NÉFLIER, *mespilus germanica*; d'abord très-acerbes et fort astringentes, elles sont douces et assez agréables quand elles sont devenues molles ou *blosses*, soit par le laps de temps, soit par l'impression du froid : alors elles ont beaucoup moins d'astringence; mais elles sont indigestes, venteuses. Il y a six espèces de néfliers et plusieurs variétés.

Les SORBES ou CORMES sont le fruit du SORBIER, *sorbus*, dont on ne compte que trois espèces, toutes indigènes de l'Europe. Le fruit du SORBIER , *cormus domestica*, est de la grosseur et de la forme d'une petite poire, et d'une consistance peu ferme. Les cormes ont les mêmes propriétés que les nèfles. D'une saveur âpre et insupportable avant leur parfaite maturité, elles ne deviennent bonnes à manger qu'après les avoir mises quelque temps sur de la paille, et qu'elles sont devenues molles. Il n'y a même guère que les enfans qui les trouvent bonnes.

Sorba sumus molles minìum durentìa ventres
Aptius hæc puero quàm tibi poma dabis.
MART.

Fruit du sorbier, malgré ton astringence,
Tu plais beaucoup plus à l'enfance;
Mais que tu sois vert ou bien mûr,
Tu rends toujours le ventre dur.

Les OLIVES, *olivœ*, sont les fruits d'un arbre indigène de l'Europe méridionale, *olea Europœa*, et de l'Asie; il y a treize variétés d'oliviers. On recueille les olives en octobre, avant qu'elles soient mûres; pour l'usage de la table, on les lave dans une lessive de cendres, afin de leur enlever leur âcreté, on les assaisonne, et on les met dans des barils. Les olives sont toniques et astringentes, pesantes et indigestes. Tout le monde sait que ce fruit fournit la précieuse huile d'olive; mais qu'on trouve rarement sans être sophistiquée. La meilleure est celle qui conserve un peu de sa partie colorante verte, et qui a été extraite sans l'aide de la chaleur, ni d'aucune fermentation préliminaire : elle se gèle par le moindre froid ; elle n'a point d'odeur ni de goût ; elle se digère difficilement. Celle qui est jaune est la plus commune ; elle provient d'olives qu'on a laissées en tas fermenter et s'échauffer, afin de l'extraire plus aisément : celle-là est plus fluide ; elle a une odeur et un goût plus ou moins désagréables ; elle est plus pesante et rancit plus vite, car l'huile d'olive est un aliment assez indigeste.

L'huile d'olive la plus commune est employée à la fabrication du savon.

On retire du PAVOT SOMNIFÈRE ou des jardins, *papaver somniferum*, une huile belle, blonde et d'une saveur agréable ; elle est presque aussi bonne que l'huile d'olive fine, et très-propre à assaisonner ou préparer les alimens cuits ou crus ; elle peut se garder aussi long-temps que l'huile d'olive, sans contracter de rancidité : elle adoucit très-bien cette dernière huile quand elle a une saveur forte. On n'a rien à craindre de l'usage de l'huile de pavot, qui n'a aucune vertu narcotique : elle ne peut servir à brûler à la lampe.

Les COINGS, *cidonia*, ont été apportés de Crète en Italie. Ces fruits sont acerbes et astringens ; on ne les mange que cuits : les confitures et la pâte de coings sont stomachiques et serrent le ventre. Les coings ont une odeur forte qui porte à la tête ; aussi doivent-ils être gardés dans un lieu aéré.

Les fruits du CORNOUILLER , *cornus*, nommés *cornouilles* ou *cornioles*, sont de la forme d'une olive, mais un peu plus gros; mous charnus et d'un beau rouge quand ils sont murs, quelquefois jaunâtres ou de couleur de cire. A Requista, on nomme ces fruits *albergnous*, comme qui dirait petites alberges ; ils contiennent un petit noyau à deux loges, dans chacune desquelles se trouve une amande oblongue, dont on peut retirer de l'huile aussi bonne pour la lampe que celle d'olive. On mange les cornioles crues ou confites au sucre; elles sont un peu acerbes et astringentes, comme les sorbes. La culture du cornouiller, en Provence , lui fait porter de plus gros fruits.

Les fruits de plusieurs espèces d'ALISIER, *cratægus*, est une baie, ou plutôt une pomme qui, quoique acerbe, se mange après avoir été *blosée* sur la paille.

Les fruits du SORBIER SAUVAGE, *sorbus occuparia*, qu'on nomme aussi COCHÊNE, SORBIER DES OISELEURS, sont de petites baies d'un beau rouge, formant, par leur réunion, des grappes charmantes, qui restent attachées à l'arbre pendant l'hiver. Ces fruits sont fort recherchés par les oiseaux sauvages et de basse-cour, qui s'en engraissent. Les Suédois en font du cidre et de l'eau-de-vie.

Les fruits de l'AUBÉPIN ou AUBÉPINE , *cratægus oxyacantha*, restent tout l'hiver attachés aux branches : les enfans les mangent, et surtout les oiseaux. On en fait une boisson fermentée.

Les fruits de l'AIRELLE, *vaccinium*, sont semblables à une cerise, d'un rouge violet et bons à manger. Ce genre renferme une trentaine d'espèces, dont quelques-unes en Europe, les autres en Amérique.

L'AIRELLE MIRTILLE OU RAISIN DES BOIS, *vaccinium myrtillus*, fournit un fruit ou petite baie, d'abord rouge, ensuite bleu-noirâtre, dont les coqs de bruyère sont fort frians, et qui est fort recherché dans les pays du Nord. On peut extraire une couleur violette de ces baies, que quelques cabaretiers emploient pour colorer les vins blancs. Ces fruits étaient connus des Anciens, car Virgile en parle dans sa seconde églogue :

Alba ligustra cadunt, vaccinia nigra legentur.

L'AIRELLE CANEBERGE, *vaccinium oxicocus*, qui croît dans les marais, fournit aussi ces mêmes baies rouges.

Mais c'est surtout dans l'Amérique septentrionale que croissent plus de vingt variétés d'airelles. Les Sauvages en font grand cas, et en composent des confitures sèches, qu'ils mangent pendant l'hiver; tous ces fruits, ayant un goût acidule agréable, sont rafraîchissans, anti-putrides, etc.

Les fruits de l'ARBOUSIER OU FRAISIER EN ARBRE, *arbutus unedo*, sont de couleur écarlate, mais ils ont un goût fade et désagréable; ils fournissent un mauvais aliment, difficile à digérer. Aussi il n'y a que les pauvres qui en mangent. Cet arbre vient dans les bois : en Italie, dans le midi de la France, et surtout en Espagne ; il prend facilement racine et fleurit au milieu de l'été. C'est un très-bel arbre d'ornement, tant par la verdure pérenne de ses feuilles, que par la couleur écarlate de son fruit et de son bois.

L'ARBOUSIER, BUSSEROLE OU RAISIN D'OURS, *uva ursi*, fournit pareillement des baies rouges, qui sont mangées surtout par les oiseaux.

Les BAIES acerbes et purgatives de l'ARGOUSIER, *hippophaë rhamnoïdes*, sont aussi mangées par les peuples du Nord, ainsi que les baies de la CAMARINE OU BRUYÈRE A FRUITS NOIRS, *empetrum nigrum*, et qui croît dans les montagnes élevées de l'Europe.

On cultive encore dans les jardins plusieurs espèces de *camara lantana*, qui produisent des baies agréables au goût.

Le fruit du MICOCOULIER, *celtis australis*, est comme une petite cerise sèche ; on en mange beaucoup en Languedoc. Dans un village près de Montpellier, les habitans retirent un grand revenu du micocoulier ; car son bois, pliant sans se rompre, ils dirigent les bisurcations des branches, de manière à en obtenir un grand nombre de fourches qui n'étant point cassantes, se vendent bien dans les provinces voisines.

Le fruit du PLAQUEMMIER d'Europe, *dios piros lotus*, est une baie de la grosseur d'une cerise, couleur jaunâtre ; quand il est mur, il est très-astringent, cependant les enfans et les pauvres les mangent. Les plaqueminiers de l'Amérique sont fort recherchés par les Sauvages, qui en font des confitures sèches pour l'hiver.

Le CYNORRHODON OU GRATTE-CU, DE L'ÉGLANTIER, *rosa canina*, ou d'autres espèces de roses, est un mets assez médiocre; il jouit d'une propriété tonique, astringente, ainsi que les confitures qu'on prépare avec ces baies écrasées, connues sous le nom de *conserve de cynorrhodon*.

La BAIE du GENÉVRIER, GENIÈVRE, *juniperus communis*, a une vertu tonique, chaude, assez énergique.

FRUITS EXOTIQUES.

Les SÉBESTES, *sebestanœ*, sont les fruits d'un arbre du Levant, nommé SÉBESTIER, *cordia myxa*, dont on compte huit ou dix espèces. Ce fruit est un péricarpe charnu, rude et noirâtre, renfermant un noyau, et ressemblant assez, tant par sa forme que par sa saveur, à de petites prunes. Les sébestes sont adoucissantes et laxatives.

Les DATTES, *dactyli*, sont les fruits du DATTIER, *phœnix*, qui croît naturellement et est cultivé dans les terrains sablonneux de l'Inde, de l'Arabie, de l'Afrique septentrionale, et dans le midi de l'Espagne. On distingue vingt espèces de dattes en barbarie. Ce fruit est un drupe charnu, ovale, comme une grosse olive; il renferme un noyau qui recouvre une amande oblongue. Les meilleures dattes sont jaunâtres, fermes, demi-transparentes, sucrées et odorantes. C'est un des meilleurs fruits que la nature offre aux hommes.

Les TAMARINS sont la pulpe du TAMARINIER, *tamarindus*, qui croît dans l'Inde, en Egypte et même en Amérique. Cette pulpe est noire, aigrelette et agréable dans l'état de fraîcheur : les Turcs, les Arabes en mangent pour se désaltérer. Ils en mettent dans les boissons, et en font des confitures avec du sucre. Ceux qui nous arrivent sont dans une sorte d'altération. Ils sont légèrement purgatifs et rafraîchissans.

La CASSE, *cassia fistula*, est le fruit d'un grand arbre nommé CANNEFICIER qui croît dans les deux Indes et en Afrique ; la pulpe que contient ce fruit, ou sa gousse, pourrait se manger, mais n'est guère d'usage qu'en médecine, comme purgatif.

La MANNE, *manna*, est un suc qui découle du tronc et des branches du frêne, de l'érable et d'autres arbres, dans la Calabre et en Sicile. Cette substance est douce et purgative. Les enfans la mangent avec plaisir : le melèze, le sapin, le noyer et d'autres arbres des Alpes, fournissent une manne de qualités inférieures, nommée *manne de Briançon.*

On lit dans la Bibliothèque Universelle, mars 1823, que le tarfa, ou tamarisk de l'Arabie, est l'arbre qui fournit la manne : elle découle de ses épines en juin : elle est de couleur jaune, d'un goût très-agréable, et très-douce. Dans les années sèches, il ne tombe pas de manne. Les Bedouins la mangent avec leur pain, en guise de miel. On a voulu sans doute parler ici de la manne dont se nourrissaient les Israélites dans le désert. Quoi qu'il en soit, le miracle que Dieu opéra en faveur de son peuple, en lui envoyant la manne céleste, ne saurait être détruit par les assertions des philosophes incrédules ou impies.

Les BANANES sont les fruits du BANANIER, *musa*, qui fournit un grand nombre d'espèces ; mais les principales sont le BANANIER commun, *musa paradiseaca*, ou à fruit long, et nommé plantanier par les Espagnols ; et le BANANIER à fruit court, *musa, sapientum*. Ces deux arbres croissent en Afrique et dans les Indes orientales et occidentales. Les bananes de ces deux arbres fournissent un aliment un peu sucré, adoucissant, excellent et très-sain. On les mange crues ou cuites, ou séchées et réduites en farine.

La FIGUE BANANE, qu'on nomme aussi BACOVE, produite par le bananier à fruits courts, se mange toujours crue : sa chair est fraîche, bonne, délicate.

Les bananiers ne donnent jamais leur fruit qu'une seule fois. Quand ils l'ont donné, si la tige n'est pas coupée, elle se flétrit, se sèche peu à peu, et tombe ; mais à peine un bananier a-t-il été abattu, qu'il est remplacé par ses rejetons ; de manière que les bananiers se multiplient eux-mêmes, et forment une génération non interrompue d'individus de la même espèce, qui offrent à l'homme des fruits délicieux, qu'il n'a que la peine de cueillir. Les tiges des bananiers étant fraîches, épaisses, conservent long-temps leur fraîcheur; on les donne à manger aux bœufs et aux moutons, qui les aiment beaucoup.

Les MANGUES sont le fruit du MANGIER, *mangifera indica*, qu'on trouve aux Indes et au Brésil; ses fruits, de forme irrégulière, sont de la grosseur d'un œuf d'oie; on en a vu qui pesaient jusqu'à deux livres. Le même arbre porte quelquefois des mangues vertes, jaunes, rouges et noires : sa pulpe est jaune, succulente, sucrée, un peu acidule et a une odeur agréable. La mangue est bienfaisante; on la mange crue ou macérée dans le vin, le vinaigre; ou en gelées, en compotes, etc. Le noyau de ce fruit, large et aplati, renferme une amande très amère.

Le fruit du MANGOUSTAN, *garcinia*, est de la grosseur d'une petite orange; il contient une pulpe blanche d'une saveur exquise. On dit qu'il réunit les saveurs de la fraise, du raisin, de la cerise et de l'orange. C'est le meilleur fruit de l'Inde.

Le MANGOUSTAN cultivé, *garcinia mangostana*, est un arbre originaire des Moluques, qui s'élève à la hauteur de vingt pieds, et offre l'apparence du citronnier.

Les GOUYAVES sont des baies sphériques ou ovoïdes, de la grosseur d'une petite pomme, qui contiennent une pulpe blanche ou rougeâtre, succulente, d'une odeur et d'un goût agréables de framboise ou de fraise; on les mange crues ou cuites. Le GOUYAVIER ou POIRIER DES INDES, *psidium*, croît naturellement dans les deux Indes. Cet arbre est naturalisé depuis quelque temps au midi de la France. Il existe plusieurs espèces de gouyavier.

Les PAPAYES sont les fruits du PAPAYER, *carica*, qui croît dans l'Inde et aux Antilles, en Amérique et aux Moluques. Ce fruit, gros, charnu, de différentes formes, contient une pulpe jaune succulente, d'une saveur douce et aromatique.

Les papayes se mangent rarement crues; on les confit tout entières dans le sucre, quand elles sont mûres; elles sont alors fort agréables au goût. On peut les transporter de cette manière en Europe.

L'IGNAME, *dioscorea*, compte dix-huit espèces. La véritable igname alimentaire, est l'igname ailée, qui croît naturellement dans les contrées situées entre les tropiques, notamment dans les îles de la mer du Sud. On ne mange que les racines de cette plante; elles pèsent quelquefois jusqu'à trente livres: elles sont brunes en dehors et blanches ou tant soit peu violettes en dedans. Cette racine est très-farineuse. Après la cassave, c'est la plus propre à remplacer le pain pour les Antilles : elle est nourrissante et d'une digestion aisée. On la fait cuire à l'eau ou sous la cendre.

Les PATATES sont les racines du liseron patate

ou batate. Ces tubercules, plus longs que ronds, pèsent ordinairement demi-livre ou une livre; on en a vu du poids de dix livres. On les mange cuits dans l'eau ou sous la cendre : ils ont une saveur sucrée, comparable aux meilleures châtaignes.

La batate est originaire de l'Inde, mais très-commune aujourd'hui en Afrique et en Amérique. Il y a un grand nombre de variétés de patates; les plus communes sont : la rouge, la jaune et la blanche. La rouge est la plus précoce ; la jaune, la plus sucrée ; la blanche, la plus grosse. On en consomme une quantité immense dans les colonies de l'Amérique : elle est d'une digestion aisée et bienfaisante. On a fait du pain de patate qui était très-bon. On cultive cette plante dans quelques départemens méridionaux de la France, en particulier dans les landes de Bordeaux, où elle réussit bien; mais ces patates sont moins bonnes que celles de l'Amérique.

Le FRUIT A PAIN ou *rinca*, est le fruit du *jaquier artocarpus*. Il existe six espèces de Jaquier, dont la plus importante est le JAQUIER DE COUPE , *artocarpus incisa*, qui fournit le fruit à pain. Cet arbre croît naturellement dans les îles de la mer du Sud, aux îles Mariannes , aux Moluques et à Batavia. On le cultive actuellement à l'Ile-de-France et aux îles de l'Amérique : Cayenne , Jamaïque, Guadeloupe, etc.

Ce fruit est globuleux, gros comme la tête d'un

enfant. Il contient, sous une peau épaisse, une pulpe d'abord blanche, mais qui devient, par la maturité, jaunâtre et succulente. Cette pulpe renferme une graine oblongue de la grosseur d'une olive, qu'on mange en les faisant rôtir ou cuire à l'eau, comme nos châtaignes ; mais par la culture, ces graines avortent, et le fruit est entièrement pulpeux. C'est la variété qu'on multiplie le plus : sa pulpe est succulente, fondante, laxative, quand le fruit est bien mûr ; mais on le cueille avant la maturité : sa chair est alors ferme, blanche, comme farineuse. On le mange rôti sur les charbons ou cuit entier dans un four ou dans l'eau. Alors on ratisse et l'on mange le dedans, qui est blanc comme la mie de pain frais, et qui constitue un aliment sain et agréable. Sa saveur approche de celle du pain de froment et du cul d'artichaut. On jouit de ces fruits pendant huit mois de l'année ; pendant les autres quatre mois, les habitans conservent sa pulpe fermentée pour la faire cuire au besoin. Cook ne tarit pas sur les éloges qu'il donne à ce fruit. Deux ou trois de ces arbres suffisent à la nourriture d'un homme pendant un an.

Les ANANAS, *bromelia ananas*, sont le fruit d'une des plus belles plantes du règne végétal, nommé ananas, dont il y a dix à douze espèces. Cette plante, originaire de l'Afrique, s'est bien naturalisée en Amérique. L'ananas, qui est de la grosseur et de la forme d'une pomme de pin, est un mets excellent, dont le goût semble réunir en lui, celui de la fraise, de la framboise et de la pêche. On compte une douzaine d'espèces d'ananas. On le cultive beaucoup en Angleterre, mais dans les serres, et en Europe, l'ananas est très-loin d'être aussi bon que celui des pays chauds.

Le fruit du LIQUAQUIER D'AMÉRIQUE, PRUNIER ICAQUE, est un drupe ou une prune de la grosseur de celle de damas, et jaunâtre ou d'un rouge pourpré ou violet : sa chair, blanchâtre, a une saveur douce, un peu austère, qui n'est pas désagréable. Ces fruits se vendent au marché dans les pays. On les mange cuits ou confits au sucre.

Les MYROBOLANS, *mirobolani*, sont des fruits de la grosseur d'une noix de gale ou d'un gland de chêne. On compte huit espèces ou variétés de myrobolans, produits par des arbres différens, tous exotiques.

Dans l'Inde, où croissent ces fruits, on les confit au sucre, et ils y servent d'aliment, aussi agréable que sain. On les conserve aussi dans la saumure, comme les olives.

On employait autrefois les myrobolans comme laxatifs et astringens, à la dose de deux à quatre gros en substance, et d'une once en décoction. Leur usage est aujourd'hui généralement abandonné.

Le CACAO est une espèce d'amande ressemblant à la pistache, un peu plus grosse qu'une olive charnue, un peu violette et lisse : elle est renfermée dans le fruit du CACAOYER, *theobrama*, qui en contient de vingt-cinq à quarante. Ce fruit qui ressemble au concombre par la forme, est rougeâtre ou jaune quand il est mur; c'est une capsule coriace, raboteuse et marquée de dix stries en côtes. Il est divisé, dans son intérieur, en cinq loges, remplies d'une pulpe gélatineuse acide, qui enveloppe les amandes, et qui désaltère et rafraîchit agréablement.

Le cacao torréfié et mêlé par trituration avec le sucre et quelques aromates, constitue le *chocolat*, dont on fait une si grande consommation en Amérique et en Europe. Le chocolat où l'on fait entrer la cannelle ou la vanille, est plus stomachique et plus sain que le chocolat ordinaire, dit, fort mal-à-propos, *chocolat de santé*. Le chocolat est doux, un peu tonique, et un des meilleurs alimens que l'on puisse donner aux individus faibles et épuisés: aux convalescens, aux vieillards et aux pituiteux qui ont peu d'embonpoint. Il ne convient pas aux constitutions sanguines, chaudes; aux bilieux, aux personnes irritables, nerveuses.

Mais combien de fraudes ne commet-on pas dans la fabrication du chocolat? On emploie du cacao dont on a extrait le beurre, qu'on remplace ensuite par de l'huile ou des graisses. On y mêle différentes sortes de farines, surtout celles de pois et de lentilles, qui s'y lient mieux que les autres espèces; on y ajoute des amandes grillées, de la gomme adragant ou arabique; on emploie des cacaos âcres, anciens, ou nouvellement récoltés.

Le bon chocolat ne doit présenter dans sa cassure rien de graveleux. Il doit se fondre dans la bouche et y laisser une sorte de fraîcheur, ne point y laisser un goût pâteux, ne contracter enfin qu'une médiocre consistance quand on le dissout dans l'eau ou le lait chauds.

Le cocos est le fruit d'un bel arbre qui s'élève à la hauteur de soixante pieds, et qui croît dans presque toutes les régions de l'Inde. Le cocotier est une espèce de palmier, qui fournit à l'indien tout ce qui est nécessaire pour sa nourriture et pour les commodités de la vie.

D'abord sa cime, non développée, nommée chou, est mangeable; mais, quand on la lui enlève, l'arbre meurt. C'est *l'areca oloracea*, qui fournit le meilleur chou du palmiste. Par des incisions faites au tronc ou aux spathes, encore vertes, on obtient une boisson agréable, sucrée, qui devient, dans peu, vineuse et piquante. On peut retirer de l'eau-de-vie par la distillation du vin de palmier : et du sucre, par son évaporation. Le cocos a une cime filandreuse qui recouvre une noix fort dure, de la grosseur de la tête d'un enfant, et dont la pulpe fournit une nourriture très-saine et une huile qui devient rance en vieillissant; l'on trouve au centre de la noix, une eau rafraîchissante, un peu sucrée et d'un goût fort agréable. *Cook* assure qu'aux îles de la Société, la noix de cocos, quand elle est verte, donne d'une pinte à une quarte de liqueur limpide, d'une douceur agréable et d'une saveur particulière. Cette boisson, fraîche, est excellente pour éteindre la soif dans un climat chaud. Plus mûre, l'amande fournit un aliment sain et agréable, et l'on peut en retirer de bonne huile. Les indigènes de ces îles font de fort bons cordages avec la bourre filandreuse qui enveloppe la noix, et avec la coque dure, différens meubles et outils. Ils couvrent leurs maisons de longues feuilles ou branches à panaches de cet arbre : son écorce intérieure leur sert pour fabriquer des vêtemens, et sa tige pour leurs maisons et les mâts de leurs pyrogues. Il n'y a donc pas d'arbre qui soit aussi précieux pour l'homme que le cocotier.

Les amandes du fruit du QUADRIE, *quadria*, arbre qui croît au Chili, se vendent dans les marchés, comme les noisettes d'Europe, auxquelles on peut les comparer.

Les NOIX D'ACAJOU sont le fruit de l'acajou à pommes *anacardium occidentale*. Ces noix, de la forme d'un rein, mises au feu, leurs enveloppes éclatent, et laissent échapper une amande blanche, douce, bonne à manger, surtout pour les enfans, qui la recherchent avec autant de soin en Amérique, que ceux d'Europe, les amandes. Il existe encore dans ma maison natale, de ces amandes que ma mère apporta de l'Amérique, il y a 45 ans; je me souviens d'en avoir beaucoup mangé rôties au feu. On pense bien que celles qui restent, comme objet de curiosité, doivent être rances. On mange dans les deux Indes, le réceptacle de ce fruit; c'est une pomme rouge ou blanche, de la grosseur d'une petite orange, renfermant une substance spongieuse aqueuse, d'un goût acide, âcre. La *pomme d'acajou* se mange crue ou en compote.

Les noix d'acajou rancissent en vieillissant. Le bois de cet arbre est blanc, ce qui prouve que ce n'est pas celui connu en Europe sous le nom d'*acajou*; celui-ci provient du *Wietenia mahogoni.*

La NOIX D'AREC, est l'amande du fruit d'un PALMIER, *areca cathecu*, qui croît aux Indes orientales. Cette amande est conoïde et ressemblante à la muscade, par sa grosseur et son extérieur; elle est rougeâtre à l'intérieur, a un goût âcre qu'elle perd en vieillissant.

Les NOIX DU GINGO du Japon, *ginko biloba.* Ce bel arbre, qui croît naturellement au Japon et à la Chine, et que l'on cultive en Europe en pleine terre depuis plusieurs années, a la grosseur d'un beau noyer. Ces noix sont ovales, jaunâtres quand elles sont mûres, de la grosseur d'une prune de damas. La coque est recouverte d'un brou charnu; elle est de forme ovale, pointue aux deux bouts et ligneuse, fragile, blanchâtre : elle renferme une amande blanche, bonne à manger crue, ou rôtie comme les châtaignes. A la Chine et au Japon, on sert ces noix sur les tables, au dessert.

Les amandes des QUATELÉS d'Amérique, *lecythis*, dont on compte huit espèces. Le fruit de ces arbres est une capsule en forme d'urne, ligneuse, dure, épaisse, ressemblant à une marmite surmontée de son couvercle, ce qui l'a fait nommer *marmite de singe*. Il s'ouvre par la chute du couvercle, et laisse voir plusieurs grosses amandes douces, bonnes à manger et à faire de l'huile.

A ces fruits on peut joindre : les amandes des *canarium* ; des divers BADAMIERS, *terminalia*, du Malabar et de l'Ile-de-France, dits FAUX BENJOIN ; de l'ARBRE DU VERNIS de la Chine et du BADAMIER au benjoin, *terminalia benzôin* : d'où découle cette excellente résine, naturellement ou à suite des incisions faites à la couronne du tronc de l'arbre, quand il est âgé de cinq ou six ans.

Les amandes que donnent les fruits de ces badamiers sont mangeables, après qu'elles ont perdu, par la dessication, leur suc laiteux.

Dans les Indes, on a, pour remplacer nos prunes, le KAKI, *diospiros kaki* : ce fruit est semblable à notre reine Claude;

L'ICAQUE, *chysobolanus icaco* ; le NELLIKA, *phyllanthus emblica*, qui est le MYROBOLAN EMBLIC ; le PLAQUEMINIER DE VIRGINIE, *diospiros Virginiaca*, dont les fruits sont très-sucrés et acidules;

Les POIRES D'ANCHOIS ou fruits du *grias cauliflora*;

Le JAM ROSE DU MALABAR, *eugenia jambos*, fruit qui a un goût de rose et exquis, et autres espèces d'*eugenia* ; les MOMBINS rouges, *spondias mombin*;

les MOMBINS blancs, jaunes. L'HEVY, *spondias cythæ-rea*, qui a le goût de la pomme reinette et vient à Otahiti; les fruits du CALABA, *calophyllum calaba*.

On mange dans les deux Indes beaucoup d'autres fruits, qu'il est inutile de nommer, entr'autres le fruit du GANITRE, *eleocarpus serrata*, qui croît au Ceylan ; le fruit de l'AVOCATIER, *laurus persea*, agréable aux Américains; le GNETUM GNEMON ; la NOIX DE BEN, *moringa olei fera*; le COQUEMOLLIER, *theophrasta*, de Saint-Domingue ; les baies délicieuses du LITCHI, du RAMBOUTAN, et d'autres espèces d'*euphoria*; les MELASTOMA D'AMÉRIQUE; les MOURELLIERS, *malpighia*, de diverses sortes. Rien n'est plus salutaire que l'usage de ces fruits rafraîchissans et acidules dans ces pays brûlans.

Les fruits à chair fondante et sucrée sont les DU-RIONS, *durio Zibethinus*; les diverses sortes de CORROSSOLS, *anona*; le MANGOUSTAN et ses espèces voisines; le BRINDONIER, qui a le goût du raisin, de la framboise et de la cerise; le MAMEI ; les CARAMBOLES, baies charnues, oblongues ou arrondies, à cinq angles et à cinq loges intérieurement; la MARMELLE, etc., etc.

Les COÎMITIERS; le GENIPAPAYER D'AMÉRIQUE; les fruits du COUMAROU et du COUMIER DE CAYENNE, des CYCAS du Japon; on mange aussi la moelle de ces arbres. On trouve encore dans l'Asie, l'Afrique et l'Amérique, une infinité d'autres fruits de toute espèce, moins connus, dont il serait inutile d'entretenir le lecteur.

APHOR. 74.

DES ALIMENS LIQUIDES.

Du Vin.

Vina probantur odore, sapore, nitore, colore;
Si bona vina cupis, quinque hæc plaudentur in illis
Fortia, formosa et fragrantia, frigida, prisca.

Vous serez bien aise peut-être,
D'avoir les vins les plus fameux;
Cinq qualités vous le feront connaître:
Naturels, généreux, pétillans, frais et vieux;
Ils flattent le palais, l'odorat et les yeux.

Le sucre étant la seule substance capable d'être convertie en alcool, il n'y a que les matières qui contiennent le principe sucré, qui soient susceptibles de subir la fermentation vineuse, à une température de douze à vingt degrés de *Réaumur.* Beaucoup de substances végétales et animales, contenant le principe sucré, sont susceptibles de fournir une liqueur plus ou moins spiritueuse. Aussi, les divers peuples, même les Sauvages, se sont-ils procuré quelque boisson alcoolique avec quelqu'une de ces substances. Indépendamment de la *bière*, du *cidre*, du *poiré*, de l'*hydromel vineux*, à l'usage de plusieurs contrées : les Turcs ont le *café* et l'*opium*; les Russes, le *quas*, liqueur composée d'eau et de pain moisi; les habitans de la Sibérie, le *braga*, espèce de bière faite avec le seigle, et dans laquelle ils font infuser des champignons vénéneux, appelés *fausses oronges*; ceux de la Tartarie, le *Kumiss*, qu'ils préparent avec le lait aigri de leurs jumens; les Arabes, l'eau-de-vie de dattes; les Chinois, le *facki* et l'*arrach*, qu'ils font avec le riz; les Indiens, le *haschie* et le *bueng*, tirés du chanvre; les habitans des deux Indes préparent leurs boissons spiritueuses avec diverses espèces de palmiers, de la canne à sucre; ils les nomment *rach* et *rhum* : la moelle de bambou leur fournit le *tabacsir*; les Brésiliens et les Caraïbes emploient le *cassave* et le *manioc*; les indigènes du *grand Océan*, la racine d'*arum*; les Moxes, nation la plus barbare de l'Amérique, font une liqueur avec des racines pourries, qu'ils infusent dans l'eau; d'autres sauvages de ces contrées en composent une avec le *maïs*, nommé *chica*, ou avec la patate jaune; les habitans d'Othaïti, avec les feuilles d'une plante qu'ils appellent *ava-ava*.

Virgile a dit que les habitans des climats hyperboréens se maintenaient dans un état de gaieté, à l'aide d'un vin qu'ils préparaient avec les sorbes.

> *Hic noctem ludo ducunt, et pocula lœti*
> *Fermento atque acidis imitantur vitea sorbis.*
>
> GEORG. III. 380.

Mais le vin de raisin reçoit la préférence sur toutes les autres liqueurs.

Les historiens ne sont pas d'accord sur l'époque où le vin a été connu; il n'est pas clair que nos pères avant *Noë*, se soient contentés de boire de l'eau pendant quinze ou seize cents ans. Le père *Frassen Becmann-Anal* et autres, ont soutenu qu'on buvait du vin bien avant *Noë*, et que celui-ci ne fit que planter une nouvelle vigne. Cependant le plus grand nombre des historiens s'accordent à regarder *Noë* comme le premier qui ait fait du vin en Illyrie; *Saturne*, dans la Crète; *Bacchus*, dans l'Inde; *Osiris*, en Egypte; et le roi Gerion, en Espagne. Les Phéniciens introduisirent la culture de la vigne aux environs de Marseille; sa culture commençait à s'étendre, lorsque *Domitien*, en 92, fit arracher toutes les vignes dans les Gaules. Cette privation dura deux cents ans. Ce fut *Probus* qui rendit à nos pères la liberté de replanter la vigne, qui n'a plus compté pour ennemis que l'épileptique *Mahomet*, qui défendait le vin, parce qu'il lui procurait des attaques terribles de son mal.

« *Mahomet* autrefois forma l'affreux dessein
» D'abattre les autels du puissant dieu du vin.
» Dans sa noire fureur, ce fanatique insigne,
» Fit dans tous ses états déraciner la vigne;
» Il proscrivit son jus et punit les buveurs.......
» Tant il craint les effets d'une liqueur active,
» Si propre à rappeler sa chute convulsive. »

Delaunai.

Le bon vin est celui qui plaît par sa saveur, son

odeur, sa couleur, sa limpidité, sa force et sa vieillesse, comme le dit l'école de Salerne.

Le bon vin, pris à dose modérée, nourrit, fortifie et fait du bien; c'est la plus saine comme la plus agréable des boissons fermentées ; il excite le ton de l'estomac, accélère la digestion, sollicite, augmente l'action du cœur et des artères : celle des organes sécrétoires, et, en particulier, des organes urinaires; il active les fonctions de l'entendement, relève et soutient les forces. Le vin est donc d'une vertu tonique et antiseptique; la propriété nutritive du vin est prouvée par les exemples de quelques naufragés qui n'ont eu que du vin pour toute alimentation : tels sont, par exemple, les naufragés de la frégate la *Méduse*, qui ont fort bien vécu pendant treize jours par le seul secours du vin.

Du reste, les effets que produit le vin sur les hommes, sont relatifs à la variété des sexes, des tempéramens, des professions, du pays qu'on habite, etc. : son usage convient aux personnes faibles, cacochymes, qui digèrent mal, et aux pituiteux.

Il est contraire aux sanguins, aux bilieux, aux jeunes gens, aux personnes douées d'une constitution forte, chaude ou ardente.

L'usage du vin n'est point, en général, nécessaire à l'homme bien constitué et qui se porte bien, à moins qu'il n'ait l'habitude de cette boisson; on doit interdire absolument le vin, lorsqu'il produit les effets suivans : l'odeur vineuse de l'haleine, des rapports aigres, des nausées, des maux et des chaleurs d'entrailles; la soif, des étourdissemens, la migraine ou de légères douleurs de tête : l'ivresse enfin, et une ivresse sombre, chagrine, querelleuse ou furieuse; car ceux qui digèrent bien le vin, pris même en trop grande quantité, ont une ivresse babillarde, gaie et spirituelle.

Je suis franchement de l'avis de Platon, sur l'emploi du vin dans l'état de santé. D'après les maux que je vois qu'il cause, il vaudrait mieux ne pas y accoutumer les enfans, et réserver les bienfaits de cette liqueur factice pour l'âge qui touche à la vieillesse. Le danger presqu'infaillible de l'habitude qu'on contracte de boire du vin, c'est qu'en en prenant d'abord une petite quantité, l'estomac s'y accoutume si bien, qu'il est nécessaire d'en augmenter la dose jusqu'à ce que l'atonie, la faiblesse des organes digestifs, qui sont la suite de l'abus de cette liqueur, force le buveur à en prendre une quantité excessive et à passer bientôt à l'usage de l'eau-de-vie, et des liqueurs alcooliques les plus fortes.

Saint Augustin raconte comment sa mère étant enfant, s'accoutuma à boire du vin : « C'était elle » qu'on envoyait à la cave, comme la plus sobre » de toutes. Après qu'elle avait puisé dans la cuve, » elle portait le vaisseau à sa bouche, avant de » verser le vin dans la bouteille et en avalait seu-

13

» lement quelques gouttes, car elle avait une aver-
» sion naturelle pour le vin, qui ne lui permettait
» pas d'en prendre davantage. Cependant elle en
» prenait chaque jour un peu plus ; et comme
» ceux qui négligent les petites fautes tombent peu
» à peu dans les plus grandes, elle se trouva, à la
» fin, l'aimant et le buvant à pleines tasses ; mais
» un jour étant entrée en querelle avec une servante
» qui l'accompagnait à la cave, celle-ci l'appela
» ivrognesse, ce qui la corrigea de son défaut. »
Conf., pag. 320.

Il y a peu d'individus aujourd'hui chez qui un
pareil reproche eût produit le même effet que sur
sainte *Monique*.

Les effets du vin pris immodérément, sont : d'irriter les nerfs ; de dessécher et de racornir les
solides ; d'enflammer, d'épaissir le sang et les autres
fluides ; de stimuler vivement les entrailles ; de produire les obstructions des viscères du bas-ventre,
notamment du mésentère, de la rate, du foie, et
par suite, l'hydropisie ; enfin, de déranger les fonctions mentales, de rendre stupide hébété ou ma-
niaque. Un bon médecin, M. *Fodéré*, a recueilli des
observations, qui constatent que dans la Bourgogne, où l'on boit beaucoup d'excellent vin, il
meurt annuellement un grand nombre d'individus
d'inflammations, de squirrhes des viscères du bas-
ventre, et d'hydropisies. Nous faisons journellement des observations analogues. Nous avons déjà

donné des soins à plus de trente individus, la plupart militaires, pour des obstructions du foie, de la rate et du mésentère, qui se sont terminées quelquefois par l'hydropisie; mais, le plus souvent, par des déjections noires, gangréneuses, par haut et par bas, un ou deux jours avant le terme fatal.

L'habitude des liqueurs alcooliques devient encore bien plus promptement funeste; l'usage de l'eau-de-vie, que les sauvages de la Louisiane appellent *eau-de-feu*, et qui est beaucoup mieux nommée *eau-de-mort*, accélère, d'une manière effroyable, la consomption de la vie. Cette eau détruit véritablement les corps à petit feu.

Ne voit-on pas encore des personnes qui croient que les eaux-de-vie ou les liqueurs un peu fortes sont plus salutaires que celles dont l'activité est émoussée par le sucre? Mais si les liqueurs douces sont à préférer, on doit se souvenir que, quoiqu'elles flattent le palais, elles n'en contiennent pas moins l'alcool qui les rend malfaisantes.

Le punch, qui est composé avec 10 onces d'eau bouillante ou de thé, 2 onces de sucre, le jus d'un citron et 2 onces de rhum ou eau-de-vie de sucre, est une boisson bien moins malsaine que l'eau-de-vie, même mêlée à l'eau. Quant au kirswasser ou eau-de-vie de cerise, il est plutôt stupéfiant qu'excitant, et dérange la digestion, bien loin de la favoriser.

Que les partisans du bon vin ne se découragent

13.

point néanmoins tout-à-fait, après avoir lu ce qui
précède. Notre intention n'est point de les priver
entièrement de cette boisson agréable; mais de leur
en faire craindre l'usage abusif, et le danger qu'il
y a de prendre insensiblement l'habitude de boire
beaucoup de cette liqueur attrayante; car il est
presque sans exemple qu'on se corrige du défaut
de boire trop de vin, encore moins d'eau-de-vie et
de liqueurs fortes; car lorsqu'on est accoutumé à
ces boissons, l'estomac blasé, ne peut plus digérer,
sans de fortes doses de ces stimulans.

Il vous est toutefois permis de boire quelquefois d'une liqueur douce à la fin d'un repas copieux.

On peut user habituellement d'un peu de vin,
mais qu'on le prenne rarement pur, surtout quand
il est généreux. Il faut, a dit *Plutarque*, calmer
l'ardeur de *Bacchus* par le commerce des *nymphes.*

Il est bon même de se procurer quelques momens de gaieté, en faisant fuir les noirs chagrins,
comme l'a dit *Ovide*, par l'usage modéré du vin.

Vina parant animos, faciunt que caloribus aptos;
Cura fugit multo diluitur que mero;
Tunc veniunt risus, tunc pauper cornua sumit.
Tunc dolor et curæ ruga que frontis habit,
Tunc aperit mentis ævo, rarissima nostro
Simplicitas, artes excutiente deo.

Ars amandi, pag. 38.

Mais le vin a sailli dans le cœur du convive;
Il appelle la joie et chasse les soucis.

Le pauvre, un verre en main, sur le trône est assis,
Le chagrin s'éclaircit et le front se déride,
Et la candeur, si rare en ce siècle perfide,
Ote au cœur ses détours, à sa langue son fard :
Bacchus, dieu de la treille, est ennemi de l'art.

SAINT-ANGE.

APHOR. 75.

Propriété des différens Vins.

Corpora plus augent tibi dulcia, candida, vina ;
Si vinum rubrum nimiùm quandoquè bibatur,
Venter stipatur, vos limpida turbificatur.

Les vins doux, presque toujours blancs,
Seront pour toi plus nourrissans.

Je pense que dans cet aphorisme, dont la construction latine n'est pas bien exacte ni claire, on a voulu parler des vins blancs doux. La plupart, en effet, des vins doux sont blancs.

On différencie les vins, en *vins secs* et en *vins doux*, dont il est question dans cet article. Ces derniers appartiennent spécialement aux pays chauds ou aux régions méridionales : à la Grèce, à l'Italie, aux îles de l'Archipel et des Canaries, à l'Espagne, au Roussillon, à la Provence, au Languedoc qui fournit les muscats de *Frontignan*, de *Lunel*.

Les *vins doux*, dits *de liqueur*, se différencient des secs, en ce que, dans le vin sec, la matière sucrée est toute convertie en vin, parce qu'elle se trouve juste en proportion convenable pour produire dans la fermentation, la quantité d'alcool nécessaire pour établir un mélange parfait; tandis que dans les vins doux, la grande quantité de matière sucrée contenue dans les raisins, est telle, qu'il en reste encore beaucoup après que la fermentation sensible a cessé, et que cette fermentation est arrêtée par l'alcool déjà formé. Cette surabondance existe dans presque tous les vins muscats. Tels sont ceux de *Malvoisie*, d'*Arbois*, de *Rivesaltes*, de *Frontignan*, de la *Ciotat*, de *Condrieux*. Dans les années où les raisins ne mûrissent pas complétement dans ces contrées, on les expose long-temps au soleil; on les met dans des fours, où l'on en concentre le moût en les faisant bouillir, afin d'augmenter les proportions relatives de la matière sucrée.

On conçoit actuellement que les vins doux ayant conservé beaucoup de mucilage et de matière sucrée libre, doivent être beaucoup plus nourrissans que les secs.

Les vins doux sont, en effet, très-nourrissans. Ils tiennent le ventre libre; ils sont amis des poumons et favorisent l'expectoration : ils conviennent par conséquent aux convalescens, aux personnes maigres, faibles, valétudinaires ou épuisées, et qui sont sujettes à la toux.

APHOR. 76.

Vin Rouge.

Si vinum rubrum nimium quando què bibatur,
Venter stipatur, vos limpida turbificatur.

Si du vin rouge avec excès tu bois,
Il serrera ton ventre et grossira ta voix.

Les vins rouges contiennent plus de tartre et de matière sucrée que les blancs secs, ou même que les vins blancs en général. Aussi, sont-ils plus nourrissans et plus toniques. Ils conviennent aux hommes forts et robustes, aux pituiteux, et à ceux qui suent aisément ; mais ils passent moins vite que les blancs.

Les bons vins ont un parfum suave et qui approche de la framboise ; ils aident à la digestion, réparent les forces et conviennent aux vieillards et aux individus faibles et languissans. Les meilleurs sont ceux qui ont de deux à quatre ans, qu'on nomme de *deux*, *trois* ou *quatre feuilles*. La plupart des vins perdent, au bout de sept à huit ans, leur qualité et leur force. Ils se détériorent, deviennent insipides, mais le plus souvent amers ou aigres.

Les vins rouges les plus estimés sont ceux de Bourgogne, qui sont, de tous les vins de France, les plus exquis et les plus salutaires. Ils sont amis de l'estomac sans être capiteux. Ceux du *Clos-Vougeot* et de *Chambertin* sont plus renommés que ceux de *Nuits*, de *Tonnerre* et de *Beaune*. Mais ces vins se gâtent au bout de quatre ans, tandis que ceux de Bordeaux s'améliorent en vieillissant.

Les vins de Lyon sont aussi d'une qualité excellente, et se conservent plus long-temps que ceux de Bourgogne.

Ceux de Champagne sont légers et chauds, ils ont un goût acide-doux, et un parfum agréable; ils sont capiteux et diurétiques.

Bordeaux, *Médoc*, *Grave*, *Pontac*, etc., donnent des vins très-agréables ou goût, nourrissans, stomachiques et peu enivrans.

Les vins d'Orléans sont forts, chauds, capiteux; ils peuvent se garder six ans.

Les vins d'Anjou sont doux, spiritueux, très-nourrissans, et vieillissent beaucoup.

Les vins de la *Franche-Comté* passent pour agréables et salutaires. Le vin blanc d'Arbois mérite la grande réputation dont il jouit.

Les vins du Poitou ont de l'acidité et peu de force.

Ceux de Paris sont verts, aigres, exécrables.

Les vins de Provence, généreux, ardens enivrans, présentent une saveur agréable. Les meilleurs sont ceux de *Lamarque* et de *Gemenos*, proche Toulon; de *Roquevaire*, d'*Aubagne* et de

Cante-Perdrix; les vins blancs de *Cassis*, de *Canes*, les vins muscats de *Saint-Laurens*, de la *Ciotat* et de *Cuers*.

Les vins du *Dauphiné* sont généreux et d'un bon goût; ceux de l'*Hermitage* et de *Côte-Rotie* ont une saveur très-agréable et sont très-stomachiques.

Les vins de Languedoc sont très-généreux et portent promptement à la tête. Les meilleurs sont : ceux de *Perpignan*, rouges ou blancs; après eux viennent les muscats de *Frontignan*, de *Lunel*, de *Tavel* : et le vin de *St.-George*, qui est rouge, chaud et très-tonique, quand il a depuis trois à douze ans; après ce temps, il perd beaucoup de sa force, avec sa couleur, qui reste au tartre qui s'attache aux bouteilles.

Aux environs d'*Albi*, dans le département du *Tarn*, on a les vins de *Gaillac*, gros et généreux, qu'on envoie en Amérique; les vins légers, agréables, mais acidules d'*Arthés*, de *Cunac* et de *Caysaguet*. Le vin blanc de Gaillac est doux et assez agréable. On recueille sur les bords du Tarn, à quinze, vingt lieues de sa source, des vins légers fort agréables au goût. Tels sont ceux de la *Cairelié*, de *Trebas*, de *Combradet*, et notamment le fameux vin du *Roc d'Osan*, qui nous appartient.

Les vins de *Varens* et de *Millars*, près de *Ville-franche* d'Aveyron, possèdent une saveur et une délicatesse qui les rendent très-agréables à boire.

ils portent peu à la tête, et constituent, peut-être après le Bourgogne et le vieux Bordeaux, le meilleur vin d'ordinaire, dont on peut boire le plus impunément.

Quant aux vins étrangers, dans l'ancien temps, comme aujourd'hui, les vins de *Chypre*, de *Candie*, de *Stancou*, de *Chio* et de *Metelen*, ont été très-recherchés par leurs qualités excellentes, leur parfum très-suave, leur douceur et leur goût très-agréable. Ces vins de liqueur sont comparables au nectar.

Un des meilleurs vins qu'on puisse boire, est le vin du *Cap*, particulièrement le vin de *Constance*.

Les vins d'*Italie*, de *Vénise*, de *Naples*, de *Tarente*, de *Syracuse*, de *Florence*, de *Perouse* sont très-bons, surtout le vin d'*Albe*, de *Montéfiascone*.

Les vins d'Espagne sont très-généreux, toniques, agréables au goût ; on doit mettre en première ligne le vin d'*Alicante*, de *Teinte*, de *Xerès*, de *Rota*, des *Canaries*, de *Madère*. Presque tous ces vins sont cuits ; c'est pourquoi ils peuvent se garder long-temps.

Le vin de *Malaga* est fortifiant et très-nourrissant. Il se conserve fort long-temps, ainsi que les autres vins d'Espagne. Le vieux Malaga convient particulièrement aux convalescens, aux personnes faibles et aux vieillards. Il est fort difficile de s'en procurer du véritable, et l'on vend beaucoup d'hydromel vineux pour du vin de Malaga.

Les vins d'*Allemagne* ont des qualités opposées

à ceux d'*Espagne ;* le raisin ayant de la peine à mûrir dans ces climats froids, les vins y sont légers et acides. Tels sont ceux du *Rhin*, de la *Moselle* et du *Mein*. Les vins de *Hongrie* sont estimés, particulièrement celui de *Tokai*, qui est fort délicat et très-agréable.

Quand l'école de *Salerne* accuse les vins rouges de gâter la voix, elle veut désigner ces vins gros et acerbes, qui peuvent quelquefois rendre la voix rauque ; ils resserrent aussi le ventre, par leurs qualités chaudes et astringentes.

—

APHOR. 77.

Effets du Vin.

Gignit et humores melius vinum meliores :
Si fuerit nigrum, corpus reddet tibi pigrum.
Hinc sit maturum et clarum, subtile, vetusque,
Et benè limphatum, saliens, moderamine sumptum.

Meilleur vin, meilleures humeurs,
Quant au vin noir, épais, sans nulle transparence,
Il produit dans nos corps du phlegme en abondance,
Et nous cause des pesanteurs.
Dans vos repas que l'on vous verse
D'un vin clair, fin, mûr, vieux, mais sans en faire abus,
Et que des nymphes le commerce
Tempère les feux de Bacchus.

Nous avons donné dans les deux chapitres précédens, tous les conseils qui peuvent se rapporter à cet aphorisme. Autant le bon vin peut être utile à nos corps, autant le mauvais vin leur est nuisible. Les vins verts et piquans irritent l'estomac, causent des aigreurs, des vents, des indigestions, des flux de ventre.

Les vins *gros*, *noirs*, *épais*, sont difficiles à digérer, produisent des pesanteurs, des humeurs saburrales, putrides, des obstructions. Ces deux qualités de vins favorisent la formation de la gravelle et de la pierre.

Les vins *rouges*, biens mûrs et bien clarifiés sont à préférer aux vins blancs, en général, qui sont pour la plupart faibles, légers, moins chauds et moins nourrissans que les vins rouges; ils augmentent la sécrétion des urines. Les vins blancs conviennent aux hommes de lettres; aux individus sanguins ou bilieux; aux personnes grasses, replettes. Galien assure que l'usage habituel ou excessif de ces vins, nuit à la digestion et est contraire aux goutteux.

Les hommes de cabinet qui font peu d'exercice se trouveront bien de l'usage des vins *paillets* ou *clairets*, qui passent bien et sont très-salubres; mais qu'ils en prennent avec modération, car ils attaquent les nerfs.

Les vins *jaunes* sont, de tous les vins, les plus chauds; ils irritent, dessèchent la fibre et les nerfs.

Les vins de *Crète*, de *Malvoisie* et beaucoup de vins de France ont cette couleur.

Il va sans dire que les vins *factices* ou *frelatés*, *altérés*, *lithargirés*, dont il se boit tant à *Paris*, sont très-insalubres, malfaisans, produisant des coliques, des inflammations d'entrailles, etc.

Les vins *soufrés* ou *mutés*, et qui sentent le soufre et en conservent quelquefois le goût, sont fort malsains à cause de l'acide sulfureux qu'ils contiennent. Ils altèrent, ils irritent la poitrine, provoquent la toux, échauffent considérablement et agacent les nerfs. J'ai eu souvent à souffrir des vins que je buvais à Millau; on les conserve pour la plupart par le moyen du soufre, ce que l'on nomme *allumer*, parce qu'on fait brûler des mèches soufrées ou des allumettes dans le tonneau.

APHOR. 78.

Du Moût.

Provocat urinam mustum; citò solvit et inflat.

Le moût fait uriner et purge promptement;
Mais il nous gonfle assez souvent.

Le moût n'est autre chose que le jus du raisin

qui n'a pas encore subi la fermentation spiritueuse. Ce moût prend le nom de *vin bourru* quand la fermentation a été arrêtée avant d'être complète. Ce vin est trouble, épais, a une saveur douce, sucrée ; il est agréable à boire, mais il cause des aigreurs, des vents, des indigestions, des gonflemens de ventre, la diarrhée ; il ne convient point surtout aux bilieux, aux pituiteux, aux personnes qui ont de l'embonpoint. Le moût étant très-nourrissant ; les individus maigres et d'une constitution sèche, en useraient avec moins de danger.

Nous ne croyons pas le moût bien propre à provoquer l'excrétion des urines. Sa vertu laxative est mieux établie, et surtout celle de gonfler.

APHOR. 79.

De la Soupe au vin.

Bis duo vipa facit : mundat dentes, dat acutum
Visum ; quod minus est implens, minuens quod abundat;
Ingeniumque acuit. Replet, minuit tamen, offa.

La soupe au vin ou soupe au perroquet,
Blanchit nos dents, éclaircit notre vue,
Remplit le vide et le plein diminue,
Donne à l'esprit plus d'un bon trait.
Pour l'autre soupe bien connue,

Elle nòus remplit sans effet ;
Car elle maigrit par le fait.

La *soupe au vin*, dite au *perroquet*, n'est autre que du pain trempé dans le vin. Les enfans aiment assez cette soupe. Si l'on en use à la fin du repas, elle ne peut être malfaisante; prise à jeun ou en commençant le repas, elle présente les inconvéniens que nous avons signalés pour le vin pur, bu avant le dîner ou sur la soupe : c'est-à-dire, d'échauffer, de stimuler les organes digestifs.

Quant aux vertus que cette sentence attribue à la soupe au vin, elle peut, à la vérité, par sa vertu tonique, nettoyer, fortifier les gencives, et par-là blanchir les dents; mais c'est lui faire trop d'honneur que de lui attribuer la propriété d'éclaircir la vue et d'aiguiser l'esprit.

Pour ce qui est de la soupe ordinaire, préparée avec les substances animales ou végétales, elle est bien loin d'occasioner l'amaigrissement; car étant un excellent aliment, très-nourrissant et d'une digestion fort aisée, elle est propre à engraisser, par le bon jus et l'excellent chyle qu'elle fournit; sous ce rapport, il est vrai qu'elle remplit et rassasie. C'est donc commettre une grande hérésie *hygiénique* que de dire que la soupe est un poison lent : oui, répondit un homme de lettres, il faut qu'elle soit un poison bien lent, car il y a cent ans que j'en prends matin et soir.

APHOR. 80.

Du Cidre.

Jam sua neustriaci jactent pyra, pomaque campi ;
De quibus elicies mustum calidosque liquores,
Quos si sorbebis, pinguesces atque valebis.

Ô Normands, qui passez pour les plus francs des hommes!
Vous pouvez nous vanter vos poires et vos pommes ,
  Dont vous retirez aisément ,
  Par le piston et par la presse,
  Ce cidre doux et même ardent
  Qui vous nourrit et vous engraisse.

Le CIDRE, *pomaceum*, est le suc des pommes,
qui a subi la fermentation vineuse. On croit que cette
liqueur nous est venue d'Afrique et que les Maures
l'ont apportée en Espagne , d'où elle a passé en
Normandie et dans d'autres contrées , particulièrement en Angleterre et dans l'Amérique du Nord,
où l'on en prépare une grande quantité. Il est certain que cette boisson est très-ancienne : les Anciens
l'appelaient *sichar*, que Saint Gérôme a traduit par
sicera, d'où l'on a fait cidre. Les Grecs et les Romains ont fait du *vin de pomme*. On conçoit que
les qualités du cidre doivent varier autant que celles
des pommes qu'on emploie pour le fabriquer. On
distingue en Normandie, le cidre de pommes,
pommé, de celui de poires, *poiré*. Le pommé est

de couleur orange, et le poiré, de couleur blanche. Le poiré est plus léger et moins nourrissant que le pommé.

Les cidres qui n'ont point fermenté ou même ceux qui sont préparés avec des pommes douces ou d'une bonne espèce, sont nommés doux. Les cidres nouveaux sont plus ou moins doux pendant six mois, et même plus long-temps, surtout si pendant la fermentation secondaire, on a soin de les transvaser plusieurs fois. Moins les *cidres doux* ont fermenté, plus ils sont pesans, indigestes, venteux, laxatifs, ou causent la *colique végétale*.

Mais quand le cidre a complété sa fermentation, et deux ou trois mois après celle-ci; quand enfin, il a passé à son état de cidre véritable, il forme une boisson douce, un peu piquante, gazeuse; elle est alors très-saine, agréable, généreuse nourrissante et même adoucissante. Cette liqueur est véritablement spiritueuse, susceptible d'enivrer; on en retire de l'eau-de-vie qui ne le cède en rien à l'eau-de-vie de vin, et un alcool semblable à celui que fournit la distillation de l'eau-de-vie ordinaire. Seulement, l'esprit de cidre conserve un petit goût de fruit dont il est difficile de le dépouiller entièrement.

Le cidre de la *Normandie* peut se conserver trois ou quatre ans.

Les *gros* CIDRES *parés* se gardent pendant hui ans sans altération; ils se rapprochent des vins de *Champagne* non mousseux, et peuvent se donner

14

comme toniques, à la manière du vin ordinaire. Le docteur Rush assure que si l'on fait bouillir deux barils de moût de cidre jusqu'à la réduction de la moitié, qu'on le laisse ensuite fermenter, et qu'on le garde deux ou trois ans dans un caveau bien sec, le vin qui en résulte, et qu'il nomme *vin de Pomone*, a le goût du vin de Malaga ou du vin du Rhin, et les égale en bonté.

Les *cidres moyens* fournissent une boisson très-salutaire, légèrement nourrissante, rafraîchissante et diurétique; ils conviennent particulièrement aux sanguins, aux bilieux, aux individus nerveux, maigres et faibles. On les conseille dans certaines affections chroniques de la poitrine, du bas-ventre et des organes urinaires; dans l'hypocondrie, les obstructions et dans le scorbut. L'usage du cidre, comme celui de la bière, préserve, dit-on, de la gravelle et de la pierre; comment concilier cette assertion avec celle de quelques autres auteurs qui l'accusent d'engendrer la goutte?

Les *petits cidres* sont légers, beaucoup moins nourrissans, et peuvent servir en quelque sorte de tisane rafraîchissante; ils deviennent facilement aigres et ne se conservent pas.

Le POIRÉ, *pyraceum*, est plus léger, moins nourrissant et moins salutaire que le cidre; étant plus spiritueux que lui, il fournit, par la distillation, une plus grande quantité d'eau-de-vie.

Le poiré irrite les nerfs, cause des tremblemens,

la paralysie, etc.; on peut en faire un très-bon vinaigre.

L'HYDROMEL VINEUX est une dissolution de miel dans l'eau, qui a subi la fermentation vineuse. On fait dissoudre du miel dans l'eau, jusqu'à ce qu'un œuf puisse se soutenir au-dessus de la liqueur. Après l'avoir fait cuire, écumer, puis fermenter, on l'enferme dans des tonneaux, comme le vin. Cette boisson est une espèce de liqueur très-agréable, qui ressemble beaucoup au vin doux de Languedoc et de l'Espagne, et qui peut enivrer comme ces vins; elle est saine si l'on en use avec modération, et convient aux personnes nerveuses, asthmatiques, et dans les autres maladies de poitrine.

L'hydromel se conserve long-temps; quand il est vieux, il perd entièrement le goût du miel. Lorsqu'il est nouveau, il produit souvent des indigestions, des nausées, la diarrhée, etc.

L'hydromel fait les délices des habitans de la Lithuanie, de la Pologne et de la Moscovie; on le préfère même au meilleur vin. On en prépare dans ce pays une si grande quantité, qu'on n'a presque plus besoin d'autre boisson. Il y en a surtout une espèce, qui porte le nom de *lipets*, qui est aussi claire que le vin de Champagne, qui pétille comme lui, et que bien des gens préfèrent à ce fameux vin, soit pour la force, soit pour le goût.

14..

APHOR. 81.

De la Bière.

Non acidum sapiat ceroisia; sit benè clara ;
Ex granis sit cocta bonis ; satis ac veterata ;
De quâ potetur, stomachum non indè gravetur.

> Toute bière, pour être saine,
> Doit être faite d'un bon grain;
> Bien cuite avec un bon levain;
> Toujours claire, assez ancienne,
> Ne laissant point, par son aigreur,
> Sur l'estomac de pesanteur.

Tout le monde sait que la bière, nommée autrefois *cervoise*, est une boisson vineuse, faite avec l'orge ou toute autre semence céréale. On laisse macérer ces grains jusqu'à ce qu'ils se gonflent et commencent à germer; on les met ensuite sécher au soleil ou au four, afin de pouvoir les réduire en une farine grossière, qu'on fait cuire dans l'eau; on passe la liqueur et l'on remet la colature sur le feu avec des fleurs de houblon; on l'agite et on la calc de nouveau; enfin, après avoir ajouté de la levure de bière, on la laisse fermenter. Lorsque la liqueur a déposé ses fesces et se trouve bien éclaircie, on l'enferme dans des tonneaux.

On peut préparer aussi de la bière avec la décoction des feuilles, des tiges et des racines de quelques végétaux. On peut encore employer le blé l'avoine, le seigle. On se sert tout de même du millet, en Tartarie; du riz, aux Indes orientales; du maïs, en Amérique; de *l'holeus spicatus*, en Afrique. On peut aussi en faire avec la réglisse, la patate, la pomme de terre, la racine de chiendent, avec les rameaux de boulaux, de pins, de sapins et plusieurs autres végétaux. Cook en composa d'assez bonne à la *Nouvelle-Hollande*, avec des *melaleuca*, fort ressemblans aux pins, et en rafraîchit son équipage.

Nous n'allons parler que de la bière ordinaire, faite avec l'orge et le houblon. On divise les bières en bières légères, ou qui contiennent une plus grande portion d'eau, dans lesquelles se rangent la plupart des *ailes* des ANGLAIS, et la petite bière des FRANÇAIS; et en bières fortes, qui comprennent le *porter* des ANGLAIS.

Les petites bières sont bonnes pour calmer la soif et la chaleur de l'été; faciliter la sécrétion et l'excrétion des urines; rafraîchir le sang et les humeurs; lâcher le ventre et même aider à la transpiration insensible. L'usage de ces bières préserve, dit-on, de la pierre.

Les bierres fortes et les meilleurs *porter Anglais* sont des espèces de robs qui ne ressemblent pas du tout à nos bières. Ces liqueurs, fortement chargées de principes sucrés, extractifs, et alcooliques, sont plus nourrissantes et aussi enivrantes que nos meilleurs vins.

La bière en général, ou qui n'est ni trop forte, ni trop faible, est une boisson très-saine, plus nourrissante et moins échauffante que le vin. Les habitans du Nord, qui en usent beaucoup, sont forts et bien portans. Il faut cependant en prendre avec modération, son excès étant capable d'enivrer, et particulièrement de gonfler le ventre, de causer des vens et la diarrhée; elle peut aussi occasioner, surtout lorsqu'elle est nouvelle, une espèce de gonorrhée, qu'on guérit, à la vérité, fort aisément.

La bonne bière doit être limpide, bien clarifiée, d'une bonne couleur, d'une saveur agréable, et faite depuis trois mois au moins, mais n'ayant pas au-delà d'un an. Lorsqu'on la trouve amère, c'est qu'elle contient ordinairement de l'absinthe. Toute bière qui est aigre et corrompue, est d'un usage dangereux. Les Anglais sont de grands buveurs de bière. Il se fabrique en Angleterre un million et demi de tonneaux de bière par an. Ce pays a quarante mille cabarets ordinaires pour la vente de cette liqueur, dont plus de six cents dans la capitale. La consommation de Londres se monte à cent soixante-huit millions, de *porter* seulement,

APHOR. 82.

Effets de la Bière et du Vinaigre.

Crassos humores nutrit cervisia, vires
Præstat et augmentat carnem, generat que cruorem,
Provocat urinam, ventrem quoque mollit et inflat
Frigefacit modicum, sed plus dessicat acetum.
Frigefacit, macerat, melanch dat, sperma minorat,
Siccos infestat nervos et pinguia siccat.

La bière engendre un phlegme épais,
Beaucoup de chair fixe ou coulante;
Elle fait uriner et nos forces augmente;
Mais elle a cela de mauvais,
Qu'elle gonfle de vents et donne la courante.
Le vinaigre est fort sain, s'il n'est pris à l'excès;
Car alors il maigrit, et par la fièvre lente,
Consume notre corps, dont les nerfs desséchés
Ne jouent plus avec succès.
Aussi cette boisson brûlante
Du ménage trouble la paix,
Car le mari, qui n'en peut mais,
Rend sa moitié fort mécontente.

Le vinaigre est une liqueur acide et spiritueuse, produite par la fermentation *acéteuse* ou *acide*, qui succède à la fermentation vineuse, dans les substances végétales. On le retire principalement du vin, de la bière, du cidre ou du poiré; mais le vinaigre fait avec le vin est, de beaucoup, préférable aux autres. Les acides et l'acide acétique pur, lui-même, ne sont pas du vinaigre, et ne sauraient le suppléer dans les usages économiques

Le vinaigre est rafraîchissant, tempérant, anti-bilieux et anti-putride. Mêlée aux alimens et à la salade, cette liqueur est agréable à tout le monde, et convient principalement aux bilieux, aux sanguins et aux individus gras, replets.

Elle est nuisible, au contraire, aux sujets nerveux, irritables, faibles ou maigres.

Le vinaigre excite l'action de l'estomac, provoque l'appétit et aide à la digestion.

Le vinaigre, étendu dans beaucoup d'eau et uni au sucre, constitue une boisson agréable, tempérante, fort propre à désaltérer; on en frotte les narines et les tempes des individus asphyxiés, et on leur en verse dans la bouche. On sait que chaque soldat de Rome et de Carthage était obligé de porter une bouteille de vinaigre dans leurs marches; ils le mêlaient avec de l'eau, et c'était leur boisson ordinaire. Ce breuvage les désaltérait, les rafraîchissait et les préservait des fièvres putrides, malignes, etc. Nos soldats remplissent leur gourde d'eau-de-vie, qui a surtout le grand désavantage de les accoutumer à l'usage de cette boisson, dont ils ne tardent pas à faire un usage immodéré, et dont ils ne peuvent plus se priver.

L'usage excessif du vinaigre crispe, irrite les solides et les nerfs; trouble la circulation des fluides;

brûle, dessèche le corps, et ne tarde pas à le jeter dans un amaigrissement considérable.

Comme rafraîchissant, et par sa vertu de maigrir, il devient un anti-aphrodisiaque. Ce n'est donc pas tout-à-fait sans raison que l'école de Salerne lui attribue la vertu d'être peu favorable aux plaisirs de Vénus.

—

APHOR. 83.

Du Café.

Impedit atque facit somnos, capitisque dolores
Tollere caffeum novit, stomachique vapores ;
Urinare facit ; crebrò muliebria movit :
Hoc cape selectum, validum, mediocriter ustum.

Le café bon pour la migraine,
Ou fait fuir le sommeil ou bien il le ramène :
De l'estomac, il chasse les vapeurs ;
Il provoque l'urine, et des femmes les fleurs.
Qu'il soit sain, bien choisi, pas trop rôti d'ailleurs.

Le café est la semence du fruit du cafeyer, qui a été apporté en 1710, par les Hollandais, de *Moka* à *Batavia*; de *Batavia*, à *Amsterdam*; de cette dernière ville, à *Paris*; et de *Paris*, à la *Martinique*, à *Saint-Domingue* et aux autres îles de l'Amérique, où on le cultive avec le plus grand

succès; mais on prenait déjà du café à Constanti-
nople, vers le milieu du 17.me siècle. Le fruit du
cafeyer est rouge et de la grosseur de nos cerises;
dans sa parfaite maturité, il devient brun et se
réduit, par la dessication, au volume d'une baie de
laurier : sa chair sert d'enveloppe à deux coques
ovales, qui contiennent chacune une semence ovale,
convexes d'un côté, planes et creusées en goutière,
de l'autre; enfin, ces semences, dépouillées de leur
enveloppe propre et commune, constituent le café
que tout le monde connaît. Le meilleur nous vient
de Moka; après celui-ci, qui est d'une qualité supé-
rieure, la Virginie fournit le plus estimé, surtout
quand il a dix ans d'ancienneté.

La torréfaction du café exige beaucoup de soin
et d'attention; elle ne doit pas aller jusqu'au brun-
noirâtre. Le café bien torréfié doit être de couleur
d'habit de capucin un peu foncé, de cannelle ou
de tabac râpé.

La meilleure manière de préparer du bon café,
consiste à verser sur demi-once ou une once de
poudre de café, quatre onces d'eau bouillante, et
laisser infuser et reposer pendant un quart d'heure
sans bouillir. La décoction du café fait évaporer
les parties volatiles ou l'arome, qui est ce qu'il a de
plus précieux et de plus agréable, sans compter
qu'elle lui communique de l'amertume. Il est sans
doute inutile de dire que la chicorée, les pois chiches torréfiés n'ont aucune des propriétés du café.

On annonce que les graines torréfiées du blé noir ou sarrasin, donnent une sorte de café d'un très-bon goût et très-sain.

La liqueur délicieuse qu'on nomme café, fournit un des plus doux toniques et des moins dangereux. Prise avec modération, elle réchauffe doucement et agréablement l'estomac, augmente son action digestive, anime le système de la circulation, car elle accélère le pouls et les sécrétions. Le café excite même les fonctions de l'entendement, provoque la gaieté et éguise l'esprit. Cette boisson convient donc aux tempéramens lymphatiques ou pituiteux, aux individus qui ont de l'embonpoint ou qui sont faibles, cacochymes et qui ont les digestions longues, difficiles, et la migraine qui s'ensuit; aux hommes de lettres, aux asthmatiques; enfin, dans tous les cas de relâchement et d'atonie, et dans les suppressions des règles dues à une pareille cause.

Le café est contraire, en général, aux jeunes gens, aux constitutions sanguines, bilieuses, atra-bilaires; aux individus maigres, irritables ou doués d'un tempérament chaud; à ceux qui digèrent promptement, ou qui sont sujets aux éruptions de la peau ou aux hémorrhoïdes, aux femmes nerveuses ou qui ont eu de fausses couches.

Les individus accoutumés au café en continueront l'usage modéré, s'ils s'en trouvent bien, s'il ne produit chez eux ni échauffement, ni insomnie.

Quant à ceux qui n'ont pas l'habitude de cette boisson, quelqu'agréable qu'elle soit, nous leur conseillons de s'en passer, s'ils se portent bien d'ailleurs, encore plus s'ils en éprouvent des chaleurs d'estomac et l'insomnie, ou d'autres incommodités.

Il est actuellement facile d'expliquer et de vérifier la vérité de la sentence de l'école de Salerne, que le café fait dormir ou qu'il procure l'insomnie, selon le tempérament, l'âge, l'état de la personne qui prend de cette liqueur, et surtout selon qu'elle est ou non habituée à son usage. L'abus du café ne peut être que malfaisant, d'après sa vertu tonique et stimulante connue. Il agace, irrite fortement le genre nerveux, augmente sa mobilité, produit le tremblement, la paralysie, la dispepsie, les faiblesses d'estomac : enfin des inflammations chroniques du canal digestif et des organes du bas-ventre. Nous avons dit que le café activait toutes les sécrétions, et par conséquent celle des urines ; mais il n'a aucune vertu diurétique spéciale. On l'administre à très-forte dose, dans l'empoisonnement causé par l'*opium*.

Nous conseillons aux personnes qui se portent bien, de ne prendre que rarement du café après quelques grands repas, ou dans les circonstances où ils auront besoin d'égayer leur esprit ou leur imagination par cette boisson agréable, légèrement stimulante et lœtifiante. Le café a, dit-on, la vertu de dissiper l'ivresse.

Le café vous présente une heureuse liqueur,
Qui d'un vin trop fumeux dissipe la vapeur.

DELILLE.

—

APHOR. 84.

Du Café et des Liqueurs.

Præludant offæ, præcludat prandia coffe.
Dulciter invadit, sed duriter ilia radit
Spiritus ex vino quem fundit dextra popino.

Que la soupe commence et le café termine.
Les liqueurs que nous verse une main assassine,
Flattent notre palais bien agréablement;
    Mais nous brûlent fort promptement.

Nous n'avons rien à ajouter à la bonté de cet aphorisme, surtout d'après ce que nous avons dit plus haut, au sujet du café et sur le danger des boissons alcooliques.

Après le café, nous devons parler du thé.

Le THÉ, *thea*, est la feuille de l'arbrisseau de ce nom, qui croît en Chine et au Japon, et qu'on roule, à suite d'une sorte de torréfaction, sur des platines de fer échauffées.

Tous les thés de commerce ont été divisés en deux grandes classes, qui sont : les *thés verts* et les *thés noirs*, et il y a beaucoup d'espèces de thé dans chacune de ces deux classes. Le *thé impérial* est très-rare en Europe ; le thé qu'on emploie en France est le plus fin de tous les thés verts. C'est le *thé haysœen*. Ses feuilles sont d'un vert tirant sur le gris, grandes, entières, bien roulées : son odeur est agréable, herbacée, aromatique. Le thé vieux a une odeur forte et âcre. C'est vers le milieu du 17.me siècle, que les *Hollandais* importèrent le thé en Europe. Le thé, d'après l'analyse de M. Cadet, contient une matière extractive, du mucilage, beaucoup de résine, de l'acide gallique et du tannin.

Le thé est la boisson ordinaire des Chinois ; il leur est nécessaire pour corriger leurs eaux malsaines et désagréables au goût. On sait qu'ils prennent toutes leurs boissons chaudes. Ce fut en 1666 que la reine Catherine, femme de Charles II, qui en avait contracté l'habitude en Portugal, mit la boisson du thé à la mode à la Cour d'Angleterre : d'où elle se répandit bientôt dans toute l'Europe, surtout lorsque le médecin hollandais Bontekoë en eut fait le plus pompeux éloge dans un ouvrage imprimé en 1678.

Le thé, ou plutôt son infusion, est légèrement stomachique et diaphorétique. S'il a la vertu qu'on lui attribue généralement d'aider à une digestion pénible, il le doit à sa vertu aromatique, légèrement tonique, sinon à l'eau qui sert à sa préparation : il passe pour avoir une action sédative sur les nerfs. C'est pourquoi on le recommande contre l'insomnie, les spasmes nerveux : il donne, dit-on, de la gaieté et dissipe la sensation de fatigue. Si l'infusion du thé est trop chargée, ou s'il est trop fort, il est échauffant, excitant ou irritant. Un demi-gros de feuille de thé ou une pincée mise en infusion dans une livre d'eau chaude, l'espace de dix minutes, fournit la préparation la plus convenable.

Toutes les propriétés admirables qu'on attribue au thé, comme d'empêcher la formation des calculs, de la goutte; de guérir les maux d'yeux, la faiblesse de la vue, les obstructions, la colique, l'hydropisie, etc., ont été imaginées par les partisans enthousiastes de cette boisson.

Les inconvéniens qui résultent de l'abus du thé, sont une chose plus réelle. Il détruit la sensibilité nerveuse et l'irritabilité musculaire, d'où résultent la faiblesse des nerfs, les tremblemens, les convulsions, les vertiges, l'insomnie, la débilité de l'estomac, et tous les maux qu'elle entraîne : la perte de la mémoire, la langueur; enfin, il dessèche, énerve, noircit les dents, etc.

La température de la Chine étant presque analogue à celle de Paris, et l'arbre à thé se conservant fort bien dans nos serres, car il n'exige qu'une chaleur un peu au-dessus de celle de Paris, on pourrait le cultiver avec succès dans les départemens méridionaux de la France, comme on le fait depuis peu au Brésil et à Cayenne.

On a proposé, mais sans succès, de remplacer le thé par un grand nombre de plantes : la véronique officinale, nommée thé d'Europe; les feuilles du prunier sauvage ou épineux; l'infusion de sauge, de mélisse, du petit muguet, *asperula odorata*, dont le parfum est si doux; l'oranger, le tilleul, le romarin, l'anis, le genièvre, la coriandre et même le gingembre, dont les Anglais font beaucoup de cas, etc.

Le *thé* ou *vulnéraire* Suisse, est un mélange de menthes, d'origan, de mélisse, de sanicle, de bétoine, de centaurée et d'autres plantes aromatiques; mais ce faltranck n'est composé, le plus souvent, que d'herbes cueillies au hasard, et à vertus opposées ou nulles.

L'infusion de citronnelle, de feuilles de tilleul, d'amandier, de pêcher, de frêne, d'aubépine : et surtout celle de mirtile, pourrait en quelque sorte remplacer celle du thé; de même que celle que recommande l'école de Salerne, dans l'aphorisme suivant; mais c'est surtout la décoction des feuilles du *philadelphus*, qui étant d'une odeur et d'un goût agréables, peut être substituée au thé.

APHOR. 85.

Des choses qui corrigent la Boisson.

Salvia cum ruta faciunt tibi pocula tuta ;
Adde Rosæ florem, minuunt que potentis amorem.

Pour rendre saine une boisson,
De sauge avec de rue on fait l'infusion ;
Si l'on y joint la fleur de rose,
Rien ne tempère mieux les feux que l'amour cause.

La sauge et la rue sont deux plantes aromatiques, et par conséquent toniques. Leurs infusions sont très-saines lorsqu'il s'agit de fortifier l'estomac et relever les forces ; de combattre l'adynamie, la faiblesse et la septicité. L'addition de la fleur de rose à l'infusion, ne saurait qu'ajouter au principe actif de la rue et de la sauge, par son principe odorant, si suave, si doux, si favorable aux nerfs et aux sens extérieurs ; elle ne saurait donc lui nuire. La rose étant la vraie fleur de la volupté, elle est certainement plus propre à provoquer les désirs amoureux qu'à les diminuer.

APHOR. 86.

DU SOMMEIL.

Sex horis dormire sat est, juvenique senique ;
Septem vix pigro, nulli concedimus octo.

Au jeune homme, ainsi qu'au vieillard.
Six heures de sommeil la nature départ;
Le paresseux pourra dormir sept heures,
Nul n'en dormira huit sans de causes majeures.

Le sommeil est le silence des sens et des mouvemens volontaires.

Quelle est la cause du sommeil? Nous voudrions
pouvoir satisfaire, à ce sujet, la curiosité du lecteur,
mais les explications que donnent les écrivains, de
cet acte essentiel de la vie, ne sont que des hypothèses plus ou moins ingénieuses.

Le sommeil naturel dépend, en grande partie,
selon TOURTELLE, de la tension modérée du diaphragme; mais si cet organe est trop irrité, ou
lorsque les viscères épigastriques retiennent trop
d'action, le cerveau, dont l'activité dépend beaucoup de l'excitement du diaphragme, conserve la
tension, qui constitue l'état de veille, et l'on ne
peut s'endormir. Ainsi, les méditations trop longues, les travaux excessifs, la faiblesse qui accompagne les longues maladies, la vieillesse et les
épuisemens de tout genre, accumulent les forces

dans le centre épigastrique, entretiennent l'insomnie ou empêchent le sommeil.

Tandis que la détermination d'une certaine portion de forces vers le centre, et une tension modérée du diaphragme causent le sommeil naturel. Le froid produit de même le sommeil, en concentrant les forces vers l'intérieur. La digestion le détermine de la même manière; aussi tous les animaux ont une propension au sommeil, immédiatement après le repas, et l'on ne dort jamais mieux que sur la digestion.

Les phénomènes qui ont lieu pendant le sommeil sont : la lenteur du pouls, de la respiration, de la circulation du sang et des humeurs, et du mouvement péristaltique des intestins; la diminution des sécrétions et des excrétions, et surtout de la transpiration.

Le décubitus sur le dos ou sur le côté droit, ayant la tête un peu élevée, est la situation la plus favorable au sommeil.

La durée du sommeil doit varier selon l'âge, le sexe, le tempérament et les habitudes. Le fœtus est dans une sorte de sommeil dans le sein de sa mère. Les enfans dorment presque toujours lorsqu'ils viennent de naître : les prémices de nos jours ne sont donc qu'une sorte de léthargie. Les hommes semblent ne naître que pour se familiariser avec la mort, sous l'image trompeuse d'un doux sommeil. Enfin, plus on est jeune, plus on doit dormir.

Ainsi l'aphorisme de l'école de Salerne est faux, surtout quand il fixe la même durée de sommeil pour le jeune homme comme pour le vieillard. Les enfans avant l'âge de dix ans dorment ordinairement dix et douze heures, et s'en trouvent bien; huit ou neuf heures de sommeil conviennent, en général, à l'homme fait, tandis que le vieillard s'assoupit à peine quelques instans, ou ne dort que quatre ou cinq heures. Quelquefois même *Morphée* refuse entièrement de couronner de ses pavots somnifères, l'homme dont la vieillesse a blanchi les cheveux, desséché les nerfs et roidi les membres.

Les femmes et les individus doués d'un tempérament pituiteux, sanguin ou nerveux, ou analogue à celui des femmes, dorment plus long-temps que les hommes ordinaires.

Certaines personnes ont une propension particulière au sommeil ; elles dorment plus de dix heures et se portent très-bien. Nous avons vu plusieurs de ces grands dormeurs parvenir à une longue vieillesse, exempts d'infirmités. Nous avons vérifié la justesse de la remarque de Picquer, que les hommes dont la tête est fort grosse, dorment fort long-temps.

L'habitude influe beaucoup sur la durée du sommeil. Les sujets qui sont accoutumés à dormir long-temps, ne peuvent se priver de quelques heures de sommeil, sans être incommodés, tandis que d'autres jouissent d'une très-bonne santé, en ne prenant ordinairement que quelques heures de sommeil.

Il est donc d'une grande importance de régler sur ses besoins les heures et le temps de son sommeil : un juste milieu dans toutes les jouissances peut seul conserver la santé. Heureux le mortel qui, ne s'écartant jamais des lois de la modération, s'arrache des bras de Morphée lorsque ses forces sont réparées, et ne les énerve pas en y croupissant trop long-temps. Il conserve par ce moyen toute la force, toute la santé du corps et toute la liberté de son esprit; il n'est point enfin exténué de maigreur ni surchargé d'un embonpoint extrême.

Morphée ne pourra néanmoins vous procurer ces avantages, qu'autant que vous lui consacrerez le temps que la nature lui désigne; en effet, le soleil ne parcourt sa carrière qu'afin d'éclairer les travaux auxquels nous devons nous livrer pendant le jour. La nuit n'obscurcit à son tour, le ciel et la terre, qu'afin que le silence y règne, et que les humains, fatigués des exercices de la journée, réparent leurs forces dans le sein d'un paisible sommeil. Rien n'est donc plus contraire à la santé que de veiller la nuit. On reconnaît bientôt, à leur visage blême et défait, ces habitans efféminés des grandes villes, qui, selon l'expression vulgaire, font de la nuit le jour, et du jour la nuit. On n'enfreint point impunément les lois de la nature; c'est elle qui a marqué à l'homme, la nuit pour dormir et le jour pour veiller.

L'hiver est la saison du repos, et celle où l'on doit dormir le plus.

Le sommeil qui est troublé par des songes pénibles, bien loin de restaurer, ajoute à l'épuisement des forces ; mais les rêves et le sommeil pénible sont dus bien souvent aux excitations fortes que les passions vives de l'âme ont produites sur nous pendant l'état de veille. Tout le monde a pu faire des expériences, que les songes se rapportent ordinairement à ce qu'on a fait pendant le jour, comme l'a exprimé CLAUDIEN, dans les vers suivans;

Omnia quæ sensu volvuntur vota diurno,
Tempore nocturno, reddit amica quies.
Venator defessa toto cum membra reponit,
Mens tamen ad sylvas et sua lustra reddit,
Judicibus lites, aurigæ somnia currus, etc.

A ce qu'on fait le jour on songe dans la nuit :
Le juge, du Palais semble entendre le bruit ;
Le chasseur croit courir dessus la bête fauve ;
Et le cocher après le cheval qui se sauve.

———

APHOR. 87.

DE LA MÉRIDIENNE.

Sit brevis, aut nullus, tibi somnus meridianus.
Febris, pigrities, capitis dolor, atque catarrhus:
Hæc tibi proveniunt, ex somno meridiano.

Que le sommeil l'après-midi
Soit nul, ou qu'il soit racourci ;
Car à sa suite il n'est pas rare
D'avoir de la paresse et la migraine aussi,
La fièvre et même le catarrhe.

D'après le principe vrai que nous avons établi
dans l'article précédent, que la nuit est destinée
au sommeil, on doit conclure que le sommeil de
l'après-midi est contre nature. Cependant dans les
pays chauds, durant les chaleurs de l'été, et lorsqu'on en a pris l'habitude, l'on peut faire une
courte méridienne, immédiatement après le dîner ;
mais sans oublier les sages conseils de la présente
sentence, que le sommeil de l'après-midi soit nul
ou seulement d'un quart d'heure ; encore serez-vous
exposé à éprouver, après votre méridienne, un grand
engourdissement du corps et de tous les sens, et
la migraine ; mais il est bien rare que la fièvre se
mette de la partie, encore moins le catarrhe, qui
n'a rien à faire en pareille occurrence, si l'on n'a
point ressenti le froid pendant le sommeil.

Homère dit que Nestor faisait toujours un petit
sommeil après le repas. Cette coutume convient aux
individus maigres, faibles, qui digèrent mal, et aux
vieillards ; mais les personnes qui ne se lèvent point
de grand matin et celles qui sont disposées à
prendre beaucoup d'embonpoint, doivent s'abstenir
de la méridienne.

APHOR. 88.

DES HABITUDES.

Omnibus ossuetam jubeo servare dietam
Quod sic esse probo, nisi sit mutare necesse.
Hippocrates testis, quoniam sequitur mala pestis
Fortior hæc meta medicinæ certa diæta.

Ne changez point votre régime
Sans une cause légitime;
Hippocrate l'a dit, le moindre changement
Peut vous causer un grand dérangement.
La diète est toujours préférable
Au mal le moins considérable.

Que de commentaires et de détails ne comporterait point cet aphorisme, si l'on pouvait s'y livrer dans un article qui doit être restreint à de justes bornes!

Le régime, tel que l'envisage ici l'école de Salerne, ne concerne point seulement les règles de conduite sur le manger et sur le boire, mais encore sur l'usage modéré et bien entendu que l'on doit faire des six choses dites, si mal-à-propos, non naturelles. Telles sont : l'air, les alimens et la boisson; l'exercice et le repos; le sommeil et la veille; les sécrétions et les excrétions, et les passions.

Les seuls besoins naturels à remplir forment donc l'objet du régime; et comme chacun a ordinairement en cela sa manière de faire, ou des habitudes formées ; c'est cette manière ou ces habitudes que l'école de Salerne recommande de ne jamais changer sans une pressante nécessité. On a dit avec raison, que l'habitude est une seconde nature. En effet, l'habitude ou la coutume est, après la nature, le pouvoir le plus grand et le plus durable de tous, chez l'espèce humaine. La santé et la maladie sont soumises à son empire ; tout grand changement dans le régime alimentaire est dangereux. Des alimens peu salutaires conviennent mieux lorsqu'on y est habitué, que d'autres plus sains dont on n'a pas l'habitude. Ainsi, lorsqu'on est obligé de faire quelques changemens considérables dans le régime, il ne faut le faire que peu à peu, et à la longue, autrement on doit craindre des résultats fâcheux.

Ce que nous venons de dire touchant le régime alimentaire, s'applique parfaitement aux autres objets de régime en général : au sommeil et à la veille, à l'exercice et au repos, etc. Tout changement considérable, en un mot, dans la manière de vivre, peut devenir une cause déterminante de quelque maladie. Il faut donc éviter avec soin toute transition brusque dans sa conduite, par rapport à l'usage des choses qui servent à l'entretien de notre santé.

Quant à ceux qui n'ont point encore contracté d'habitudes, nous leur dirons avec Celse, liv. I, chap. 1.er :

« Un homme robuste qui se porte bien et qui est
» son maître, ne doit point s'assujettir à aucun ré-
» gime. Il n'a nullement besoin de médecin. Il doit
» mener un genre de vie fort varié : il faut qu'il soit
» tantôt à la campagne, tantôt à la ville, et plus
» souvent à la campagne. Qu'il navigue, qu'il
» chasse, qu'il se repose quelquefois, mais qu'il
» s'exerce souvent ; car le repos appesantit le corps,
» le travail le fortifie : l'un hâte la vieillesse, l'autre
» prolonge la jeunesse. Qu'il ne se prive d'aucun
» aliment dont le peuple fait usage ; qu'il se trouve
» quelquefois dans les festins, que d'autres fois il les
» évite ; qu'il mange tantôt plus qu'il ne faut, tantôt
» qu'il ne prenne juste que le nécessaire. Qu'il mange
» plutôt deux fois par jour qu'une, etc. Cette ma-
» nière de vivre et de s'exercer, est autant salu-
» taire qu'une conduite contraire serait dangereuse,
» car si quelques affaires obligent d'interrompre
» l'ordre des exercices et des autres choses aux-
» quelles on s'est accoutumé, le corps s'en trouve
» mal. »

Ce serait ici le lieu de parler des habitudes funestes
de fumer la pipe, de prendre du tabac, de jouer, etc.

Mais les fumeurs, les joueurs, les buveurs et les
débauchés, renonceront-ils jamais à leurs passions
effrénées. Outre qu'ils n'en ont guère la volonté,

« Jouerez-vous éternellement,
Vous qui jouez si malheureusement?
Disait une dame à son frère :

Je quitterai le jeu, reprit-il en colère,
    Quand vous quitterez vos amours.
Ah le méchant! dit-elle, il veut jouer toujours. »

———

APHOR. 89.

SUR LES HEURES DU DORMIR ET DU MANGER.

Surge quìntâ prande nonâ
Cæna quintâ, dormi nonâ,
Nec est morti vita prona.

Lever à cinq, dîner à neuf,
Souper à cinq, coucher à neuf,
Feront vivre nonante-neuf.

Du temps de François I.er on disait:

Lever à six, dîner à dix,
Souper à six, coucher à dix,
Vous feront vivre dix fois dix.

Nous avons ajouté, pour compléter en quelque sorte l'article des habitudes, l'aphorisme précédent, quoiqu'il n'appartienne pas à l'école de Salerne.

Les habitudes des Anciens, touchant le manger, se rapportent à ce qui se pratique aujourd'hui, avec cette différence, que l'on déjeûne à peu près aux heures que l'on dînait autrefois, et que l'on dîne quand nos ancêtres soupaient; mais nous sommes

bien loin de les imiter pour les heures de notre
sommeil. Aujourd'hui l'on se couche à l'heure où
l'on se levait autrefois. Ceci nous rapelle involon-
tairement le contraste qu'a établi l'auteur des *Pré-*
tendus, entre un bon gentilhomme campagnard et
une élégante de la Capitale, sur leur manière de
vivre :

> Je me lève au soleil naissant,
> Léger dispos et bien portant.
> — Je me couche au soleil levant, etc.

Quoi qu'il en soit des heures que l'on choisit
pour la fixation de ses habitudes, une fois que nous
avons pris la coutume de manger et de dormir à
des heures fixes, notre corps en prend l'habitude,
nos forces se proportionnent et s'attendent à ces
actes; elles comptent chaque jour régulièrement aux
mêmes instans à ces moyens de restauration. Notre
estomac sonne l'heure du repas, et notre corps
celle du sommeil et de la veille, aussi régulièrement
que le ferait une horloge. Le sommeil, le réveil re-
viennent le lendemain à point nommé, comme
si le tour d'un rouage ramenait les mêmes mouvemens; et rien ne rend ses fonctions si complètes
et si salutaires, que de les remplir régulièrement
à leur temps, ou aux heures qu'on en a pris la
coutume.

Il y a peu d'individus qui n'aient éprouvé sur
eux ce que peut l'empire tyrannique de l'habitude.
Qu'on ait pris, par exemple, la coutume d'uriner à

telle heure de la nuit, il est sûr que tous les jours, à la même heure, on sentira si fort le besoin d'uriner, qu'on ne pourra se dispenser de se livrer à cette fonction, ou plutôt de satisfaire à ce besoin.

Un prince de Venouse ne pouvait aller à la garde-robe qu'après avoir été rudement fouetté par son valet de chambre. Les lavemens et les autres moyens ne pouvaient rien sur lui; la douleur des coups de fouet était seule capable de lui lâcher le ventre, et le domestique lui administrait régulièrement ce singulier laxatif.

Il en est de même des quantités, que des heures où l'on prend ses alimens. Celui qui s'accoutume à manger et boire en certaines proportions fixes, sentira le besoin de s'y arrêter, car pour peu qu'il les dépasse, il en sera incommodé.

On est donc forcé de suivre ses habitudes quand elles sont enracinées, ou qu'on n'a pu s'en délivrer peu à peu; ainsi, rien n'est plus nécessaire, plus indispensable à l'établissement et à la conservation d'une santé ferme, et à la jouissance d'une vie heureuse, que de ne point contracter des habitudes, dans quelque genre que ce soit, encore moins de celles qui amènent l'épuisement des forces.

Ces conseils regardent surtout les jeunes gens qui se livrent au penchant funeste de l'onanisme; ils en contractent bientôt l'habitude, qu'ils ne peuvent plus vaincre, même avec la résolution la plus forte. Qu'ils sachent que presque tous les mastur-

bateurs périssent avant d'avoir vu le sixième lustre,
ou traînent une existence pleine de souffrances,
comme l'a si bien dépeint Thomas, dans son épître
au peuple :

> Vois ces spectres dorés s'avancer à pas lents,
> Traîner d'un corps usé les restes chancelans ;
> Et sur un front jauni qu'a ridé la mollesse,
> Etaler à trente ans leur précoce vieillesse.
> C'est la main du plaisir qui creuse leur tombeau,
> Et bienfaiteur du monde, il devient leur bourreau.

—

APHOR. 90.

DES CHOSES QUI GUÉRISSENT OU PRÉSERVENT DES MALADIES.

Ce qui fait du bien aux Reins.

Mingere cum bumbis res est saluberima lumbis.

> Qui pisse bien et largement,
> Donne à ses reins soulagement.

Les reins remplissent une fonction des plus majeures, celle de séparer l'urine du sang, de faire
la lessive de cette humeur. Deux canaux nommés
uretères portent ce liquide *lixiviel*, dans la vessie,
d'où il sort par le canal de l'urètre ; mais si cette
évacuation des urines n'a pas lieu librement, elles

refluent vers les uretères, les reins et le tissu cellu-
laire environnant ; gonflent ces parties, d'où la
tension du bas-ventre, la pesanteur des reins, le
malaise, l'anxiété : et à la suite, la rétention d'urine
et les divers maux qu'elle cause. D'un autre côté,
la vessie étant pleine et fort distendue, elle occupe
trop d'espace dans le bassin ; elle refoule, à droite
et à gauche, les parties flottantes dans le bas-ventre,
et presse davantage sur l'intestin rectum. Il en résulte la gêne dans les excrétions des urines et des
selles, le gonflement du ventre, les coliques et
même les vomissemens, la difficulté ou l'impossi-
bilité d'uriner, etc.

Mais les personnes qui urinent à plein canal ne
sont point exposées à ces maux, comme on le dit
avec raison dans cet aphorisme.

———

APHOR. 91.

Mauvais effets du moût sur les viscères du ventre.

Impedit urinam mustum, solvit cìtò ventrem
Hepatis emprhaxim, splenis generat, lapidem que.

Le moût empêche d'uriner ;
Il nous fait aller à la selle,
Engorge foie et rate et peut occasioner,
Le calcul ou bien la gravelle.

Le moût contient beaucoup de tartre et de matière extractive, mucilagineuse, épaisse. Il peut occasioner des pesanteurs, des indigestions, des saburres, et la diarrhée qui en est la suite. Il est aussi propre à favoriser la formation des obstructions des viscères du bas-ventre. On lui a attribué, je crois, fort gratuitement, la propriété d'engendrer la pierre, à cause du tartre qu'il renferme.

APHOR. 92.

Ce qui fait mal au Ventre.

Quatuor ex vento veniunt in ventre retento ;
Spasmus, hydrops, colica et vertigo: hæc res probat ipsa.

Des vents toute rétention
Cause plus d'une maladie :
Le noir vertige et la convulsion,
La colique et l'hydropisie.

La rétention des vents peut causer des maux de plusieurs sortes, dont les plus ordinaires sont : les coliques, les spasmes dans le bas-ventre, les étourdissemens, l'hydropisie sèche, dite tympanite; les douleurs dans diverses parties membraneuses ou musculaires, qui simulent les efforts et même les points de côté, comme je l'ai vu souvent dans la pratique ; mais ces souffrances ne sont point de longue durée, et disparaissent bientôt d'elles-mêmes.

C'est toujours bien fait que de lâcher les vents, quand la décence le permet. Nous ne croyons point cependant que quelqu'un soit mort de la rétention d'un vent, malgré les nombreuses histoires racontées à ce sujet, par des écrivains partisans du merveilleux.

APHOR. 93.

Ce qui dérange l'Ouïe.

Et mox post escam dormire, nimisque moveri :
Ista gravare solent auditus, ebrietasque.

S'endormir en sortant de table
Ou par une autre extrémité ;
Agir avec trop grande activité,
Et l'ivresse tant détestable,
Font que l'on n'entend pas avec facilité.

Cet aphorisme n'est pas d'un grand sens, ni fort exact. Le sommeil pris immédiatement après le repas du jour, rend le corps lourd et pesant, les sens obtus. Un mouvement excessif épuise et fatigue les sens. L'ivresse abrutit et rend hébété. Toutes ces choses appesantissent, engourdissent le sentiment, et rendent par conséquent l'ouïe moins libre, moins aisée ; mais il y en a beaucoup d'autres qu'on pourrait accuser avec plus de raison de produire cet effet. Enfin cet aphorisme ne vaut pas grand' chose. Le suivant, sur le même sujet, est plus exact et vrai.

———

APHOR. 94.

Ce qui cause le tintement d'oreille.

Motus, longa fames, vomitus, percussio, casus,
Ebrietas, frigus, tinnitum causat in aure.

Le tintement auquel ton oreille est en butte
Vient du vomissement, d'un coup ou d'une chute,
D'un excès de travail et d'une longue faim,
D'un froid sur la partie, ou de l'ivresse enfin.

Le bruissement, le tintement d'oreille, consiste dans un bruit imaginaire et plus ou moins importun, qu'on rapporte aux oreilles, le plus souvent accompagné de surdité légère ou forte. Les causes prochaines de cet état sont le mouvement du sang ou de l'air, et quelquefois l'illusion du sens de l'ouïe. Ces causes occasionelles sont très-nombreuses : parmi celles-là on peut ranger les causes rapportées dans le présent aphorisme. Les individus sujets aux tintemens d'oreilles, trouveront une énumération complète des causes qui ont pu produire leur infirmité et les moyens d'y porter soulagement, au mot BOURDONNEMENT de mon *dictionnaire de méde-cine pratique, mis à la portée des gens du monde,* en 4 vol., troisième édition.

———

APHOR. 95.

Ce qui fait mal aux yeux.

Balnea, vina, Venus, ventus, piper, allia, fumus,
Porrum cum cæpis, faba, lens, fletusque, sinapis,
Sol, coïtusque, ignis, labor, ictus, acumina, pulvis :
    Ista nocent oculis, sed vigilare magis.

Le vent, le bain, l'amour, l'ail, le vin, la lentille,
Le poivre, les oignons, les fèves, les porreaux,
La moutarde, les pleurs, le soleil quand il brille,
La poussière, le feu, les coups, les grands travaux,
    Aux yeux causent un grand dommage;
    Mais les veilles bien davantage.

Les diverses causes relatées dans cet aphorisme portent un grand préjudice à la vue, et tout le monde connaît trop bien les effets que produisent sur les yeux les diverses choses citées, pour qu'il soit nécessaire d'en donner ici l'explication.

Le bain, surtout si on le prend trop chaud, peut bien produire la rougeur momentanée des yeux, mais ne saurait leur causer aucun préjudice, puisqu'il leur est, au contraire, très-salutaire, et qu'on l'ordonne avec succès pour combattre leur inflammation.

Pour ce qui est des fèves et des lentilles, nous ne saurions reconnaître à ces légumes, quoiqu'indigestes, aucune propriété nuisible à la vue.

Il n'en est pas de même du vin. Tout le monde sait que les ivrognes ont tous les yeux rouges, et qu'ils se moquent du médecin qui leur dit de boire de l'eau. L'ivrogne est vraiment incapable de renoncer à sa passion effrénée pour le vin, quel que soit l'état de souffrance où il se trouve réduit.

> « Quand l'ivrogne Boivin fut vieux,
> Il avait l'œil humide et bordé d'écarlate;
> Un médecin lui dit, de la part d'Hippocrate:
> Ou renoncez à boire, ou vous perdrez les yeux.
>> Lors Boivin, fermant la paupière,
>> Adieu, dit-il, adieu lumière,
>> Jusqu'ici Boivin a trop vu;
>> Mais n'a pas encore assez bu.
>> Aveugle, je ferai connaître
>> Que j'obéis à la raison;
>> Il faut condamner la fenêtre,
>> Afin de sauver la maison. »

APHOR. 96.

Ce qui plaît à la vue.

Fons, speculum, gramen : hæc dant oculis relevamen ;
Manè igitur montes, sub serum invisito fontes.

Pour plaire aux yeux, faites-leur voir
La verdure des champs, l'eau coulante, un miroir.
Tel aspect leur est salutaire ;
Mais offrez-leur, pour mieux leur plaire,
Des coteaux le matin et des ruisseaux le soir.

Il est certain que, parmi les choses les plus agréables et qui flattent le plus la vue, sont une promenade au bord d'une claire fontaine ou d'un ruisseau limpide, et dans une prairie fraîche et verdoyante. Il en est de même de l'aspect des montagnes, où l'on peut saisir des points de vue admirables. Le miroir récrée aussi fort bien la vue ; quand l'amour de soi, inhérent à tous les hommes, ne porterait point l'individu à se contempler avec quelque satisfaction et à se trouver quelqu'agrément; car il n'est guère de personnes qui ne disent, comme le singe de la fable :

Mon portrait jusqu'ici ne m'a rien reproché.

APHOR. 97.

Eau pour les yeux.

Fœniculus, verbena, rosa et chelidonia, ruta :
Ex istis aqua fit quæ lumina reddit acuta.

Prenez fenouil, verveine, éclaire, rose et rue,
Distillez-en une eau fort bonne pour la vue.

Toutes ces eaux fort renommées pour les yeux, dans le temps où l'on croyait aux vertus spécifiques des plantes et de certaines recettes, ne peuvent être utiles à la vue que comme toniques et astringentes, c'est-à-dire, en donnant du ressort aux membranes et aux vaisseaux des yeux, lorsqu'ils sont affaiblis.

APHOR. 98.

Ce qui fait du bien aux dents.

Sic dentes serva : porrorum collige grana ;
Ne careas thure : hæc cum jusquiamo simul ure,
Sicque per imbotum fumum cape dente remotum.

Prenez, pour conserver vos dents,
Des graines de porreau, de jusquiame, et l'encens ;
Mettez le tout sur la braise allumée,
Et par un entonnoir prenez-en la fumée.

Pour prévenir la carie des dents et les douleurs qu'elles causent, il faut avoir soin de tenir la bouche propre et de bien nettoyer les dents, le matin et immédiatement après chaque repas.

La fumée aromatique de l'encens et de la graine de porreaux, peut avoir pour effet de raffermir les gencives, de fortifier les nerfs, d'arrêter les progrès de la carie ; mais la jusquiame n'a qu'une vertu sédative, calmante : on l'employait autrefois, on s'en sert encore aujourd'hui pour calmer la douleur violente des dents, et ce n'est pas toujours sans danger de produire des vertiges. Du temps de l'école de Salerne, et même il y a peu d'années, on croyait à la présence des vers dans les dents, et l'on faisait prendre la fumée de graines de jusquiame pour les faire sortir. On sait aujourd'hui que ces prétendus vers ne sont que ces graines entières qui s'échappent de leur enveloppe, par l'effet de la chaleur, sous l'apparence parfaite de petits vers.

Les moyens de conserver les dents et de les préserver de la carie, sont : de se rincer la bouche tous les matins, à jeun et après les repas, avec un verre d'eau, tiède en hiver, et froide en été : dans laquelle on ajoute une cuillerée à café d'eau-de-vie ou d'eau de Cologne; de se nettoyer les dents avec une brosse douce, ou de racine de guimauve, ou de réglisse ; de nettoyer aussi la langue avec un grattoir. Les cure-dents doivent être faits de plume, de bois, d'or ou d'argent.

On peut se servir de la poudre dentifrice suivante, et non de celles qu'on trouve chez les marchands, qui sont dangereuses et corrosives.

℞ Corail rouge..... deux onces.
Sang-dragon ..... demi-once.
Carmen fin....... vingt grains.
Ecorce de citron.. un gros.

Mêlez ensemble ces substances réduites en poudre très-fine. Cette poudre donne aux lèvres et aux gencives une belle couleur rose qui dure toute la journée.

On trouvera des détails plus amples pour la conservation des dents, à la page 468 de notre dictionnaire de médecine pratique, 3.me édit., en 4 vol.

———

APHOR. 99.

Ce qui gâte la Voix.

Nux, oleum, capitis frigusque, anguillaque, potus,
Et pomum crudum, faciunt hominem fore raucum.

Anguille, pomme crue et le froid de la tête ;
L'huile, la boisson et la noix
Font cet effet sur notre voix,
Qu'elle n'est, ni claire, ni nette.

L'enrouement et l'extinction de la voix sont presque toujours produits par un catarrhe de la gorge ou par quelque passion violente, qui tend les nerfs de ces parties. La boisson, le froid de la tête, peuvent causer ce catarrhe. La noix et l'huile, lorsqu'elles sont rances, peuvent irriter la gorge; mais il est difficile que l'irritation aille jusqu'à rendre rauque. L'anguille, la pomme crue ni cuite, la noix, ni l'huile, dans leur état naturel, ne sont point capables de produire l'enrouement. Cet aphorisme de l'école de Salerne est digne des temps de crédulité où il a été écrit.

Du reste, les personnes enrouées ne doivent point parler, encore moins chanter. Martial les en avertit, livre VI, épig. 41 :

« Accusant la rigueur des farouches hivers,
Artus, tout enroué, vint nous râler des vers
Dignes de l'épicier ou de l'apothicaire:
Excusez-moi, dit-il, je ne saurais parler.
            Ah traître! que peux-tu donc faire?
            Dit Paul, prêt à le quereller,
Nous ne voyons que trop que tu ne peux te taire. »

APHOR. 100.

VERTUS DE CERTAINES PLANTES CONTRE LES DIVERS MAUX.

Du Fenouil.

Semen fœniculi reserat spiracula culi.
Bis duo dat marathrum : febres fugat atque venenum ;
Expurgat stomachum ; lumen quoquè reddit acutum ;
Urinare facit ; ventris flatusque repellit.

Le fenouil fait sur nous quatre effets merveilleux :
Anti-fébrile et anti-vénéneux,
Il purge, il augmente la vue ;
Il procure à l'urine une facile issue,
Il chasse les vents des boyaux,
Et du derrière ouvre les soupiraux.

Le FENOUIL, *anethum fœniculum*, croît dans l'Europe méridionale. Toute la plante exhale une odeur forte. Les tiges et la racine du fenouil sont chaudes, stomachiques, carminatives, apéritives et diurétiques.

Les graines de fenouil dont parle l'école de Salerne, ont les mêmes vertus que les autres parties de la plante. Par leur principe aromatique et tonique, elles sont bonnes, comme nous l'avons déjà dit, contre les vents, fortifient l'estomac et aident à la digestion ; elles peuvent aussi guérir les accès de fièvre intermittente, provoquer la sécrétion des urines : et, comme corroborantes, être un bon anti-vénéneux ou alexipharmaque ; mais elles ne jouis-sent d'aucune des autres vertus qu'on lui attribue, je ne sais pourquoi, dans cet aphorisme.

APHOR. IOI.

De l'Aneth.

Anethum ventos prohibet, minuitque tumores,
Ventres repletos pravis facit esse minores.

L'aneth chasse les vents, dissipe les tumeurs,
Et des ventres trop gros expulse les humeurs.

L'ANETH, *anethum graveolens*, abonde, comme le fenouil, qu'on nomme aneth doux, en Italie, en Espagne et dans le midi de la France. Cette plante exhale une odeur un peu forte, mais agréable et suave. Elle a les mêmes vertus que le fenouil, par-ticulièrement ses semences, qu'on emploie le plus souvent : elle est stomachique, carminative et diu-rétique. En expulsant les flatuosités qui gonflent l'abdomen, elle diminue le volume du ventre ; mais ce végétal tonique ne saurait produire aucun bon effet sur les véritables tumeurs.

APHOR. 102.

De la Coriandre.

Confortat stomachum, ventum removet coriandrum.

Comme tonique, l'on peut prendre
De la graine de coriandre;
Elle chasse les vents ou par haut ou par bas,
A petit bruit ou même avec fracas.

La CORIANDRE, *coriandrum sativum*, est originaire de l'Italie, et se cultive dans nos jardins. Cette plante est si puante qu'elle ferait trouver mal seulement à la flairer. Son odeur est bien plus forte lorsqu'on écrase ses feuilles, et encore plus ses fruits verts; elle ressemble alors à celle de la punaise; elle est si tenace, que, malgré qu'on se soit plusieurs fois lavé les mains, elles sentent encore mauvais un ou deux jours après. Ces semences, dont il est question ici, possèdent une vertu chaude et piquante, et sont fort bonnes pour chasser les vents, comme le dit l'école de Salerne. Les *Hollandais* en mettent dans la plupart de leurs sauces, et quelques peuples du Nord, dans leur pain. On la mâche dans le Midi, pour se rendre l'haleine agréable. La bonne coriandre est de couleur rousse, elle nous vient ordinairement de l'étranger.

APHOR. 103.

De l'Anis.

Emendat visum, stomachum confortat anisum.
Copia dulcoris anisi fit melioris.

L'anis est stomachique, il éclaircit les yeux ;
Cependant le plus doux est celui qui vaut mieux.

L'ANIS, *pimpinella anisum*, croît naturellement en Égypte, en Espagne, et on le cultive en France. L'anis a les mêmes propriétés que les trois plantes dont on vient de parler dans les trois derniers aphorismes. C'est principalement de la semence d'anis que l'on se sert ; on l'apporte de la *Tourraine* à *Paris*. Le meilleur vient de l'île de *Malte*. Les confiseurs nomment cette graine *anis vert* quand elle n'est pas recouverte par le sucre, et *anis à la reine* quand elle est en dragée.

Cette semence aromatique est fort usitée en médecine, par sa vertu chaude, stomachique, et surtout carminative. On ajoute une pincée d'anis aux potions purgatives, pour en corriger le mauvais goût. Ces dragées sont employées contre les flatuosités ; l'anis sert enfin à aromatiser des liqueurs agréables.

L'ANIS ÉTOILÉ, *illicium anisatum*, est un arbrisseau indigène de l'Asie ; on le nomme aussi *badiane*.

Il noùs vient de la Chine et du Japon ; mais il pourrait être cultivé dans les contrées méridionales de
la France. Les capsules et les semences de cette
espèce d'anis sont employées de préférence en médecine, à cause de sa saveur suave, douce, aromatique et de sa vertu carminative.

L'école de Salerne a raison, quand elle conseille
de choisir les semences d'anis les plus douces ou
les moins chaudes.

Nous répétons que toutes les plantes aromatiques sont toniques, et que tout ce qui est tonique
jouit de la propriété de chasser les vents, en fortifiant les premières voies, et en stimulant le canal
intestinal.

La décoction de cette plante ou de ces plantes,
employée en collyre, peut servir pour donner du
ressort aux parties externes de l'organe de la vue.

Les semences du CARVI, *carum carvi*, plates d'un
côté, ont des propriétés analogues à celles de l'anis;
elles ont un goût âcre aromatique, ainsi que sa
racine, et sont une des quatre semences chaudes.
Les semences du carvi cultivé sont plus grosses et
d'un arome moins âcre; infusées dans l'eau, elles
lui communiquent un goût agréable. Les jeunes
racines se mangent en salade.

APHOR. 104.

De la Menthe.

Mentitur menthâ, si sit depellere lenta.
Ventris lumbricos, stomachi vermes que nocivos.

Quand sur les vers la menthe, agira lentement,
Vous pourrez dire menthe ment.

La menthe a plusieurs espèces dont les plus employées sont : la *menthe poivrée*, originaire de l'Angleterre; *menthe frisée* ou *crépue*, et la *menthe pouillot*, à laquelle l'école de Salerne a consacré un aphorisme particulier.

Toutes les menthes ont une saveur chaude, aromatique, piquante, un peu camphrée. On préfère néanmoins, pour l'usage, la menthe poivrée, dont l'odeur et le goût sont plus agréables et les vertus plus énergiques.

On accorde aux menthes un grand nombre de vertus, et le camphre qu'elles contiennent doivent influer beaucoup sur leurs propriétés, qui sont de donner du ton à l'estomac, de fortifier les nerfs, sinon de les calmer légèrement: de tuer les vers et de combattre les spasmes, dans les maladies nerveuses; d'arrêter les vomissemens, de chasser les flatuosités et de provoquer le flux menstruel. On croyait autrefois que la menthe était infaillible contre les vers; c'est ce qui lui a valu un éloge un peu outré, dans cette sentence. L'eau distillée de menthe s'emploie, comme excipient, dans les potions antispasmodiques et stomachiques.

Les *pastilles de menthe* sont mises en usage pour donner à la bouche une odeur agréable, et exciter l'action digestive; leur saveur, un peu chaude, est bientôt suivie d'un sentiment de fraîcheur, qui n'est rien moins que réelle.

Nous avertissons les vaporeux des deux sexes, qui font une grande consommation de pastilles de menthe, qu'ils doivent se méfier des vertus toniques, stimulantes, de ces tablettes.

APHOR. 105.

Du Pouliot.

Cum vino choleram pellunt pulegia nigram,
Apposita antiquam dicunt sedare podagram.

Infusé dans le vin, le pouliot, dit-on,
　　　Contre la bile noire est bon;
　　Si vous l'appliquez sur la goutte,
　　Il vous soulagera sans doute.

Le POULIOT, *mentha pulegium*, a les mêmes vertus que les autres espèces de menthe dont il vient d'être question. Il n'a aucune des propriétés qu'on lui attribue dans le présent aphorisme.

La MÉLISSE des jardins, *melissa officinalis*, et qu'on nomme *citronnelle*, à cause de son odeur de citron, jouit des mêmes vertus que les menthes; elle est d'un usage plus fréquent et avec raison, par rapport à son goût et à son odeur agréables.

APHOR. 106.

De la Sauge.

Cur moriatur homo, cui salvia crescit in horto?
Contrà vim mortis non est medicamen in hortis.
Salvia confortat nervos, manuumque tremorem.
Tollit, et ejus ope febris acuta fugit.
Salvia, castoreumque, lavendula, primula veris,
Nasturt, athanas : hæc sanant paralityca membra.
Salvia salvatrix, naturæ conciliatrix.

L'homme meurt-il quand il possède
Beaucoup de sauge en son jardin?
Mais malheureusement notre cruel destin
Fait que contre la mort il n'est point de remède.
Pour raffermir la main tremblante,
Pour conforter les nerfs la sauge est excellente,
Et fait cesser bientôt la fièvre intermittente.
L'oreille d'ours, le nasitor,
La lavande, la tanaisie,
La sauge, ainsi que le castor,
Guérissent la paralysie;
Pour nous la sauge est un trésor,
Aussi, dans la langue latine,
Son nom du mot *sauver* tire son origine.

17

La sauge croît spontanément dans les parties méridionales de la France. C'est une des plantes les plus anciennement employées en médecine : elle exhale une odeur forte, chaude, pénétrante, et elle contient aussi du camphre dont M. *Proust* l'a retiré. Cette plante a une vertu stimulante et tonique, bien marquée; aussi la donne-t-on toutes les fois qu'il s'agit de fortifier les organes digestifs, d'activer la circulation du sang, et provoquer l'éruption des règles; on l'a aussi préconisée comme ayant la vertu de tuer les vers et de modérer, de réprimer les sueurs excessives. Les Anciens attribuaient à la sauge des vertus presque divines, et la nommaient *herba sacra*.

Il a suffi sans doute que cette plante se nommât *salvia*, du mot *sauver*, pour que la crédulité des Anciens lui ait fait attribuer la vertu de sauver les humains de presque toutes les maladies dont ils sont atteints.

La sauge sauve, l'éclaire éclaircit, etc.; c'est ainsi qu'on raisonnait dans ces siècles d'ignorance.

Qu'on ne soit donc pas étonné des pompeux éloges que l'école de Salerne a donnés, encore au onzième siècle, à cette plante que l'on croyait si salutaire, qu'il ne faut rien moins pour mourir, quand on peut user de Sauge, que le

Contra vim mortis, non est medicamen in hortis.

La sauge est bonne pour fortifier les nerfs; elle est employée dans la paralysie, particulièrement dans celle de la langue, à cause de sa propriété stimulante, sur cet organe, quand on la mâche. Elle peut aussi guérir les accès de fièvre, comme tous les toniques.

Toutes les plantes qu'associe l'école de Salerne à la sauge, jouissent à peu près des mêmes vertus qu'elle. Il en est de même du castor ou *castoreum*, substance qui se trouve près des parties génitales du castor, dans une espèce de bourse, qui la sécrète et la contient. Cette matière animale est employée en médecine, comme tonique et antispasmodique.

APHOR. 107.

De la Rue.

Nobilis est ruta, quia lumina reddit acuta.
Auxilio rutæ, vir lippe, videbis acutè.
Cruda comesta recens oculos caligine purgat;
Cocta facit ruta de pulicibus loca tuta ;
Ruta facit castum, dat lumen, et ingerit astum ;
Ruta viris Venerem minuit, mulieribus addit.

La rue éclaircit notre vue,
Elle en augmente l'étendue;
Par elle en amour rien n'ira;
Car tandis qu'elle rend la femme plus émue,
Elle réduit l'époux à son non-plus-ultra
De sa décoction tout lieu qu'on frottera,

De long-temps des puces n'aura ;
Enfin, la trop fameuse rue
Fait voir, accroît l'amour ou tout-à-fait le tue.

La RUE, *ruta graveolens*, est une plante cultivée dans les jardins, et que tout le monde connaît. Elle a une odeur forte, pénétrante, fétide et une saveur amère et un peu chaude ; elle jouit à peu près des mêmes vertus que la sauge, les menthes et les autres plantes aromatiques. On donne son infusion aux enfans pour tuer les vers ; et aux personnes du sexe, pour provoquer le flux menstruel. Elle est aussi stomachique, carminative et antispasmodique ; elle peut agir sur les yeux et dissiper les taies de la cornée, par ses propriétés tonique et répercussive.

La rue ne jouit d'aucune vertu, ni pour, ni contre les plaisirs de l'amour ; elle pourrait, il est vrai, y provoquer par sa vertu stimulante. Si ce qu'a dit l'école de Salerne sur son compte, par rapport à l'amour, était vrai, cette plante serait, en effet, le carquois de Cupidon : chargé, par les poètes, de flèches dorées et de flèches plombées. Les unes font aimer ; les autres font fuir l'amour.

APHOR. 108.

De l'Absinthe.

Nausea non poterit quemquam vexare marina ,
Si priùs hanc vino commixtam sumpserit herbam ,
Confortant nervos absinthia ; pectora curant ;
Serpentes nidore fugant , bibitumque venenum ;
Depelluntque sonos auris cum felle bovino.

Prêt à vous embarquer, buvez du vin d'absinthe,
Pour du vomissement, éviter toute atteinte.
De chasser le serpent, l'absinthe a la vertu :
Elle prévient l'effet du poison qu'on a bu ;
Pour le corps et les nerfs c'est un fort bon tonique ;
Mêlée au fiel des bœufs, elle est un spécifique ,
　　Pour dissiper complétement
　　De l'oreille le tintement.

La GRANDE ABSINTHE, *arthemisia absinthium* , a
une odeur forte, aromatique, et une saveur amère ;
elle jouit éminemment de la vertu tonique. Aussi
l'emploie-t-on souvent avec succès dans les lan-
gueurs d'estomac, dans tous les cas d'atonie, pour
relever l'action des forces languissantes : pour guérir
les accès des fièvres, la suppression des règles ; pour
tuer les vers des intestins, etc. Son odeur forte est
bien propre à éloigner d'auprès d'elle les serpens.
L'infusion de cette plante dans l'eau ou dans le
vin est un bon moyen pour donner de l'appétit,

fortifier l'estomac et aider à la digestion. On sert dans les grands repas, très-mal-à-propos, selon nous, un petit verre d'extrait d'absinthe, sous le nom de *coup du milieu*, qui serait beaucoup moins préjudiciable à la fin du repas.

L'absinthe estragon, ou simplement l'estragon, dont il a été déjà parlé, aph. 55, est cultivé dans les jardins. On en met les feuilles dans les salades pour en relever le goût. On les confit au vinaigre pour le même usage.

L'absinthe citronnelle est un sous-arbrisseau des parties méridionales de l'Europe, qui reste vert pendant tout l'hiver. On la cultive dans les jardins, sous le nom de *citronnelle*, *d'aurone des jardins*, ou de *garde-robe* : à raison de l'agréable odeur qu'elle répand, quand on la froisse avec les mains. On prétend que la *garde-robe* mise dans les armoires entre les habits, les préserve des insectes ou teignes; mais qu'on ne se fie pas trop à ce préservatif; qu'on batte de temps en temps les habits, et qu'on les expose à l'air.

Toutefois, l'huile de térébenthine qu'on met dans les armoires, ou mieux qu'on jette sur les habits, est funeste aux teignes.

L'absinthe aurone, dont il sera question dans l'aphorisme suivant, ressemble beaucoup à l'absinthe citronnelle, avec laquelle on la confond souvent.

La petite absinthe, *artemisia pontica*, a les mêmes vertus que la grande absinthe.

L'absinthe produit tous les bons effets que lui attribue l'école de Salerne, à l'exception pourtant du tintement d'oreille qu'elle ne saurait guérir sans doute : pas plus que le fiel de bœuf.

—

APHOR. 109.

De l'Aurone.

Abrotono crudo, stomachi purgabitur humor.

L'aurone en poudre est précieuse
Pour purger l'humeur bilieuse.

On connaît deux espèces d'AURONE, l'aurone mâle, *arthemisia abrotanum*, et l'aurone femelle, *santolina chamœcyparissus*. L'une et l'autre jouissent des mêmes vertus, qui sont celles de la menthe et des autres plantes dont nous avons parlé depuis celle-là. Elles sont donc, comme toutes les substances amères et aromatiques, toniques, stimulantes, emmenagogues, carminatives; mais l'usage de ces plantes ne peut être suivi d'aucun effet purgatif.

—

APHOR. 110.

Du Séséli.

Siler montanum non sit tibi sumere vanum.
Dat lumen clarum, quamvis gustu sit amarum,
Lumbricosque necat, digestivamque reportat.

Au séséli des monts, l'on attribue
De tuer les lombrics et d'éclaircir la vue.
Quoiqu'on le trouve amer au goût,
Pour la digestion il n'est pas sûr du tout.

Quoiqu'il y ait plus de vingt espèces de SÉSÉLI, le séséli de Marseille, *seseli tortuosum*, FENOUIL TORTU, est le seul employé en médecine. Cette plante croît dans les contrées méridionales de l'Europe, sur les montagnes, dans les fentes des rochers; elle jouit d'une vertu légèrement tonique, carminative et vermifuge. C'est surtout ses semences âcres et aromatiques qu'on emploie. Les femmes des environs de Marseille s'en servent pour rappeler le flux menstruel. Le séséli possède médiocrement les vertus qu'on lui attribue dans le présent aphorisme; aussi son emploi est-il à peu près abandonné.

APHOR. III.

Du Cerfeuil.

Gingidium cancris, tritum cum melle, medetur;
Cum vino bibitum, lateris sedare dolorem
Sæpè solet; tusam si nectis desuper herbam,
Sæpè solet vomitum, ventremque tenere solutum.

Prenez jus de cerfeuil, avec miel combiné,
Pour guérir du cancer le mal très-obstiné ;
Buvez-en dans du vin, si dans votre poitrine,
Une forte douleur vous point et vous chagrine,
Avec herbes contus ; le cerfeuil dans l'instant,
Calme la diarrhée et le vomissement.

Le cerfeuil dont il a déjà été parlé, aphorisme 55,
a une odeur et un goût aromatique assez agréable :
il est apéritif, fondant, diurétique, dépurant, et
même un peu stomachique. Extérieurement on se
sert de sa décoction comme d'un bon détersif, et
pour aviver les ulcères ; on l'applique en cataplasme sur les ulcères putrides et cancéreux, sur
les engorgemens laiteux et scrophuleux.

Quant aux autres propriétés du cerfeuil, elles
sont fort équivoques.

(266)

APHOR. 112.

De l'Hysope.

Hissopus purgans herba est à pectore phlegma ,
Ad pulmonis opus cum melle coquenda jugata ;
Vultibus eximium fertur præstare colorem.

Bouillie avec du miel , l'hysope est un béchique
Toujours utile au pulmonique ;
Elle anime le teint par sa vertu tonique.

L'HYSOPE, *hyssopus officinalis*, est un sous-arbrisseau qui croît dans les contrées méridionales de
l'Europe, et qu'on cultive dans les jardins. Cette
plante a une odeur et une saveur forte et amère,
aromatique. Elle s'emploie en infusion comme un
bon expectorant tonique, dans les toux pituiteuses,
les rhumes anciens et atoniques : l'asthme humide
et des vieillards, dans les phthisies catarrhales, etc.
On fait bien d'ajouter à la tisane d'hysope, du miel,
qui en émousse la force et l'âcreté.

L'eau distillée d'hysope passe pour un bon comestible qui rend la peau lisse, unie et souple ; mais
c'est une triste ressource que d'avoir recours à l'art
pour simuler un teint frais et les couleurs brillantes
d'une jeune et innocente beauté.

APHOR. 113.

De l'Aunée.

Inula campana reddit præcordia sana.
Cum succo rutæ succus si sumitur iste ,
Affirmant ruptis quòd prosit potio talis.

Pour l'estomac, l'aunée est bienfaisante ;
De plus , on dit de cette plante ,
Qu'en pilant de la rue avec elle : ce jus
A le pouvoir de guérir les rompus.

L'AUNÉE , *inula helenium*, qu'on nomme aussi *inula campana*, vient naturellement dans les lieux humides et dans les bois de l'Europe méridionale; on n'emploie de cette plante que la racine, qui a une odeur suave, et une saveur amère aromatique, un peu âcre; elle est stomachique, apéritive, désobstruante, diurétique et expectorante; mais sa vertu la plus marquée est l'atonie. Aussi s'en sert-on dans les cas de faiblesse d'estomac et d'atonie du canal digestif.

Cette plante, ni la rue, ni aucune autre, n'ont la vertu de faire rentrer une hernie.

Nous ne croyons pas que le mot *helenium* ait rien de commun avec l'amante de PARIS, malgré l'autorité du médecin *Dufour*, qui fit une longue tirade de vers en l'honneur de cette plante :

Qu'est-ce qu'*inula campana* ?

C'est herbe qui d'autre nom n'a ;
Mais je connais bien le contraire,
Puisque Monsieur l'Apothicaire,
Qui la nomme d'un autre nom,
L'appelle aussi *helenium*,
Des larmes de la belle *Hélène*, etc. »

APHOR. 114.

De la Scabieuse.

Urbanus per se nescit pretium scabiosæ :
Confortat pectus quod deprimit ægra senectus ;
Lenit pulmonem, tollit laterumque dolorem ;
Vino potatur, virus sic evacuatur.

La scabieuse aussi sert fort utilement :
Elle conforte la poitrine
Du vieillard caduc et tremblant ;
Appaise du côté la douleur assassine,
En adoucissant les poumons ;
Et son jus dans le vin dissipe les poisons.

La scabieuse est stimulante, et surtout sudorifique. Son nom vient de *scabies*, gale, parce qu'on emploie cette plante pour porter l'humeur psorique à la peau.

Tous les sudorifiques peuvent diminuer et même emporter une douleur de côté, surtout si elle est due à une transpiration arrêtée ; ils sont aussi d'un effet expectorant, en dirigeant les mouvemens de la nature au dehors, et les humeurs vers la peau. C'est donc par sa propriété sudorifique que la scabieuse peut jouir des bienfaits que lui attribue l'école de Salerne.

—

APHOR. 115.

Du Cresson.

Nasturtî succus crines retinere fluentes
Illitus asseritur; dentisque levare dolorem ;
Et squammas idem purgat-cum melle peruncias.

Si du jus de cresson vous frottez vos cheveux ,
Ils en naîtront plus forts , plus épais, plus nombreux;
Au miel associé , vous guérirez de même
Les dartres, et des dents le mal toujours extrême.

Le CRESSON DE FONTAINE, *sisymbrium nasturtium*, habite les lieux humides et les bords des ruisseaux. On en compte plusieurs variétés; les suivantes sont les plus employées : le cresson *alénois* ou cresson des *jardins*; le cresson des *prés*; le cresson *sauvage* ou *cochlearia*; le cresson d'*Inde* ou la *capucine* de nos jardins, qu'on sert en salade; et le cresson doré ou *saxifrage dorée*. Toutes ces variétés de cresson ont la même vertu.

Le cresson de fontaine a une saveur chaude,

piquante, amère. Ce cresson, que l'on mange en salade ou qui sert d'assaisonnement, est un bon tonique qui excite l'appétit, fortifie l'estomac et s'emploie comme apéritif, fondant, et surtout comme antiscorbutique. Il convient dans tous les cas où il s'agit de fortifier, de stimuler les organes digestifs, et lorsqu'on a fait un trop grand usage de substances animales. Comme insisif et dépuratif, le cresson peut être utile contre les dartres, quoique ces éruptions à la peau soient traitées bien plus efficacement par des remèdes mieux appropriés et plus énergiques. Nous pensons que le cresson ne peut rien contre les maux des dents, et qu'il ne jouit d'aucune vertu, de même que tout autre remède, pour faire croître, encore moins repousser les cheveux sur une tête chauve. La calvitie est, en effet, un accident incurable. Les Anciens le savaient bien; aussi, ils cherchaient à pallier cet outrage du temps ou de la débauche.

Par un secret étrange et merveilleux,

D'un onguent aujourd'hui tu fais ta chevelure;

Crois-tu me fasciner les yeux,

Avec tes cheveux en peinture ?

Ton secret, malgré toi, se laisse apercevoir.

Quand tu voudras te les couper, Oronge,

Ne cherche plus, ni ciseaux, ni rasoir;

Tu n'as besoin que d'une éponge.

DEPIERRIS.

APHOR. 116.

De l'Ortie.

Pacat et insomnes pacans urtica vomentes.
Illius semen colicis cum melle medetur,
Et tussim veterem curat, si sæpè bibatur ;
Pellit pulmonis frigus , ventrisque tumorem ;
Omnibus et morbis ea subvenit articulorum.

D'un malade inquiet, l'ortie en un instant
Dissipe l'insomnie et le vomissement ;
Sa graine avec le miel est de plus , souveraine ,
Pour une colique soudaine ;
Et son usage étant réitéré,
Fait cesser de la toux le mal invétéré,
Réchauffe les poumons , du ventre ôte l'enflure ,
Et guérit tous les maux que la goutte procure.

Les trois espèces d'orties qui sont employées en médecine, sont : 1.º La GRANDE ORTIE, *urtica dioïca*, qui se trouve partout sur le bord des chemins, le long des haies, et qu'on emploie pour élever la jeune volaille, particulièrement les jeunes dindons ; 2.º l'ORTIE BRÛLANTE OU ORTIE GRIÈCHE, *urtica urens*, dont la vertu astringente est plus marquée. On hache de même celle-ci dans de la pâte pour les dindonneaux ; 3.º l'ORTIE PILULIFÈRE, *urtica pilulifera*, qui forme sans doute l'espèce d'ortie dont l'école de Salerne recommande les graines dans les affections de poitrine.

L'ORTIE BLANCHE, qui est une espèce de LAMIER, *lamium album*, a été rangée parmi les orties dont elle a les vertus.

Toutes ces orties sont toniques, vulnéraires, astringentes. On les emploie dans les cas d'hémorragie et des fleurs blanches, pour modérer et arrêter ces écoulemens. On ne reconnaît aujourd'hui aux orties aucune des autres propriétés que leur attribue l'école de Salerne, dans le présent aphorisme. Elles ne guérissent pas la goutte, qu'on ne peut prévenir que par une grande sobriété. Mais les goutteux n'aiment pas d'entendre prononcer ce mot.

> « Sous peine de la goutte, un médecin m'ordonne
>> De quitter l'usage du vin ;
> Mais, loin de renoncer à ce jus si divin,
>> J'achève de vider ma tonne.
> Laquais ! vite, à grands flots remplis-moi ce cristal :
>> Si le vin engendre la goutte,
> Boire jusqu'à la lie est le secret sans doute
>> De tarir la source du mal. »

APHOR. 117.

De l'Éclaire.

Cæcatis pullis hâc lumina mater hirundo,
Plinius ut scripsit, quamvis sint eruta, reddit.

> Pline rapporte en ses écrits,
> Que, pour les yeux, l'éclaire est vraiment sans pareille.
> Si l'hirondelle en met aux yeux de ses petits,
> Quelqu'aveuglés qu'ils soient, ils y voient à merveille.

L'ÉCLAIRE OU GRANDE CHÉLIDOINE, *chelidonium majus*, croît dans les lieux incultes et ombragés, et sur les vieux murs. Cette plante contient un suc jaunâtre, amer et caustique, qu'on emploie pour détruire les verrues, et qui n'est point un poison, comme le prétendent les gens du peuple, puisqu'elle a été administrée à l'intérieur : dans la jaunisse, les obstructions, l'hydropisie, les dartres, et tout récemment dans la syphilis, par quelques médecins allemands, qui rapportent des cures de cette maladie, opérées par le suc ou la racine d'éclaire.

Cette plante jouit d'une vertu stimulante, assez énergique, et l'on s'en sert en médecine, à raison de cette propriété. Extérieurement, son suc appliqué avec précaution, a pu être utile comme astringent et répercussif dans quelques maladies des yeux; pour détruire les taies, et toutes les fois qu'il s'agit de fortifier les parties externes de l'organe de la vue, de réveiller le ton des vaisseaux de la cornée; mais il faut être aussi crédule que le bon *Pline*, et aussi ignorant qu'on l'était dans le siècle où il écrivait, pour rapporter sérieusement que l'éclaire, malgré son nom admirable, qui fait supposer qu'elle éclaircit, ait la vertu de rendre les yeux à ceux qui les ont perdus. Qui pourra croire aujourd'hui à cette fable de l'hirondelle?

APHOR. 118.

Du Saule ou de l'Osier.

Interimit vermes, infusus in aure, salicis
Succus ; verrucas in aceto cocta resolvit
Cortex ; flos in aquâ sumptus frigescere cogit
Instinctus Veneris cunctos, acres, stimulantes,
Et sic desiccat, ut nulla creatio fiat.

Le suc de saule en l'oreille introduit,
Tue aussitôt les vers nichés dans ce réduit;
Son écorce en vinaigre cuite,
Extirpe les porreaux de suite.
Si de ses fleurs l'on prend l'infusion,
Toute ardeur près Vénus en est si bien détruite,
Qu'il n'est plus de création.

Le SAULE dont il est question dans cet aphorisme, est le saule jaune, *salix vitellina*, espèce connue sous le nom *d'osier*, qui croît abondamment en *Europe*, dans les terrains humides.

Toutes les parties, notamment l'écorce des diverses espèces de saule, surtout du saule blanc, *salix alba*, ont une saveur amère, légèrement aromatique, qui indique la propriété tonique dont elles jouissent incontestablement. On peut donc employer l'écorce du jeune saule pour fortifier l'estomac, aider à la digestion, prévenir la formation des glaires, tuer les vers, guérir les fièvres intermittentes, arrêter les progrès de la gangrène; enfin, dans tous les cas où le quinquina convient: celui-ci doit être toutefois préféré, n'en déplaise aux partisans outrés des remèdes indigènes.

Toutes les substances amères sont contraires aux vers; l'infusion de saule peut par conséquent faire mourir ceux qui éclosent quelquefois dans l'oreille, des œufs que la *mouche carnassière* y dépose pendant le sommeil.

Quant à la vertu anti-aphrodisiaque que les Anciens ont attribuée aux feuilles et à la fleur de saule, s'il est vrai, comme l'a avancé *Gunz*, que les chatons de saule jouissent d'une vertu calmante, ses fleurs pourraient bien appaiser, jusqu'à un certain point, les transports amoureux; mais il n'est point de remède capable de détruire entièrement les mouvemens de l'instinct reproducteur: encore moins de rendre une femme stérile; malgré l'autorité de *Dioscoride*, qui assure que l'usage de la décoction des feuilles de saule ôte à la femme son aptitude à concevoir.

———

APHOR. 119.

De la Bourrache.

Cardiacos aufert borrago, gaudia confert.
Dicit borrago: gaudia semper ago.

18..

La bourrache nous dit : Je suis bon cardiaque,
Et je rendrais joyeux un hypocondriaque.

La BOURRACHE, *borrago officinalis*, est originaire
du Levant. Elle contient du sel de nitre ; aussi est-
elle diurétique, apéritive, fondante ; mais on l'emploie surtout, comme expectorante, dans les rhumes,
les pleurésies et autres maladies des poumons. On
dit les fleurs de cette plante, cordiales et diaphorétiques ; si elles ont ces propriétés, elles les possèdent à un faible degré. On a beaucoup exagéré
les vertus de cette plante. Il est certain que le suc
de bourrache s'emploie quelquefois comme fondant,
soit seul, soit mêlé au suc de pissenlit, de cerfeuil, etc.
Il peut donc résoudre, détruire les amas de bile
épaissie ou l'atrabile, et faire cesser par-là les maladies qui en proviennent.

APHOR. 120.

De la Buglose.

Vinum potatum, in quo sint macerata buglossa,
Mœrorem cerebri, dicunt auferre periti,
Fertur convivas decoctio reddere lœtos.

Des savans ont écrit que le vin de buglose,
Pour guérir les chagrins est une bonne chose ;

Et qu'aussi sa décoction
De tout convive égaye la raison.

La BUGLOSE, *anchusa officinalis*, ou plutôt les bugloses, comme dit le vers latin, car elles sont au nombre de quatorze ou quinze espèces, n'ont aucune des vertus admirables dont on les gratifie dans cet aphorisme. Cette plante est fondante et diurétique, par le sel de nitre qu'elle contient comme la bourrache, dont elle a toutes les propriétés, mais à un plus faible degré ; aussi son emploi est-il généralement abandonné.

Qu'on laisse les convives boire du bon vin, en compagnie de femmes aimables, si l'on veut les rendre gais : les boissons spiritueuses et la présence du beau sexe sont bien plus capables de porter la joie dans un repas, que la tisane fade d'une plante plus capable de refroidir et d'attrister les convives, que de les rendre joyeux.

—

APHOR. 121.

De la Violette.

Crapula discutitur, capitis dolor, atque gravedo :
Purpuream dicunt violam curare caducos.

Pour guérir le haut mal, l'ivresse et la migraine,
La violette est souveraine.

La VIOLETTE, *viola*, compte plusieurs espèces, dont les quatre principales sont : la VIOLETTE CANINE ou DES PRÉS, *viola canina*, et qui est sans aucune odeur; la VIOLETTE ODORANTE, *viola odorata*, c'est la plus employée; la VIOLETTE TRICOLORE, *viola tricolor*, qui porte le nom de PENSÉE; et la VIOLETTE A GRANDES FLEURS, *viola grandiflora*, plus brillante qu'utile.

Les fleurs de la VIOLETTE ODORANTE OU DE MARS, dont tout le monde connaît l'odeur suave, sont adoucissantes et expectorantes. On les emploie dans les catarrhes, dans les rhumes, dans les inflammations des poumons, et même des autres organes. Ses feuilles sont émollientes, presqu'autant que celles de mauve. Sa racine est légèrement émétique et purgative. Ses graines passaient jadis pour diurétiques. On ne s'en sert plus aujourd'hui. Les Anciens regardaient cette fleur comme un symbole de virginité; ils croyaient, de plus, qu'une couronne de violettes dans les festins, avait la vertu d'empêcher l'ivresse.

La VIOLETTE TRICOLORE OU PENSÉE, passe pour diurétique, dépurante et sudorifique. Quelques médecins allemands l'ont beaucoup prônée pour la guérison de la croûte laiteuse des nourrissons. Ils disent avoir employé ses feuilles avec le plus grand succès contre cette maladie éruptive, et contre les dartres. Cette plante n'a aucune vertu anti-épileptique.

Pricien assure qu'on se garantit pendant un an de toutes les maladies, en mangeant trois violettes. Quelle garantie!

———

APHOR. 122.

Du Sureau.

Sambuci flores, sambuco sunt meliores,
Nam sambucus olet, flos redolere solet.

Du sureau préférez la fleur :
Celui-là sent mauvais ; celle-ci sent meilleur.

Le SUREAU COMMUN OU NOIR, *sambucus nigra*, se trouve presque partout dans les haies, sur les bords des chemins. Ses graines ou baies, ses feuilles, sa tige et sa racine, et même ses fleurs dans l'état frais, jouissent de la vertu émétique et purgative fort énergique. On emploie ordinairement sa seconde écorce, ou le suc de celle-ci, dans les hydropisies atoniques.

Les fleurs de sureau sont d'un usage beaucoup plus commun. Elles ont une vertu sudorifique très-marquée. On en use avec succès dans les suppressions de la transpiration, et dans toutes les maladies éruptives, pour faciliter leur mouvement vers la peau ; mais il faut les prendre sèches, car les fleurs, les fruits, les feuilles et l'écorce de sureau, dans l'état frais, sont irritans et purgatifs. On les emploie aussi extérieurement, légèrement torréfiées et chaudes, pour faire transpirer et pour résoudre les tumeurs, les engorgemens, les rhumatismes.

Le *rob de sureau* est un fort bon remède dans les rhumatismes chroniques, comme dépurant et sudorifique. On sait qu'on le prépare avec les baies du sureau : cuites dans du vinaigre, elles fournissent une teinture violette assez belle.

Le SUREAU HIÈBLE, *sambucus hebulus*, qui a une odeur plus forte, plus vireuse que celle de sureau, a des propriétés analogues, mais n'est point utile.

Il est certain que les fleurs de sureau ont une odeur suave un peu douceâtre, et que les feuilles sentent fort mauvais, comme tout le monde sait.

Les oiseaux mangent les baies de sureau; mais les bestiaux et les bêtes fauves ne touchent pas à ses feuilles.

—

APHOR. 123.

Du Safran.

Confortare crocus dicatur lætificando ;
Artus defectos reficitque, hepar reparatque.

Le safran fortifie en donnant de la joie ;
Il raffermit la fibre, il assainit le foie.

Le SAFRAN CULTIVÉ, *crocus sativus*, est une
plante bulbeuse qui croît spontanément dans la
Crimée, dans la *Tauride* et dans plusieurs autres
contrées de l'Asie orientale, d'où lui est venu le
nom de safran oriental.

On n'emploie en médecine et dans les arts que
les stigmates des fleurs de cette plante. On la cultive dans l'Europe méridionale, aux environs d'Avi-
gnon et ailleurs en France. Tout le monde sait que
la couleur du safran est très-marquée, et qu'il teint
promptement en jaune les objets qu'il touche. Son
odeur est pénétrante et stupéfiante ; sa saveur est
amère et aromatique.

Le safran jouit de la vertu tonique, antispasmodique, nervine, emménagogue, fondante, résolutive.
En *Angleterre*, en *Allemagne*, en *Espagne*, et dans
certains départemens de la France, on emploie le
safran comme assaisonnement. Les paysans de nos
contrées trouveraient le riz mal apprêté, s'il n'était
point assaisonné d'une forte dose de safran.

On dit aussi que le safran est un bon aphrodisiaque,
ce qui est plus que douteux, comme nous l'avons
prouvé, au mot IMPUISSANCE, de notre Dictionnaire
de médecine.

APHOR. 124.

De la Mauve.

Dixerunt malvam veteres, quòd molliat alvum.
Hujus radices ràsæ solvunt tibi fæces ;
Vulvam moverunt et et fluxum sæpè dederunt.

Déjà chez les Anciens, la mauve en lavement
    Passait pour bon émollient ;
    De ses racines la raclure
    Ouvre le ventre promptement ;
    Et en relâchant la nature,
    Des règles aisément procure
    L'entier et libre écoulement.

La MAUVE COMMUNE, *Malva rotundifolia*, est
une des plantes les plus utiles que possède la médecine : ses fleurs, ses feuilles et ses racines jouissent également de la vertu mucilagineuse, adoucissante et émolliente. Le peuple prend souvent la
décoction de ses feuilles en guise de tisane, et s'en
trouve bien. Elles sont très-utiles employées en
cataplasme et en lavement ; mais si leur application
sur la région de la matrice peut favoriser l'écoulement du flux menstruel, lorsqu'il existe un spasme,
un resserrement dans les organes de la génération ;
elles ne jouissent certainement d'aucune vertu emménagogue, puisque les mauves ne peuvent que
relâcher et calmer, tandis que tous les emménagogues sont toniques, irritans.

On sait que la décoction de mauves est employée avec succès pour vaincre la constipation, prise par la bouche ou en lavement. *Martial* avait déjà dit:

Utere lactucis, et mollibus utere malvis,
Nam faciem duram phœbe cacaentis habes.

Je connais bien ce qui te tue;
Use de mauve et de laitue,
C'est un excellent récipé.
Il ne faut point que tu diffères;
Car tu parais un constipé
Qui ne peut faire ses affaires.

DUFOUR.

APHOR. 125.

DES MOYENS DE PRÉVENIR CERTAINES MALADIES, OU DE LES GUÉRIR.

Du mal de Tête.

Si capitis dolor est ex potu, limpha bibatur,
Ex potu nimio nam febris acuta creatur.
Si vertex capitis, vel frons, æstu tribulentur,
Tempora, fronsque simul moderatè sœpè fricentur
Morellá coctá, infuso ve sisone laventur;
Istud namquè malo capitis prodesse putatur.

Si pour avoir trop bu vous avez mal de tête,
Buvez de l'eau; c'est l'unique recette

Pour obtenir promptement guérison.
Mais si l'excès de la boisson
Est suivi d'une fièvre aiguë,
Frottez peu, mais souvent, les tempes et le front,
De marc chaud de morelle ou bien d'eau de ciguë,
Le soulagement sera prompt.

Rien n'éteint mieux le feu que l'eau jetée dessus en abondance. L'abus du vin met dans les corps une chaleur excessive, un véritable feu qui occasionne souvent une fièvre aiguë et des inflammations internes.

L'eau bue en grande quantité est seule capable d'éteindre ce véritable incendie du sang et de notre corps, et faire cesser la migraine, qui suit l'excès dans les boissons spiritueuses. Les conseils renfermés dans le présent aphorisme, doivent donc être suivis.

Quant à l'application sur le front de l'eau de ciguë ou de morelle, chaudes, nous concevons qu'elles doivent soulager le mal de tête, à raison de la vertu narcotique et calmante de ces deux plantes; mais elles ne jouissent d'aucune propriété particulière contre la migraine.

APHOR. 126.

Du Rhume.

Jejuna, vigila, caleas dape, tuque labora ;
Respira calidum ; modicum bibe ; comprime flatum :
Hœc benè tu serva, si vis depellere rheuma.
Si fluat ad pectus, dicatur rheuma, catarrhus ;
Branchus et ad fauces ; ad nares, esto corysa.

Êtes-vous pris d'un rhume opiniâtre ?
Voici le moyen de l'abattre :
Jeûnez et buvez peu, respirez doucement,
Veillez et travaillez, vous tenant chaudement,
Inspirez une vapeur chaude.
Le catarrhe est fort incommode ;
Quand il tombe sur le poumon,
De rhume on lui donne le nom ;
De rhume de cerveau, si le nez il engorge ;
Et enfin de *bronchus*, s'il tombe sur la gorge.

Les gens du monde entendent à chaque instant
raisonner à leurs côtés, un mot qui ne les effraye
pas peu ; je veux parler du mot *catarrhe*, parce
qu'ils attachent à cette expression une idée de quelque chose de malin, ou de quelque maladie pernicieuse, ou au moins fort dangereuse. Nous leur
apprendrons qu'il n'y a rien aujourd'hui de si commun que les catarrhes, et de si simple que leurs
causes et leur traitement.

On nomme catarrhe toute irritation de quelque

membrane muqueuse; toute affection de quelque organe ou partie du corps, produite par la répercussion de l'humeur de la transpiration ou de la sueur. L'humeur perspirable étant, comme l'on sait, âcre, salée, caustique; lorsqu'elle ne peut point s'échapper par la peau, elle rentre dans l'intérieur du corps, et ne tarde pas à se fixer sur quelque organe, qu'elle irrite et enflamme, et où elle décide une fluxion plus ou moins inflammatoire.

Lors donc qu'à suite d'un froid ou d'une transpiration arrêtée, cette humeur productrice des catarrhes, et qu'on nomme, à cause de cela, catarrhale, se fixe sur la membrane du nez, elle y produit l'enchifrenement ou le rhume de cerveau, dit *coriza.*

Si de là, et au bout de quelques jours, comme on le voit souvent, elle se porte dans le larynx, elle y cause l'ENROUEMENT, dit *raucedo.*

Sur la gorge, le voile du palais ou les glandes amygdales qui s'y rencontrent, l'ESQUINANCIE.

Si cette humeur tombe ou se change encore sur les poumons, elle y décide un RHUME véritable ou le CATARRHE DES POUMONS.

Nous pourrions continuer notre nomenclature des catarrhes, si nous voulions ajouter au texte de l'école de Salerne; nous dirions alors que toute affection catarrhale est générale ou locale;

Que lorsqu'elle est générale, que l'humeur catarrhale est répandue dans tout le corps, ou occupe toutes ses membranes muqueuses, elle constitue la FIÈVRE CATARRHALE, nommée GRIPPE, FOLLETTE, INFLUENZA ;

Que quand elle se fixe, par exemple, sur les yeux, elle produit une OPHTALMIE ;

Sur les oreilles, le BOURDONNEMENT ;

Sur les glandes parotides, les OREILLONS ;

Sur la trachée artère, le CROUP ;

Sur l'œsophage, le CARDIA, la CARDIALGIE ;

Sur l'estomac, la COQUELUCHE ;

Sur les intestins, la DYSENTERIE ;

Sur la vessie, le CATARRHE DE LA VESSIE ;

Sur l'urètre, la CHAUDE PISSE CATARRHALE, dont nous avons rapporté un exemple frappant, dans notre dictionnaire de médecine pratique ;

Sur les muscles enfin ou les articulations, le RHUMATISME :

Ainsi des autres parties du corps qui peuvent devenir le siége d'une fluxion catarrhale.

Quant aux moyens curatifs des catarrhes, proposés par l'école de Salerne, ils sont tous assez bons.

Tous les traducteurs et commentateurs de l'école de Salerne ont traduit les mots *comprime flatum*, par *poussez vos vents*. D'abord le verbe *comprimere* veut dire *comprimer, cacher, retenir* ; et *flatus* veut dire *souffle*. Il nous paraît donc évident que le *comprime flatum* doit être traduit par *retenez votre haleine* ou *votre respiration :* c'est-à-dire, respirez doucement, afin que l'air atmosphérique introduit brusquement dans les poumons, n'aille pas augmenter leur irritation ; ce qui suit, le *respira calidum*, etc., rend plus que probable notre interprétation. On ne conçoit pas comment tant de latinistes ont pu commettre une erreur si grossière.

Les moyens de guérison, pour toute sorte de catarrhes sont fort simples, et à la portée de tout le monde ; ils doivent tendre constamment à établir, la transpiration supprimée, à reporter à la peau l'humeur de cette transpiration répercutée.

La chaleur modérée du lit et des appartemens, un régime doux, un peu tonique quand il n'y a point de fièvre, et l'usage des tisanes diaphorétiques et sudorifiques : voilà les règles générales de conduite, pour remplir cette indication majeure et pour guérir promptement et sûrement d'un catarrhe. Celui-ci doit, en effet, avoir, tôt ou tard, sa solution dans des sueurs provoquées par la nature seule ou aidée par l'art.

Nous nous livrons, depuis plus de trente ans, à l'étude et à l'observation des maladies catarrhales ; c'est aux médecins à décider si nous n'avons pas traité de ces affections dans notre dictionnaire, notamment au mot CATARRHALES, d'une manière satisfaisante, et beaucoup plus complète que ne l'était tout ce qu'on avait écrit, sur ces maladies, jusqu'à nous.

Nous avons signalé dans le traitement du rhume, l'abus excessif qu'on y faisait des loks, des sirops,

des pastilles, tous remèdes fades, doux, indigestes,
que les malades réclament plus souvent par goût
que par besoin de calmer la toux :

> Pour guérir l'importune toux
> De la marquise de Villette,
> A propos, le docteur Arnoux,
> Ordonne mauve et violette ;
> Miel et sirop, juleps, bonbons,
> Sucre et pastilles d'étiquette,
> Propres en ces occasions ;
> Mais ces soins, ces précautions
> Ne soulagent pas la pauvrette ;
> Pour la calmer rien n'est trop doux.
> Je soupçonne, belle marquise,
> Que votre mal n'est pas la toux,
> Mais un excès de friandise.
>
> SIMON.

APHOR. 127.

Contre une hémorragie.

Si cruor emanat, spodium sumptum citò sanat.

> Pour guérir une hémorragie,
> Prenez de spode ou de tutie.

La spode, ou la tutie, est un des astringens
dont on faisait naguère un grand abus dans l'hé-
moptysie et les autres hémorragies. Les bons pra-

19

ticiens de nos jours ne donnent presque jamais les astringens à l'intérieur, pour guérir les crachemens de sang. Ils emploient d'autres moyens plus rationnels, plus doux et moins dangereux : tels sont les saignées, les rafraîchissans, les révulsifs, les calmans, les adoucissans, etc.

APHOR. 128.

Contre l'Étisié.

Lac elicis Sanum : caprinum, post camelinum ;
Postque jumentinum camelinum, et post asininum.
Plus nutritivum vaccinum, sic et ovinum.
Si febriat, caput et doleat, non est benè sanum.

A ceux que l'étisie oppresse,
On ordonne le lait suivant :
De chèvre, de chameau, puis celui de jument ;
Le meilleur est celui d'ânesse ;
Celui de vache et de brebis,
Pour mieux nourrir a plus de prix ;
Mais le lait n'est point de recette
Dans la fièvre ou le mal de tête.

On ne doit pas confondre la phthisie pulmonaire ni les autres espèces, avec l'étisie, fièvre lente, consomption, *tabes*. La fièvre lente ou fièvre de consomption, que tant d'auteurs ont nommée hectique, en diffère surtout par sa cause prochaine. La fièvre lente ou l'étisie consume le corps, épuise les forces sans qu'il y ait ulcération; il y a même souvent destruction lente de toute l'habitude du corps, sans fièvre, au moins dans les premiers temps : avec peu ou point de toux, sans crachement de pus.

C'est dans toutes les espèces de consomptions que le lait convient, de même que la diète lactée ou féculente, parce que les maladies tiennent à des causes d'épuisement ou s'accompagnent de celui-ci; mais il y a quelque chose à changer aux préceptes renfermés dans le présent aphorisme, comme on va le voir.

Le LAIT DE FEMME doit recevoir la préférence sur tous les autres laits; il doit être pris à la nourrice, quatre ou cinq heures après le repas. Viennent ensuite les laits suivans :

CELUI D'ANESSE OU DE JUMENT dont on prend trois ou quatre livres par jour, à une douce chaleur ou lorsqu'on vient de le traire, et à intervalles éloignés. On peut y tremper quelquefois un peu de pain.

Puis le LAIT de CHÈVRE, de VACHE, de BREBIS, qu'on coupe ordinairement avec l'eau d'orge ou avec l'eau, dans le commencement, et qu'on prend d'abord à petite dose, afin d'y accoutumer peu à peu l'estomac.

Quant au LAIT DE CHAMEAU, de RENNE, ou même de JUMENT, on s'en sert rarement en Europe, et l'on préfère le lait d'ânesse à celui de jument.

On ne doit jamais prendre au-delà de deux à
trois livres de lait par jour.

On ne perdra pas de vue que la bonté du lait
varie selon la nature des plantes dont se nourrit
l'animal. V. les détails sur *la diète blanche*, au mot
LACTÉE, de notre dictionnaire de médecine.

Autrefois on recommandait aussi dans quelques
maladies, le LAIT DE TRUIE, qui, aujourd'hui, n'est
plus utile. M. Odier a vu un jeune homme épileptique, qui prenait, deux fois par jour, deux onces
de lait de chienne, et qui disait en avoir éprouvé
du soulagement.

APHOR. 129.

Contre-poisons.

Allia, ruta, pyra et raphanus, cum theriacâ, nux,
Præstant antidotum contrà mortale venenum.

Prenez comme alexipharmaque :
Ail, raifort, poire, noix, rue avec thériaque.

Alexipharmaque est un grand mot dont se ser-
vaient les Anciens pour désigner les médicamens
propres à corriger les mauvais effets des poisons
pris intérieurement.

On a donné le nom d'antidote, ou contre-poison,
à une substance qui est supposée avoir la propriété,

non-seulement de guérir, mais encore de prévenir les effets d'un poison.

On comptait autrefois un grand nombre de substances, parmi les alexipharmaques : la thériaque, l'ail, la rue, même le raifort, si l'on veut, désignés dans cette sentence, étaient de ce nombre; mais jamais la noix ni la poire n'ont pu y être comptés pour rien.

Il paraît, au reste, qu'il est question, dans le présent aphorisme, des contre-poisons et des antidotes ou des substances capables de guérir et de prévenir les empoisonnemens. Or, comme il y a une infinité de choses capables d'empoisonner, la médecine devrait avoir autant d'antidotes qu'il y a de poisons; mais elle est si loin de posséder une pareille richesse, qu'elle ne connaît même aucun antidote sûr, ou auquel on puisse toujours se fier.

Cependant le peuple, sur lequel le merveilleux a tant de pouvoir, a toujours pris dans le sens le plus absolu, le mot *antidote*, et ne doute pas un instant qu'il n'existe presque autant de contre-poisons que de causes d'empoisonnement. Il vous citera telle et telle substance, la plus inerte et souvent la plus dégoûtante, comme ayant la vertu infaillible de neutraliser le venin en dedans ou de l'attirer au dehors du corps : le foie de loup, les génitoires de renard, les yeux de mouche, les cendres d'aspic, le crâne et même le sang humain; appliquer la chair palpitante d'un pigeon fendu en deux, une grenouille vivante, la main d'un homme mourant, jusqu'à ce qu'elle soit froide.

Le chevalier Foxon raconte qu'on trouva dans la tête du dragon de Rhodes, tué par Dieudonné de Gozon, une pierre de la grosseur d'une olive, d'un éclat très-brillant et de diverses couleurs, qui était spécifique contre toute sorte de venins.

Les gens instruits concevront facilement que la doctrine des contre-poisons se rattache entièrement à celle de divers poisons, et que le choix qu'on doit en faire et l'emploi qu'on en doit ordonner, doivent varier autant que les divers états où peut se trouver l'individu empoisonné, et selon une foule de circonstances qui rendent les effets du poison plus ou moins prompts, plus ou moins graves ou meurtriers.

Contre la Passion amoureuse.

Voyez les aphorismes 85 et 118.

APHOR. 130.

Contre la Fistule.

Auripigmento sulphur miscere memento :
His decet apponi calcem, calcique saponem :
Quatuor hæc misce : commixtis quatuor istis ,
Fistula curatur, quater ex his si repleatur.

Par quatre fois mêlez intimement :
Le soufre, le savon, la chaux et l'orpiment.
Dans la fistule qu'on en mette,
En quatre fois la cure est faite.

Voilà un de ces aphorismes dont la doctrine se ressent du temps où l'ignorance et la crédulité faisaient rechercher et admettre, sans le moindre fondement, des recettes et des remèdes spécifiques pour toute sorte de maladies. On sait aujourd'hui qu'il n'existe pas et qu'il ne peut point exister de véritables spécifiques dans les maladies, parce qu'elles ne sont jamais les mêmes, et que leur traitement doit être aussi différent et variable que les nombreuses causes qui les produisent, les changent, et les modifient à l'infini.

Le traitement de la fistule doit varier selon l'espèce de fistule qu'on a sous les yeux, selon la cause qui l'a produite ou l'entretient, relativement à l'âge, au tempérament du sujet, à son état et à mille autres circonstances, qu'il est inutile d'énumérer ici.

APHOR. 131.

DES MOYENS PRÉSERVATIFS DE LA MALADIE VÉNÉRIENNE.

Legitimam Venerem cole, si malè captus amorem
Prosequeris vetitum, formidans munera fæda,
  Ut sit certa salus, sit tibi nulla Venus.
Ut sit certa Venus, præstò tibi sit liquor unus,
Quo veretrum, et nymphæ priùs, et vagina laventur.
Lotio post coïtum nova fecerit hunc fore tutum ;
Tunc quoquè si mingas, aptè servabis urethras.

Pourrais-tu cultiver un amour adultère,
Craignant de recevoir un dangereux présent ?
Ne t'écarte jamais des lois du sacrement,
Ou, pour être plus sûr, ne va pas à Cythère,
Ces moyens sont les seuls que suit l'homme prudent.
Si dans un lieu suspect tu veux avoir affaire,
Voici ce que je dois te conseiller de faire :
Prends soin de te laver d'eau pure auparavant,
Que ta suspecte amie en fasse tout autant ;
Et quand du gouffre impur la très-prompte sortie
Peut avoir du virus préservé ta partie,
Lave-toi de nouveau, pisse dans le moment,
Et tu te sauveras de tout écoulement.

Cet aphorisme n'appartient pas évidemment à
l'école de Salerne, qui a écrit son livre au onzième
siècle, tandis que la découverte de l'Amérique ne
remonte que jusqu'à la fin du quinzième, 1493 ;
et l'apparition de la syphilis, qu'à l'année suivante ;

mais les conseils qu'il renferme sont bons; l'honneur en appartient à *Nicolas Massa*, et l'auteur des
vers ne peut avoir que le mérite de la versification,
puisqu'il les a calqués sur le passage suivant des
œuvres de *Massa*, qui vivait vers l'an 1532. Voici
le passage :

Si verò quis cum infestá mulière coïre voluerit,
quod stultum est, lavetur vulva cum vino aut aceto,
et membrum virile cum aceto, quoniam non sinit
imprimere malam illam qualitatem, et non moretur
in coitu, et post lavetur membrum virile un suprá.

APHOR. 132.

De la Petite-Vérole.

Ne pariant teneris variollæ funera natis,
Illorum venis variollas mitte salubres.
Seu potiùs morbi contagia tangere vitent :
Ægrum, ægrique halitus, velamina, lintea, vestes,
Ipseque quæ tetigit malè purá corpora dextrá.

Que tes enfans, crainte du noir voyage,
Du mal variolique évitent le contage;
Qu'ils n'aillent point chez les varioleux,
Et ne touchent à rien de tout ce qui vient d'eux.
Fais-les inoculer surtout, en temps utile,
Et tu seras sur eux désormais fort tranquille.

Quand cet aphorisme a été composé, il y a environ 45 ans, on ne connaissait point encore le bienfait de la vaccine; il n'est pas douteux qu'il ne fallût recourir de nouveau, avec la plus grande confiance, à l'inoculation de la petite-vérole, si par malheur l'effet préservatif de la vaccination venait à s'éteindre de plus en plus.

En effet, on ne peut point se dissimuler que dans le nombre immense d'observations que l'on a aujourd'hui des petites-véroles, sur des sujets bien vaccinés, il y en a beaucoup qui militent fortement en faveur de l'opinion émise en Angleterre, que l'effet préservatif de la vaccine semble s'affaiblir d'autant plus, qu'il s'est écoulé un plus grand nombre d'années depuis que le sujet a été vacciné.

Je suis le premier, je crois, en France, qui ait recueilli un grand nombre d'observations (300) de petite-vérole, survenue sur des individus qui avaient eu la vaccine la plus régulière; et depuis nous, combien de cas semblables aux nôtres n'a-t-on pas vus dans la plupart des départemens? Combien n'en a-t-on pas recueilli et envoyé au comité central de vaccine, à *Paris?* et il faut espérer qu'enfin il les fera connaître.

La petite-vérole, il est vrai, dont ont été atteints les sujets précédemment vaccinés, a été généralement plus petite, plus maigre et plus bénigne chez eux que sur ceux qui ne l'avaient pas été; mais nous avons observé constamment que les individus vaccinés depuis quinze, vingt ans, éprouvaient une petite-vérole plus franche, plus complète, à boutons plus larges et plus gros, que les enfans qui avaient été soumis depuis peu à l'épreuve de la vaccine.

Nous espérons, à la vérité, beaucoup pour la bonté de cette découverte et pour l'avantage de l'humanité, que l'on aura bientôt la certitude que la varicelle est de nature variolique, ou une espèce de petite-vérole bénigne que les sujets vaccinés peuvent contracter seule, étant alors préservés pour toujours de la petite-vérole véritable; car celle-ci n'est pas toujours sans danger, comme l'on sait.

Quoi qu'il en soit, d'après l'état actuel de nos connaissances et de l'observation, les personnes vaccinées ne paraissent plus aptes qu'à contracter une petite-vérole, que les *Anglais* ont nommée *mitigée*, et que j'ai proposé de nommer *varioline*. Empressons-nous donc de pratiquer et de propager la découverte *gennériène*. V. les articles petite-vérole et varicelle de notre dictionnaire de médecine, en 4 vol., où nous avons traité au long de ces deux maladies.

APHOR. 133.

Sur la Saignée.

Denus-septenus vix phlebotomum petit annus ;
Spiritus exit enim nimius per phlebotomiam ,
Spiritus et vini potu haud mox multiplicatur ,
Humorumque cibo damnum lentè reparatur.

Avant la dix-septième année ,
N'ordonnez jamais la saignée,
Par crainte de l'épuisement.
Elle ôte la vigueur dans un âge si tendre ;
Il est vrai que le vin peut bientôt la lui rendre,
Car les humeurs par l'aliment
Se réparent bien lentement.

Le précepte est trop rigide et beaucoup trop exclusif, car il est des cas où l'on doit faire saigner les enfans, même dans l'âge le plus tendre, toutes les fois qu'il s'agit de prévenir ou de combattre une congestion sanguine sur le cerveau ou sur un autre organe , et dans tous les cas d'une inflammation imminente ou déjà accomplie.

Il n'en est pas moins vrai que la saignée ne convient pas généralement avant l'âge de la puberté, parce que le système muqueux prédomine dans l'enfance, et que le système sanguin n'est bien développé que lorsque la puberté et l'âge viril ont donné au corps une force et une vigueur en quelque sorte exhubérantes.

C'est une erreur fortement accréditée chez le peuple, que le vin *fait du sang*, sans doute à cause de sa couleur rouge. Partout les opinions vulgaires sont les mêmes, et ne sont fondées que sur l'apparence. Les Otaïtiens disaient au capitaine Cook, en avalant le vin qu'il leur donnait, que c'était du sang. Le sang de la grappe, dit le Coran. J'ai vu très-souvent dans mon village natal, de grandes files de paysans, pâles, blêmes, qui venaient le lundi de Pâques, se faire tirer leur mauvais sang, qui les rendait, disaient-ils malades; chacun allait immédiatement après, avec son saigneur, au cabaret, faire une ample libation en faveur de Bacchus, afin de se donner un sang nouveau et meilleur.

APHOR. 134.

Contre-indication de la Saignée.

Frigida natura et frigens regio ; dolor ingens ;
Post lavacrum, coïtum ; minor ætas , atque senilis ;
Morbus prolixus ; potûs repletio et escæ ;
Si fragilis vel subtilis sensus stomachi sit ;
Et fastiditi : non sunt tibi phlebotomandi.

Ne saignez pas les froids, les trop jeunes, trop vieux,
     Ni dans les maux très-douloureux ;
     Dans une longue maladie,
Dans un pays trop froid ; au sortir du repas,

Ni quand on a fait une orgie ;
Après les amoureux ébats,
Dans le cas d'un dégoût horrible,
Ni lorsque l'estomac est faible ou trop sensible.

Toutes les contre-indications de la saignée, tracées dans le présent aphorisme, sont de la plus grande exactitude, à l'exception peut-être de celle du *fri- gens Regio*. Il est certain, au contraire, que les pays froids, et que la saison de l'hiver ou froide, disposent singulièrement le corps à la pléthore sanguine et aux phlegmasies, et que ces deux états requièrent fortement l'emploi de la saignée et des saignées ; nous ne serions pas néanmoins éloignés de croire que la phlébotomie ne convient guère dans les climats très-froids, où la rigueur de la température devient une cause puissante d'affaiblissement, qui contre-indique la saignée.

———

APHOR. 135.

Indication de la Saignée.

Principio minuas in acutis et peracutis.
Ætatis mediæ multùm de sanguine tolle ;
Sed puer et senium perdat uterque parùm.
Ver tollet duplum, reliquum tempus tibi simplum.

Dans les maux très-aigus examinez à peine,
Et tout de suite ouvrez la veine :
N'épargnez pas le sang dans un âge entre deux ;

Mais ménagez l'enfant, aussi-bien que le vieux.
Dans le printemps, redoublez la saignée,
Une suffit le reste de l'année.

Cet aphorisme renferme aussi de bons principes.

De toutes les saisons, celle du printemps est la saison où la saignée convient, en général, le mieux; parce que le printemps favorise la production d'un sang nouveau; qu'il dispose à la vigueur et aux maladies inflammatoires, comme nous l'avons établi aphor. 4 et 5.

Mais dans quelque saison que l'on se trouve et quel que soit l'âge du sujet, il faut saigner et répéter la saignée sans ménagement, toutes les fois qu'on a à combattre une inflammation aiguë. Les médecins instruits ne sont point timides dans ce cas. Combattre les phlegmasies par la saignée est un principe fort ancien dont on ne doit jamais s'écarter; mais toutes les maladies sont-elles inflammatoires, comme le prétend une secte nouvelle? Non certainement. Tout au contraire, sur dix, il n'y en a pas une qui le soit réellement. Que doit-on donc penser de cette médecine *sanguinaire* et de ces *Sangrado* modernes, qui, par l'application réitérée des sangsues, soutirent, jusqu'à la dernière goutte, le sang de tous leurs malades, sans pouvoir vaincre toutefois leurs prétendues gastro-entérites? Car on ne lit depuis quelque temps, dans les divers journaux de la Capitale, que les mêmes phrases : *Monsieur.... est mort d'un entérilis ; madame..... vient de succomber à une inflammation d'entrailles.*

APHOR. 136.

Bons effets de la Saignée.

Lumina clarificat ; sincerat phlebotomia
Mentes et cerebrum ; calidas facit esse medullas ;
Viscera purgabit, stomachum ventremque coercet ;
Puros dat sensus ; dat somnum ; tædia tollit ;
Auditus , vocem , vires producit et auget ;
Exhilarat tristes ; iratos placat ; amantes
    Ne sint amentes phlebotomia facit.

    Une saignée à propos faite
Rend la vue et plus forte, et plus vive et plus nette ;
Soulage le cerveau, rappelle l'appétit,
    Et rend plus libre nôtre esprit ;
Dégage l'estomac et le ventre à merveille,
Nous rend bientôt la voix et la force et l'oreille ;
Procure un doux sommeil, ôte un triste bandeau,
Et même de la Parque alonge le fuseau :
Dissipe la tristesse, appaise la colère,
Et modère les feux dont on brûle à Cythère.

Personne ne peut contester qu'une saignée, faite à propos, ne produise de bons effets de toute sorte ; mais l'énumération des bienfaits qu'elle peut procurer est bien peu exacte, mal choisie et fort incomplète dans cette sentence. Etablir qu'elle soulage le malade et lui rend la santé, serait tout dire dans un seul mot.

Serait-il question d'une saignée de précaution ?

Nous bannissons généralement tous les remèdes qui ne sont point indiqués par un état d'imminence de maladie ou de maladie réelle. Encore plus quand il s'agit de verser le sang, ce baume réparateur de toutes les humeurs, ce principe, ce soutien de notre existence.

Cet aphorisme est mauvais, ou tout au moins insignifiant. Une saignée à propos faite, tout est là ; il ne fallait plus rien ajouter, ou il fallait dire mieux et beaucoup plus. Nul doute qu'on ne se trouve bien de la phlébotomie, dans l'inflammation du cerveau, des yeux, de l'oreille, de la gorge, des poumons, de l'estomac, des intestins ; dans l'apoplexie sanguine, etc., etc., et que, dans de telles circonstances, la saignée ne prolonge notre existence ; mais tous les détails renfermés dans la présente sentence ne sont-ils pas inutiles ou mal placés ? Saignera-t-on un homme triste pour le rendre joyeux ? Ira-t-on ouvrir la veine dans le moment d'une forte colère, afin de décider une jaunisse ? Faut-il saigner les amoureux ? Nous ne le pensons pas, quoique le moyen fût certainement bien capable de refroidir le plus déterminé. Les amoureux, par le temps qui court, n'ont guère besoin de perdre du principe vivifiant.

APHOR. 137.

Des Veines à ouvrir.

Æstas, ver, dextras; autumnus, hiemsque, sinistras,
Quatuor hæc membra; hepar, pes, cepha, cor, evacuanda.
Æstas hepar habet, ver cor, sicque ordo sequetur.

Au printemps, en été, saignez du côté droit;
Mais du gauche, en automne et dans un hiver froid,
Vous purgerez par cette voie :
Les pieds, la tête et le cœur et le foie;
L'été répond au foie, et le cœur au printemps.
Puis dans cet ordre les suivans.

Cet aphorisme se rapporte à la correspondance qui existe entre les organes du corps, les maladies qui les affectent et les diverses saisons de l'année. En effet, non-seulement chaque période de l'année dispose le corps à la production des causes prochaines des maladies, par les altérations que chaque saison introduit dans les fluides et les solides; mais encore, elle en décide la cause formelle, en tant qu'elle dispose tel ou tel organe à s'affecter d'une manière spéciale. Ainsi, pendant l'hiver, la tête est la partie la plus susceptible d'être affectée; pendant le printemps, c'est la poitrine; pendant l'été, ce sont les organes épigastriques; et les hypogastriques en automne. Cette disposition particulière, que les divers organes du corps contractent à raison du changement des

saisons, est prouvée, en ce que des maladies iden-
tiques affectent la tête en hiver, la poitrine au
printemps, l'épigastre en été, et l'hypogastre en
automne. Le cœur correspond au printemps, parce
que dans cette saison il y a prédominance super-
action du système sanguin, qui a son centre au
cœur; dans l'été, activité augmentée de l'organe du
foie et production plus considérable de bile. Cette
sentence, assez mal écrite, forme le complément
de la doctrine médicale qui sert de base à toute
bonne pratique. V. aphor. 4 à 16.

APHOR. 138.

De la Salvatelle.

Salvatella tibi dat plurima dona minuta :
Purgat splenem, hepar, renes, præcordia, vocem ;
Innaturalem tollit de corde dolorem.

Si l'on ouvre la salvatelle,
On soulage les reins, la rate, les précœurs,
De même que le foie; on rend la voix plus belle,
Et l'on chasse du cœur les pénibles douleurs.

La veine salvatelle est située sur le dos de la
main, entre le petit doigt et le doigt annullaire;
elle est une branche de la cubitale. Dans les siècles

20..

où l'on attribuait à la chiromancie le pouvoir de guérir les maladies, la saignée de cette veine passait pour efficace contre les affections des organes sus-nommés. Mais quoique la salvatelle tire son nom de *salvo*, je sauve, elle ne sauve personne par son ouverture, et on ne la pratique plus que dans quelqu'affection de la main ; encore bien rarement. Cette maxime est donc mauvaise de tous points.

APHOR. 139.

Précautions à prendre en saignant.

Hæc facienda tibi, quandò vis phlebotomari,
Vel quandò minuis, fueris vel quandò minutus :
Unctio, sivè lavacrum, et potus, fascia, motus,
Debent non fragili tibi singula mente teneri.

Vous aurez la précaution
D'inciser largement la veine,
Pour que le sang sorte sans peine ;
Ne poussez pas trop loin l'incision,
De peur que jusqu'aux nerfs elle ne parvienne.

Tout est sage dans cet aphorisme, c'est au chirurgien à y faire bien attention.

APHOR. 140.

Ce qu'il faut faire après la saignée.

Sanguine detracto, sex horis est vigilandum,
Ne somni fumus lœdat sensibile corpus.
Sanguine purgatus non carpat protinûs escas.
Omnia vitabis dulci de lacte, minute,
  Et vitet potum plebotomatus homo.
Frigida vitabit, quia sunt inimica minutis ;
Interdictus erit vacuatis nubilus aer.
Spiritus exultat vacuatis luce per auras.
Ollis apta quies, et motus sœpè nocivus.

  Après avoir été saigné,
    Six heures restez éveillé,
La vapeur du sommeil, sur un corps trop sensible,
    Pourrait devenir fort nuisible ;
  Ne mangez pas non plus de quelque temps,
    Surtout évitez tout laitage ;
    Fuyez l'air chargé d'un nuage :
La boisson et le froid, et les forts mouvemens,
    Pourraient vous faire un grand dommage.
  Un doux repos est bon dans ces momens.

Le sommeil ne saurait devenir nuisible après la saignée; tout au contraire, il sera réparateur et bien-faisant.

On fera bien, après avoir été saigné, d'attendre une ou deux heures avant de prendre des alimens, et de ne pas user de laitage dans ce moment, à cause de l'émotion qu'a reçue le sujet saigné.

  Un doux repos est bon dans ce moment.

APHOR. 141.

Du Jeûne.

Temporis æstivi jejunia corpora siccant.

Les jeûnes en été dessèchent notre corps.

Les jeûnes, pendant l'été, sont fort pénibles, par deux raisons que tout le monde connaît : la première tient à la longueur des jours ; la seconde à l'épuisement des forces dans cette saison chaude ; mais il n'était nullement nécessaire de composer une sentence sur une vérité aussi triviale.

APHOR. 142.

Contre l'excès des boissons.

Si nocturna tibi noceat potatio vini,
Matutinâ horâ rebibas, et erit medicina.

Si pour avoir trop bu la veille,
Votre estomac est dérangé,
Ayez dès le matin recours à la bouteille,
Vous serez bientôt soulagé ;
A tous maux, par cette recette,
Vous donnerez un prompt congé,
Ou, comme dit le préjugé,
En prenant du poil de la bête.

On doit regarder ce précepte plutôt comme une plaisanterie ou un propos d'ivrogne, que comme un conseil bon à suivre.

Il est bien certain que les ivrognes de profession éprouvent, tous les matins, des étourdissemens, des migraines, des faiblesses d'estomac, qui les portent à avoir de nouveau recours à la boisson vineuse, ou, comme dit un dicton populaire, à reprendre du poil de la bête; mais si les liqueurs alcooliques, en stimulant de nouveau les organes digestifs, et, par suite, toute l'économie du corps, ont le pouvoir de soulager un moment le buveur, des maux que son intempérance lui a attirés, elles surajoutent bientôt à ces maux, et les aggravent de plus en plus. Nous allons donner un tableau racourci des symptômes et des effets de l'ivresse habituelle, sans nul espoir néanmoins de corriger aucun buveur.

SYMPTÔMES. Dans le *premier degré* de l'ivresse : sentiment de chaleur à la tête, le front se déride, les yeux sont ardens, la figure devient rouge et s'épanouit; idées gaies, vivacité dans le propos, enjouement, bons mots, chansons joyeuses, épanchemens, aveux tendres ou indiscrets, raisonnemens peu suivis, langue un peu embarrassée; tout paraît bon et beau dans cet état, qu'on nomme être *gris*.

Dans le *second degré* : joie bruyante; loquacité exubérante; propos diffus, sans ordre, sans raison, et libres; chants obcènes; quelquefois menaces, fureur. La langue devient épaisse, se couvre d'une salive gluante ; le bégaiement est complet, la parole difficile ou impossible ; yeux hagards, sombres, larmoyans ; vue double ; tintemens d'oreilles ; la figure devient pâle, les traits se dépriment. La démarche est vacillante, incertaine : les membres étant faibles, et ayant de la peine à soutenir le poids du corps, les idées sont confuses, le jugement est faux, la raison se perd, la sensibilité est nulle. Le froid et le chaud ne font aucune impression sur le malade, qui a des rapports aigres, l'haleine vineuse, le hoquet, des envies de vomir. Quelquefois il devient téméraire, hardi, querelleur ; il entre dans un délire furieux, avec un visage rouge, des yeux ardens ; le battement des artères carotides et du pouls sont plus forts, la respiration fréquente, le mal de tête violent. Enfin arrivent les vomissemens de matières aigres ; les vertiges, les chutes, la somnolence, quelquefois la perte involontaire des urines et des selles. Un sommeil profond qui dure plus ou moins de temps, pendant lequel la transpiration est très-abondante, termine cette scène dégoûtante. Le malade s'éveille au bout de quelques heures, ayant la tête pesante et douloureuse, la langue chargée, la bouche pâteuse, de la soif, des crampes d'estomac, de la lassitude dans les membres, etc. L'ivresse dure, ordinairement, huit à dix heures.

Dans le *troisième degré*, l'ivresse ressemble à un état d'asphyxie ou d'apoplexie ; perte des fonctions des sens et de l'entendement ; respiration stertoreuse; chute rendue nécessaire ; ronflement, état comateux ; écume à la bouche ; mouvemens convulsifs ; abolition du sentiment : la mort peut quelquefois être la suite de cet état d'ivresse.

L'habitude de l'ivresse n'est autre chose que l'*ivrognerie*, qui est surtout commune parmi les Anglais, parce que l'usage où ils sont de toster, les habitue, presque malgré eux, à l'excès du vin. En Écosse, et même en Angleterre, on a, dans les repas, un immense gobelet, nommé le *connétable*, que chaque convive, après qu'il a déjà beaucoup bu, est obligé de vider entièrement, et d'un seul coup, à l'honneur de Sainte-Cécile ou des dames: et pour l'ordinaire, le *connétable* renverse le buveur, ivre mort. Une pareille gentillesse est un moyen de se mettre en grande faveur auprès des milady anglaises.

L'*ivrogne* a la figure bouffie, les paupières et les yeux rouges, le nez couleur de vin et couvert de boutons, ou couperosé ; ce qui lui a fait donner le nom de *rouge trogne*.

> J'aime un homme dont on peut dire :
> C'est un fin merle, il a du nez ;
> Mais peut-on regarder sans rire,
> Ce phénix des nez bourgeonnés,
> Autour de son nez de satyre,
> En grouper cinq ou six puînés ?
> SIMON.

L'ivrogne a les lèvres grosses, tremblantes et

pendantes; le visage sale, bourgeonné; le ventre gros, rempli de vents : il éprouve des oppressions; il est sujet au *soda*, aux coliques, aux renvois aigres, et même aux vomissemens, le matin à jeun; il est constipé, ses déjections sont dures, noires; ses urines troubles; son sommeil est pénible, interrompu par des rêves effrayans; ses chairs sont molles, flasques, tremblantes, sa marche incertaine; il maigrit à vue d'œil et devient infirme, vieux, avant l'âge.

Mais, dira-t-on, les Allemands et les Suisses pintent beaucoup, et cependant certains atteignent à une longue carrière : cela prouve seulement la force de leur tempérament. De ce que Mithridate digérait les poisons, personne n'en conclura qu'ils soient salutaires.

Nous connaissons un de ces intrépides buveurs, qui habite une petite ville ou gros bourg; quoique âgé de 88 ans, il est toujours gai comme le bon Sylène; c'est le père aux bons mots. Le suivant nous a paru très-expressif :

> Ce buveur sans pareil, et tout blanchi par l'âge,
>   Disait fort énergiquement,
> Que le vin par lui bu, lancé sur le village,
>   Le raserait dans un instant.

Il n'en est pas moins vrai que l'ivrogne est crapuleux, sale, dégoûtant : il tombe dans l'abrutissement, la stupeur; n'ayant plus, ni jugement ni mémoire, il végète comme la brute, à laquelle ses penchans grossiers l'assimilent; et souvent, dans sa stupidité, il commet toute sorte de crimes; mais bientôt les infirmités de tout genre vont l'assaillir.

Les ivrognes de profession ont de la répugnance pour les acides, les mets doucereux, les laitages; ils ont presque horreur de l'eau; ils mangent peu en général, quoiqu'ils aient beaucoup d'embonpoint, passant leur vie à table et dans la bonne chère. Ces Sibarites sont ordinairement fort ventrus et ont le nez bourgeonné.

> « Il mange tout, le gros glouton,
> Il boit tout ce qu'il a de rente;
> Son pourpoint n'a plus qu'un bouton,
> Et son nez en a plus de trente. »

L'ivrognerie était en grande recommandation chez les Romains, comme elle l'est encore en Chine. Novellus-Torquatus, selon Pline, buvait trois conges de vin, d'un seul trait; Officius-Bibulus était un buveur si déterminé, qu'on disait de lui : *Dum vixit, haut bibit haut minxit.*

Pison but chez Tibère deux jours et deux nuits sans se reposer, ce qui le fit nommer par ce tyran aux premières charges de l'État.

Rodoginus cite un certain Dioticus d'Athènes, surnommé l'entonnoir, parce qu'on pouvait lui entonner le vin sans le secours de la déglutition.

Les Valaches sont aujourd'hui, comme autrefois, de si grands buveurs, que l'on a comparé leurs estomacs à des outres.

O Valachi ! vestri stomachi , sunt amphora bacchi.
Vos estis , deus est testis , teterima pestis.

Vos estomacs, ô terribles Valaches !
Sont de vastes outres de vin ;
Vous êtes s... d... de vrais démoniaques ,
Et la peste du genre humain.

Y a-t-il des remèdes pour guérir l'ivresse? Non, si
l'on entend des *spécifiques* : la diète, l'eau froide
et le temps sont les seuls moyens pour faire recou-
vrer la raison à celui qui l'a perdue dans les liqueurs
enivrantes. On a néanmoins recommandé un grand
nombre de recettes, pour se préserver de l'ivresse
et pour la guérir.

Pour s'en préserver, manger des choux, six
amandes amères; avaler son urine, quelques onces
d'huile, une gousse d'ail, plusieurs tasses de café.

Le café vous présente une heureuse liqueur,
Qui d'un vin trop fumeux chassera la vapeur.

BERC., ch. 4.

Ces remèdes étaient connus des Anciens; Plutarque rapporte que Drusus, fils de Tibère, avalait, à
l'insu de ses convives, quatre ou cinq amandes
amères, ce qui lui fut défendu quand on eut découvert la fraude.

Pline conseille d'avaler des œufs de chenille, les
cendres de bec d'arondelles, etc.

Le temps, la bonne nature amenaient sûrement
la guérison de l'ivresse, comme cela arrive journel-

lement pour les autres maladies : le temps, la nature ou le hasard, font la fortune de tous les pos-
sesseurs de secrets et de recettes, comédiens,
bateleurs, jongleurs, baladins, histrions, tabarins,
charlatans, vendeurs aux simples. Nous voudrions
pouvoir inculquer à tout le monde, cette vérité,
généralement trop peu sentie ; qu'on nous permette
donc de raconter ici une anecdote qui sert à la
confirmer. L'italien Mascoumiery, harangant sur la
place publique, disait « : Voilà une eau spécifique
contre toutes les maladies incurables ; je biens d'en
guarir le douc d'Usez qu'il est mort. » Et après avoir
nommé à plusieurs fois la fiole qui contenait l'elixir
sans pareil, et l'imprimé qui en expliquait l'usage,
le bateleur terminait sa harangue par ces mots, dits
avec un grand sérieux : *Bous lirez la phiolo, bous*
abalerez l'amprimé, et bous sarez guari coumo
auparabant. Idée que nous avons exprimée dans
les vers suivans :

> La fièvre quarte ayant pris Mathurin,
> Sa femme, Alix, sensible, mais peu fine,
> Va consulter le docteur, son voisin,
> Qui lui formule, en latin de cuisine,
> De quinquina l'extrait ou la résine :
> Que votre époux, dit-il, demain matin,
> Prenne cela dans un verre de vin.
> Tout aussitôt, l'accès qui le chagrine
> Sera vaincu. La bonne Mathurine,
> Suivant au mot l'ordre du médecin,
> Fait avaler l'ordonnance latine

A son mari, malgré l'horrible mine
Que fait l'époux, quand le dur parchemin,
S'ouvre au travers de sa dure poitrine
Un douloureux et pénible chemin.

　　Bientôt après, ô bienfaisant destin!
Heureux hasard! O nature divine,
Que de succès vous doit la médecine!
Quand la méprise ou l'ignorance enfin,
Met les ciseaux aux doigts de Proserpine (1) ;
Pour quelque temps vous arrêtez sa main.
Bref, le mal cesse et la fièvre prit fin.

---

(1) M. Noël, dans son dictionnaire de la fable, prouve que Proserpine
était une des Parques.

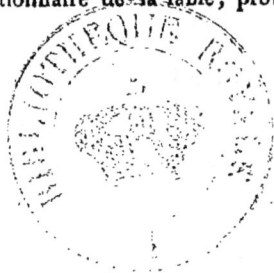

FIN.

TABLE DES CHAPITRES.

FIN DE LA TABLE.

HYGIÈNE,

OU

L'ART DE CONSERVER LA SANTE,

PAR M. ALEXANDRE POUGENS,

DOCTEUR EN MÉDECINE, A MONTPELLIER.

> Compagne du travail et de la tempérance,
> Santé, premier des biens, trésor de l'indigence,
> Soutien de nos vertus, source de nos désirs,
> Toi sans qui la nature offre en vain les plaisirs.
>
> SAINT-LAMBERT.

Nous nous sommes longuement occupés de l'art de guérir, dans notre *dictionnaire de médecine-pratique, mis à la portée des gens du monde*, en 4 vol. in-8.°; il est un autre art qui est bien plus avantageux à l'humanité, puisqu'il rend le premier inutile; c'est l'art de préserver des maladies, ou mieux de conserver la santé.

On appelle *santé* cet état de l'animal où toutes ses fonctions s'exécutent avec la plus entière perfection.

Regardez cet homme qui s'avance, la tête levée: avec quelle assurance il marche; quelle agilité dans les mouvemens de son corps! quel coloris anime son visage! quelle écarlate sur ses lèvres ! quelle vivacité dans ses yeux! Tous les dehors de son corps annoncent à l'envi la plus heureuse condition de l'intérieur : les lèvres entr'ouvertes laissent voir des dents blanches et saines, qui contiennent une langue vermeille et humectée; l'haleine est douce, et la respiration si aisée, qu'elle est imperceptible. L'appétit ajoute aux assaisonnemens les plus simples que le palais savoure; le gosier, par une déglutition aussi sensuelle que l'a été la mastication, ne perd rien de toute la suavité des alimens, solides et liquides; une digestion prompte et aisée fournit à la plus exacte nutrition: et les sucs de toute espèce, bientôt changés en substance animale, vont produire cette surabondance précieuse qui avertit les sexes de leur distinction mutuelle, et cherche à se répandre en faisant naître les plus doux plaisirs.

Les grandes opérations de la nature commencent et s'exécutent dans le plus bel ordre, et s'achèvent avec la plus grande régularité; l'âme, au sein de la tranquillité, reçoit sans peine les idées que lui procurent des organes heureusement constitués, les contemple avec délices, les compare avec sagesse, les suit ou s'y repose avec innocence.

On voit par-là quel est l'objet de la première partie de la médecine, que l'on appelle *Hygiène :* c'est l'art de conserver la santé, qui consiste à entretenir les fonctions du corps humain dans leur plus grande aisance et régularité.

Cette science salutaire roule principalement sur les choses qu'on a nommées, si improprement, *non naturelles* à l'homme, puisque c'est par leur bon ou mauvais usage, que sa santé se soutient ou se dérange.

On en compte ordinairement six, qui sont :

1.º L'air, 2.º les alimens et la boisson ; 3.º le mouvement et le repos ; 4.º le sommeil et la veille ; 5.º les sécrétions et les excrétions ; 6.º les passions ou affections de l'âme. L'hygiène a donc pour objet la nature entière : elle comprend toutes les choses physiques et morales ; car elles ont toutes une inflence plus ou moins marquée sur l'homme, d'après l'état ou la disposition où se trouvent ses organes.

1.º AIR. Des six choses dont nous avons à parler, l'air tient, à juste titre, le premier rang : il est absolument nécessaire à la vie ; car, selon qu'il possède des qualités utiles ou nuisibles, il entretient la santé ou cause des maladies.

L'air peut devenir nuisible de plusieurs manières : tout ce qui peut altérer, à un certain degré, sa chaleur, sa fraîcheur, son humidité, sa gravité, et surtout sa pureté, le rend malsain.

La *température* moyenne ou modérée de l'air est de dix degrés et un quart, au thermomètre de Réaumur. A Paris, la plus grande chaleur, dans les étés les plus brûlans, ne va pas au-delà de 28 degrés, et les plus grands froids, plus bas que 15 sous o.

1...

L'air *trop chaud* dissipe la partie séreuse du sang, exalte la bile, dessèche, épaissit les humeurs; d'où les fièvres bilieuses, inflammatoires. La chaleur affaiblit considérablement, parce qu'elle éparpille les forces et les attire vers l'organe extérieur, qui devient alors plus agissant. Il est utile aux pituiteux, et nuisible aux personnes maigres dont la fibre est sèche et grêle. L'air humide est favorable à celles-ci, pourvu qu'il ne se continue pas trop long-temps.

L'air *froid*, au contraire, arrête la transpiration, donne de la régularité aux solides, congèle les fluides, et produit les affections catarrhales de tout genre, les rhumatismes, les inflammations, etc. Cependant les pays froids, pourvu qu'ils ne le soient pas excessivement, sont les plus favorables à une longue vie.

Le trop grand froid et la trop vive chaleur sont donc également nuisibles et dangereux; évitez, si vous êtes sage, les deux excès opposés. Lorsque le soleil darde avec activité ses rayons, et que l'ardente canicule embrase nos champs, habitez les appartemens bas, exposés au nord; faites-les arroser soigneusement; vous pourriez aussi orner vos salons de vases remplis d'eau, dans lesquels vous entretiendriez la verdure des plantes les plus fraîches. La vapeur qui transpire de leurs feuilles, tempère la chaleur de l'air, et répand une fraîcheur agréable.

Mais en hiver, retirez-vous dans des appartemens dont les fenêtres soient percées du côté du midi, et corrigez la rigueur du froid par les feux que vous entretiendrez dans vos foyers. Ne soyez cependant pas assez lâche pour vous tenir enfermé dans une étuve, et pour éviter jusqu'aux moindres impressions de l'air. Que les jeunes gens surtout apprennent à supporter le mauvais temps; c'est au grand air que leurs membres se fortifient. La tremblante vieillesse est seule en droit de ne pas abandonner, de tout l'hiver, ses foyers, à moins qu'elle ne préfère d'aller habiter des régions plus chaudes.

L'air *trop humide*, à son tour, détruit l'élasticité des solides; diminue les sécrétions et les excrétions; fait prédominer les humeurs muqueuses et séreuses; affaiblit le corps, et le rend sujet aux fièvres pituiteuses, putrides, aux hydropisies, etc.

L'air, selon qu'il est plus chaud et plus froid, donne lieu aux différens météores aqueux qui influent si puissamment sur la santé de l'homme; ces météores sont : les brouillards, les nuages, les brumes, les gelées blanches, le givre, la pluie, la neige et la gelée.

Par sa *gravité*, l'air joue un des grands rôles dans la nature; c'est par cette propriété qu'il s'oppose à la dilatation et à la vaporisation; qu'il retient les fluides dans les vaisseaux de l'animal, et qu'il les empêche de s'échapper hors du corps. Haüy a calculé que la colonne d'air qui pèse sur un homme de médiocre grandeur, est de 33,600 livres.

L'air, pour être salubre, ne doit être ni trop

pesant, ni trop léger; lorsqu'il est trop pesant, comme lorsque le baromètre est au-dessous de 28 pouces, il est une vraie surcharge pour les poumons, et il nuit à la tête; car la forte compression de l'organe pulmonaire, qui en est l'effet immédiat, gène le retour du sang du cerveau au cœur. L'excès de pesanteur de l'air est surtout contraire aux personnes nerveuses, délicates.

La *lune*, qui a tant d'influence sur la gravité de l'air, influe aussi puissamment sur les animaux comme sur les végétaux; elle exerce une action véritable sur notre atmosphère; elle y produit, ainsi que sur l'Océan, un mouvement continuel de flux et de reflux : ces mouvemens se trouvent combinés avec ses phases; elle est l'élément de la plupart des changemens qui surviennent dans l'atmosphère. La lune rend l'air plus ou moins pesant, selon qu'elle s'approche ou s'éloigne de la terre, comme l'indique le baromètre. Il y a à parier six contre un que la nouvelle lune amènera un changement de temps considérable; le premier quartier, deux et demi contre un; la pleine lune, cinq contre un; le dernier quartier, deux et demi contre un; l'apogée, c'est-à-dire, lorsque la lune est à la plus grande distance de la terre, quatre contre un ; et le périgée, c'est-à-dire, lorsqu'elle est à la plus petite distance de la terre, sept contre un. Lorsque la nouvelle lune arrive avec le périgée; il y a à parier 38 contre un pour le changement : avec l'apogée,

7; pleine lune avec le périgée, 10; avec l'apogée, 8 contre un.

Les points lunaires qui amènent, en général, le beau temps, sont : les apogées, les premiers et derniers quartiers, et le lunistice méridional.

Ceux qui amènent le mauvais temps sont : les périgées, les nouvelles lunes, les plaines lunes, les passages de l'équateur, et le lunistice septentrional.

Le changement de temps arrive, le plus souvent, la veille ou le lendemain des jours du point lunaire; il est rare que le changement de temps arrive sans un point lunaire. On a remarqué que les pluies extraordinaires de 1766 eurent lieu dans le concours de trois points lunaires : le périgée, la pleine lune, et la plus grande déclinaison boréale.

La lune se trouvant chaque année, à l'égard de la terre, dans les mêmes positions où elle était dix-neuf ans auparavant, ramène à peu près les mêmes météores, les mêmes saisons, les mêmes températures. Toaldo a observé, que les révolutions, simples ou combinées, de l'apogée ou du périgée de la lune, ont une grande influence sur la santé et la vie des hommes.

La lune influe d'une manière marquée sur le péridiodisme de quelques maladies, de même que sur leurs crises : les morts subites arrivent dans les périodes critiques de la lune, et surtout dans les pleines lunes, le ciel étant couvert et le temps mauvais.

Par *sa nature*, l'air, regardé jusqu'à la fin du dix-huitième siècle comme un élément, mais que la chimie a montré être un composé de gaz oxigène ou air vital, qui entretient la respiration, la combustion, la vie ; et de gaz azote, ou impropre à ces trois fonctions. Enfin, l'air atmosphérique est composé, dans sa plus grande pureté, sur cent parties : de soixante-dix-huit, gaz azote; vingt-et-un, gaz oxigène; et d'environ, un, gaz acide carbonique. L'oxigène de l'air convertit le sang veineux en sang artériel, qui est plus chaud de quelque degré que le sang veineux. La chaleur animale est entretenue par la décomposition de l'air : aussi la température des animaux est-elle en raison de leur respiration. Les animaux qui respirent peu, ont peu de chaleur, ce qui les a fait nommer *animaux à sang froid*. Parmi les *animaux à sang chaud*, ceux qui sont engourdis la moitié de l'année, comme les marmottes et les loirs, ont alors le sang froid : M. de Saissy a prouvé qu'ils ne respirent point pendant tout le temps de leur sommeil hivernal; et quand ils reprennent le cours de leur respiration, leur sang redevient chaud.

De ces connaissances fondamentales sur le fluide élastique, dans lequel notre corps est sans cesse plongé (car l'air est décomposé à la surface de la peau, comme dans les poumons; et l'homme respire 35,500 fois dans les 24 heures. Que l'on juge par-là de l'activité des soufflets de la vie!) : de ces aperçus, dis-je, résulte la connaissance de l'avantage ou du danger de respirer tel ou tel air; par exemple : l'atmosphère des chambres très-closes ; dans lesquelles il y a beaucoup de monde, ou des fleurs, des fruits ; où l'on fait beaucoup de feu ; où l'on brûle du charbon : devient bientôt insalubre, même funeste. Dans tous les lieux plus ou moins fermés, quelque spacieux qu'ils soient, dans lesquels se trouve un nombre disproportionné de personnes, où brûle une grande quantité de chandelles : comme dans les églises, les hôpitaux, les sales de spectacles, l'air acquiert également des qualités si dangereuses, par la privation de sa partie vitale, ou par l'introduction des principes malfaisans, qu'on voit bientôt survenir des défaillances, des syncopes, des maladies putrides et l'asphyxie (V. ce mot dans notre *dictionnaire de médecine*). Par des raisons analogues, et avec des variétés qui tiennent à la nature des lieux et des choses, l'atmosphère se vicie plus ou moins, par le voisinage des marais, des mégisseries, des tanneries ; par les exhalaisons qui s'élèvent des égouts, des cimetières, des cloaques, des marres, des immondices des rues, des creux et des tas de fumier ; par les miasmes putrides ou délétères qui sont renfermés dans l'air des prisons, des hôpitaux.

Aër quippe pater rerum est, et originis auctor.
Idem sæpe graves morbos mortalibus affert.

SYPHILIS, liv. I.

« L'air est le père et la source des choses ; c'est lui qui produit, parmi les hommes, les plus graves maladies. » Cherchons donc à respirer un air pur.

Si je puis me choisir une libre atmosphère,
L'air pur, clair et serein, est l'air que je préfère.
Des marais, des égouts, l'horrible puanteur
Offense l'odorat et soulève le cœur.

Les grands *vents*, comme les défauts des vents;
les orages, les éclipses même, influent, à leur
manière, sur les qualités de l'air, et par conséquent
sur l'homme. On peut en dire autant des transitions
brusques de la température. Les vents qui soufflent
du midi relâchent et atonisent la fibre, et sont
surtout très-contraires aux personnes pituiteuses.

.....*Fuge perpetuo quod flatur ab austro,*
Quod cœno immundæque grave est sudore paludis.
Protenti potius campi mihi liber et agri
Tractus, et apricis placeant in collibus auræ,
Et molles zephyri, pulsusque aquilonibus aër.

Syphilis, liv. 2.

« Fuyez le vent du midi; fuyez les endroits fangeux
et marécageux. J'aimerais à vous voir habiter une
campagne découverte, ou bien une colline agréable;
c'est là qu'on jouit de la fraîcheur des zéphirs et
d'un air toujours renouvelé par les vents. »

Vivite felices, siccis spirantibus auris,
Terrigenæ; volidum corpus, leviora feruntur.
Membra; viget sani mens integra corporis hospes.

Geof.

« Que vous êtes heureux, ô mortels! lorsqu'un
vent agite mollement les airs : vos membres sont
plus agiles; vos nerfs sont plus vigoureux, et votre
esprit plus sain et plus dispos, lui-même participe

à vos bonnes dispositions corporelles. » Trad. de
Delaunay.

Le séjour à la campagne doit être préféré à celui
des villes, ou si l'on est obligé d'habiter la ville, il
faut se loger hors des remparts, dans une maison
située en plein air, donnant sur la campagne ou
sur un jardin.

L'accumulation des hommes et des animaux domestiques dans une grande ville, les exhalaisons
putrides qui s'élèvent des boucheries, des égouts,
des écuries, des marchés, des manufactures, des
cuisines; la fumée qui, sortant tout-à-coup de plusieurs milliers de cheminées, retombe sur la ville
et l'entoure d'un nuage épais, et la dérobe à la
lumière et à la chaleur du soleil; et plus que tout
cela encore, les habitudes du luxe, de la sensualité
et de la débauche, les veilles, etc. : toutes ces causes
réunies doivent faire des villes un séjour très-malsain, comparativement à la campagne. Mais pour
qu'il y ait cette différence, il faut que le village que
vous choisirez, soit situé sur un terrain sec, avec
une pente, et près d'une eau courante, si faire se
peut; que les maisons n'y soient pas contiguës; qu'il
n'y en ait qu'un seul rang et point de rues proprement dites, etc.

Enfin, on a calculé que la mortalité commune
dans les grandes villes est de $\frac{1}{25}$, et à la campagne
de $\frac{1}{45}$.

On doit se procurer une maison élevée et ne point
habiter au rez-de-chaussée; la chaleur qu'il faut

entretenir dans l'appartement où l'on se tient, doit être modérée, plutôt froide que trop chaude ; elle ne doit pas dépasser 15 degrés R.

C'est à la campagne que l'homme trouve tout ce qui doit le conduire à une vie longue et heureuse : un air pur et sain, une nourriture simple et frugale, des exercices du corps, le spectacle agréable de la nature, le caractère de repos, de sérénité, de gaieté qui se communique à l'âme, qui souffre sans cesse dans les villes, par le tumulte, les collisions, la corruption, les excès. C'est à la campagne qu'on jouit extérieurement et intérieurement de cette tranquillité et de cette égalité de caractère si favorables à la conservation de la vie, elle nous procure une foule de jouissances pures et naturelles. Aussi les exemples de longévité se trouvent-ils parmi ceux qui suivent ce genre de vie.

ALIMENS et BOISSONS.

Si l'air, regardé par les Anciens comme le vrai soutien de la vie (*Pabulum vitæ*), alimente les principales fonctions des corps vivans, ces mêmes corps doivent réparer journellement leurs différentes parties, à l'aide des substances qui peuvent se transformer en elles. Les règnes végétal et animal fournissent non-seulement une nourriture variée, mais encore les assaisonnemens qui servent à sa préparation.

L'histoire apprend qu'il est des hommes qui se nourrissent presque exclusivement de végétaux ou d'animaux; en général, plus les peuples habitent vers le Nord, plus ils sont carnivores, robustes et courageux. Plus on avance, au contraire, vers les régions méridionales, plus on use de végétaux : les habitans des pays froids sont carnivores et ceux des pays chauds frugivores. Ces différences se nuancent et se mélangent plus ou moins dans les climats intermédiaires. La force du corps augmente à peu près dans la même proportion que l'usage de la chair. Les héros d'Homère étaient de terribles mangeurs de chair. Si l'esquimaux, glouton, ne se nourrissait que de fruits légers et rafraîchissans, comme le brame hindou, il mourrait bientôt d'inanition, quelque quantité qu'il en mangeât. C'est donc la température qui doit régler la nature des alimens. La nourriture doit donc être plus végétale en été qu'en hiver, où l'usage des substances animales est plus convenable. Cependant, en examinant la forme des dents chez l'homme, la structure de ses organes digestifs, l'appétence dont il est doué pour toute sorte d'alimens : on peut même ajouter les inconvéniens attachés à l'usage exclusif d'alimens d'une même espèce; on voit que l'homme, par sa nature, est véritablement *omnivore*.

Les végétaux auxquels on se bornerait exclusivement, tendraient à affaiblir les organes de la digestion, et disposeraient généralement à l'acescence.

L'usage de la chair des animaux n'est donc point

interdite à l'homme, car la nourriture végétale serait certainement bien insuffisante à la subsistance de tant de millions d'habitans des pays froids et stériles, qui ne fournissent que peu ou point de plantes propres à leur servir d'alimens; d'un autre côté, ce n'est point inutilement que la nature a tant prodigué et multiplié sur la terre les animaux propres à lui servir de nourriture. On a vérifié qu'une seule paire de pigeons peut en produire, dans quatre ans 14,760; et une paire de lapins, 1,274,840.

Les substances animales, prises par prédilection, exciteraient le ton des intestins, et établiraient dans les liqueurs une alcalescence plus ou moins forte.

On a remarqué, en effet, que quoiqu'il soit peut-être, à la rigueur, possible de se nourrir entièrement de substances animales, puisque les Lapons ne vivent, neuf mois de l'année, que de la chair de rennes; et les Groënlandais, de poissons; il est difficile de soutenir long-temps un régime animal. Un homme qui aimait beaucoup les perdreaux, parìa d'en manger un matin et soir pendant un mois; mais il fut obligé d'y renoncer au bout de huit jours, à cause des symptômes de putréfaction qui commençaient à se manifester.

On a remarqué que l'usage prédominant des végétaux, ou le régime pythagoricien, disposait à la douceur de caractère; tandis que l'usage exclusif des substances animales disposait à la férocité.

C e sont les animaux d'un naturel féroce;
C'est le tigre irrité par une faim atroce;

C'est l'ours et le lion, qui de colère ardens,
D'une vivante proie ensanglantent leurs dents.

Métam., chant xv; *trad. de* St.-Ange.

Les peuples de l'Indoustan, qui sont très-sobres et qui ne se nourrissent que de végétaux, sont aussi les plus doux et les plus humains, et portent l'horreur du sang jusqu'à respecter celui des animaux.

Toi, qui peux égorger une brebis paisible,
Et l'entendre gémir d'une oreille insensible;
Toi, qui peux, dans le flanc d'un timide chevreau,
Plaintif comme l'enfant qui crie à son berceau,
Plonger un fer barbare, et, dans ta rage extrême,
Te nourrir de l'oiseau que tu nourris toi-même:
Coupable essai de meurtre! Homme bourreau, ta main
Va bientôt, sans pitié, verser le sang humain. *Ibid.*

Dans nos climats tempérés, la meilleure nourriture consiste dans un mélange à peu près juste de substances végétales et animales, sauf quelques variétés exigées par l'habitude et le tempérament.

Nous allons dire un mot des diverses substances alimentaires, en commençant par les végétaux.

Le *sucre*, dont il sera encore parlé dans le paragraphe des assaisonnemens, est le plus précieux des végétaux; c'est un aliment très-nourrissant, anti-putride et légèrement laxatif; nous le croyons aussi propre à aider à la digestion. Nous en prenons un morceau après le repas, depuis plus de vingt ans, et nous croyons en retirer de bons effets.

On cite un nommé Mallory, qui en mangeait beaucoup, qui vécut près de cent ans en parfaite santé, et dont les dents se renouvelèrent à 80 ans passés.

Les *fruits doux* sont agréables au goût, nourrissans, et d'une digestion très-facile. On range dans
cette classe : les cerises douces; les oranges originaires de la Chine; les abricots, indigestes, surtout
avec la peau; les groseilles, très-salutaires; les mûres;
les mûres de renard ou des haies, qui ne sont pas
malfaisantes, comme on le croit, car les enfans en
mangent une grande quantité impunément; les
pommes douces; les prunes.

> L'abricot dont l'Euphrate enrichit nos climats,
> Et la prune conquise aux plaines de Damas.
>
> ROÜCHER.

Les melons, qui font la nourriture principale
des Perses et dont il faut user modérément; les con-
combres, fort indigestes; la courge; les fruits de
grenade; les jujubes; les dattes, communes en
Egypte; l'ananas, originaire de l'Amérique méridionale; les framboises, les fraises, très-bienfaisantes;
les figues, adoucissantes et fort nourrissantes; les
pêches, originaires de l'Amérique et de l'Asie, et
qui sont bonnes lorsque l'arbre est enté, comme
l'a dit Martial :

> *Vilia maternis fueramus præcoqua ramis,*
> *Nunc in adoptivis persica cara sumus.*

> Sur mes rameaux natifs, j'étais fort peu vantée,
> On m'estima beaucoup lorsque je fus entée.

Enfin, les raisins, très-salutaires lorsqu'ils sont
mûrs et pris avec modération. Le peuple les mange
à demi-verts, afin d'en être purgé; mais ce n'est
que par indigestion qu'ils produisent la diarrhée.

Sed quá pampineos extollam laude racemos?
Illis concretus potuit cruor ipse resolvi ;
Illis crassa nimis bilis, resinosaque, rursus
Et fluida evasit, solitosque subire meatus,
Docta fuit, lymphæque novus nitor additur ipsi.

GEOF.

Pourrai-je assez louer les bienfaits du raisin ?
Par lui le sang concret est bientôt plus fluide ;
La bile trop épaisse acquiert tout son liquide ;
Le cours de nos humeurs prend un libre chemin ;
Et la lymphe devient bien plus limpide, enfin.

Les *fruits acides*, surtout ceux d'été, sont désaltérans, rafraîchissans et sédatifs ; ils conviennent particulièrement aux tempéramens bilieux et sanguins, pendant les chaleurs d'été ; mais il faut qu'ils soient bien mûrs, et l'on doit en prendre avec modération. Parmi les fruits acides, on compte les citrons et les limons, les pommes, les baies d'épine-vinette, les guignes ou mérises, et les cerises dont l'école de Salerne a dit :

Cerasa si comedas, faciunt tibi grandia dona.

Cerise, aimable fruit, quel bien tu nous procures !

Les *fruits astringens* ou *acerbes* sont les cormes ou sorbes ; les coings, apportés de Crète en Italie ; les nèfles, les poires ; enfin les olives, toniques et astringentes, mais difficiles à digérer.

Les *plantes potagères* sont peu nourrissantes, mais très-acescentes ; elles contiennent beaucoup d'acide carbonique, qu'il est nécessaire d'en dégager par la coction ; il faut aussi y joindre des assaisonnemens.

2

Ces plantes comprennent: la chicorée, et l'endive qui n'en est qu'une variété. La chicorée est tonique et difficile à digérer, quand elle est dure; le pissenlit, qui est plus tendre; la poirée ou bette, originaire de Sicile; le pourpier, l'arroche, qui sont nourrissans et rafraîchissans; la laitue, qui rafraîchit et fait dormir; l'oseille et les épinards, originaires de la grande Tartarie et que les Goths firent connaître lors de leur irruption en Italie : ces deux plantes sont faciles à digérer, mais peu nourrissantes : la mâche, qui se digère aisément; l'asperge, et le houblon tendre, nommé par le peuple asperge sauvage, toniques et diurétiques ; les choux, nourrissans, mais fort venteux, et parmi ceux-ci les choux-fleurs et le brocoli, qui sont les plus tendres et les plus aisés à digérer.

Les choux sont astringens, leur jus est laxatif.
Un bon potage aux choux est un doux purgatif.

Les autres plantes potagères sont : le cresson, la capucine, l'estragon, toniques, antiscorbutiques; le persil, le cerfeuil, le raifort, apéritifs et diurétiques; la rave et le navet, tendres, doux et un peu diurétiques; la pomme de terre, très-nourrissante et très-facile à digérer, ainsi que l'aubergine; l'ache ou céleri, et l'artichaut, qui sont toniques, excitent la digestion; le salsifis, la scorsonère, peu nourrissans et légèrement venteux; le panais et la carotte, très-nourrissans, doux et bienfaisans; l'ail, l'échalotte, la rocambole et l'oignon, qui excitent l'appétit, favorisent la digestion, portent à la peau et aux urines. Nous avons vu beaucoup d'individus qui digéraient parfaitement les oignons crus, et s'en trouvaient en quelque sorte récréés, tandis que l'oignon cuit leur causait constamment des rapports et des indigestions; le porreau est, de même, tonique et diurétique. Les anciens Grecs n'aimaient pas plus l'ail, qu'aujourd'hui les Parisiens; les moissonneurs étaient en possession d'en manger, afin que son odeur écartât d'eux les serpens, comme le dit Æmilius Macer:

Ut, si forte sopor fessos depresserit artus,
Anguibus, a nocuis tuti requiescere possint.

· Afin que s'il suspend de pénibles travaux,
Les serpens dangereux respectent son repos.

Les Anciens mangeaient des glands doux, comme on en mange encore en Espagne, en Afrique et en Grèce. Ils ne sont point âpres comme ceux de nos chênes.

Les champignons, la truffe, fournissent un mets excellent, mais passent pour aphrodisiaques, et ils se digèrent difficilement : quoique la truffe soit fort nourrissante, elle est néanmoins un aliment assez malsain.

Parmi les Graines, les *céréales* ou *graminées*, telles que : le froment, le seigle, l'orge; le maïs ou blé de turquie, le millet, le riz, etc., sont très-nourrissans; on en retire le pain, un des alimens le plus sain qui existent, lorsqu'il est bien préparé.

Panis non calidus, nec sit nimis inveteratus, etc.
Ec. S.

2..

De votre table il faut exclure
Le pain sortant du four, et le pain qui moisit;
Le biscuit sec, les pâtes en friture.
En fait de pain, le sage le choisit.
D'un bon grain, peu salé, bien pétri; la levure
Y doit toujours, par la cuisson,
Produire des yeux à foison.

Les Grecs et les anciens Romains ne connaissaient
que les pains azimes, le gruau d'orge ou de blé,
grillé ou moulu; ils se nourrissaient de galettes, de
pâtes non fermentées : comme aujourd'hui les Italiens usent des macaronis, vermicellis, etc.; car,
selon Pline, le bon pain ne fut connu qu'en l'an 580
de la fondation de Rome. Aussi, les Anciens em-
ployaient des assaisonnemens les plus forts : la rue,
la coriandre, les semences d'orties, la pyrèthre, le
nitre, la cataire, le verjus, la cannelle, le poivre,
le cumin, le fenugrec, le thym, l'origan, les alliacés,
l'assa fœtida, le piment, etc., sans compter le *laser*,
et le *garum* qui n'était que les intestins du maquereau, pourris et dissous par la saumure.

Quant au *sarrasin*, nommé vulgairement *blé noir*,
il fournit un pain grossier, compacte, indigeste et
peu nourrissant. Parmentier a tenté inutilement
d'en améliorer la qualité, en y mêlant d'autres farines, etc. Ce blé convient beaucoup mieux à la volaille, qui en est très-friande et qui s'engraisse beaucoup par son usage.

Les *légumes*, tels que les fèves, les lentilles, les
haricots, les pois chiches, sont fort flatulens; on

peut appliquer à tous, ce que l'école de Salerne dit des pois.

Pellibus ablatis sunt bona pissa satis.

Dépouillés de leur peau, les pois sont assez bons.

Mais les pois sont d'une digestion facile, quand ils sont verts et tendres, de même que les haricots, originaires des Indes Orientales, et qui étaient inconnus chez les Romains.

Le sagou, matière farineuse qu'on retire de plusieurs espèces de palmiers, dans les îles Moluques, et le salep, que fournit la racine de l'orchis-morio, qui croît en Perse, en Turquie et en France, sont des substances adoucissantes, nourrissantes, et très-faciles à digérer; la fécule de pommes de terre est douée des mêmes qualités.

Parmi les semences couvertes d'une enveloppe dure, on a : les *Noix* ; les noisettes, *avellanæ* ; les faînes; les amandes douces, originaires de l'Arabie, qui sont adoucissantes, mais indigestes. L'usage des amandes amères n'est pas sans danger : l'on sait qu'elles sont un poison mortel pour les chiens, les renards, les cochons et la plupart des oiseaux. Les *noix*, originaires de Syrie, sont si indigestes quand on en mange beaucoup, qu'on a dit d'elles, à la vérité, un peu hyperboliquement :

Unica nux prodest; nocet altera; tertia mors est.

Une noix sert, deux sont nuisibles,
Trois attirent sur nous les Parques inflexibles.

Les châtaignes sont le fruit du châtaignier, qui

peut vivre au-delà de mille ans : elles passent pour fort nourrissantes, surtout bouillies; mais elles sont fort venteuses. L'armonie imitative du vers suivant nous dispensera de le traduire.

Castaneæ molles faciunt laxare pudentes.

Enfin le cacao : mêlé avec le sucre et des aromates, il forme le *chocolat*, qui est un aliment très-restaurant, un peu tonique, et qui convient aux pituiteux, aux personnes faibles et aux vieillards.

Des *Substances animales*. Celles-ci, et surtout la chair des animaux, sont plus nourrissantes; elles paraissent plus analogues à la nature de l'homme : les individus les plus robustes sont ceux qui supportent mieux l'usage de ces alimens.

Pissa terat lentemque agresti viscere messor,
Et qui Pythagoræ dementia dogmata servans,
Mutato lacerare timet sub corpore patrem.

GEOF.

Laissez la lentille et le pois
Pour le robuste villageois;
Pour celui qui, croyant encore
Au dogme faux de Pythagore,
Craindrait, en mangeant du chevreul,
De se nourrir de son aïeul.

Commençons par parler du *lait*, qui est notre premier aliment. Préparé par la nature, il est d'une digestion très-facile; il convient surtout aux personnes faibles, épuisées : bouilli, il se digère moins aisément; le meilleur est celui d'une vache de trois ans, trois mois après qu'elle a vélé. La chaleur, le suc gastrique et l'action des organes digestifs, coagulent le lait dans l'estomac, et le séparent en crême, en fromage et en petit-lait. Il est cependant nuisible de prendre, après avoir mangé du lait, des acides ou du vin, parce que ces liquides peuvent faire fermenter le lait, tandis que dans l'acte de la digestion il se sépare, mais ne fermente pas. Aussi vous verrez peu de médecins boire du vin quand ils ont pris du lait, ne faisant aucun cas de la sentence ou du dicton populaire :

> Lait sur vin, c'est venin ;
> Vin sur lait, c'est bien fait.

Les contre-indications de l'usage du lait ont été établies au mot LACTÉE (Diète).

L'on sait que les trois substances principales qui existent dans le lait, sont : le beurre, le fromage et le petit-lait.

Le beurre est très-nourrissant : les estomacs faibles ne le digèrent pas aisément. La crême, qui n'est que du beurre mêlé à une certaine quantité de fromage, est d'une digestion facile. Le fromage est nourrissant : les personnes robustes sont les seules qui le digèrent bien, encore doivent-elles en user sobrement.

Caseus ille bonus quem dat avara manus.

> Prenez du vieux fromage à la fin des repas ;
> Pour qu'il fasse du bien, ne le prodiguez pas.

Le petit-lait est une boisson rafraîchissante, humectante, adoucissante et très-salutaire.

Inciditque, lavat, penetrat mundat quoque serum.

Ec. S.

Le petit-lait pénètre, incise, rafraîchit,
Il nous humecte, il adoucit.

La substance animale qui se rapproche le plus
du lait, est l'œuf; les *œufs* sont un aliment léger,
convenable aux infirmes et aux personnes faibles;
mais il faut qu'ils soient frais et pris mollets et non
pas durs.

Nous ne sommes pas de l'avis de l'école de Salerne, qui recommandait de boire un coup de vin
pur, après chaque œuf qu'on a avalé.

Si sumes ovum, molle sit atque novum,
Singula post ova, pocula sume nova.

Si vous mangez un œuf, qu'il soit frais et mollet,
Et sur chaque œuf buvez un trait.

Il vaut mieux aussi mêler les œufs avec de la
farine, et en faire des gâteaux bien levés.

OEufs frais et bouillon gras, vin et farine pure,
Vous seront bonne nourriture.

La *viande* de bœuf est très-nourrissante et plus
que celle de vache et de veau : cette dernière est
la plus tendre, et se digère aisément; la viande
de bœuf resserre le ventre, d'après Hippocrate.
La chair de mouton est nourrissante et fait transpirer; celle de brebis est visqueuse et fade; celle
d'agneau et de chevreau, tendre et de facile digestion, ainsi que celle de cochon-de-lait, que les

Anciens remplaçaient par de petits chiens. La chair de cochon est compacte, lourde, difficile à digérer; elle diminue la transpiration.

> La chair de porc n'est jamais bonne,
> Si le bon vin ne l'assaisonne.

Les saucissons, les boudins surtout sont fort indigestes. La chair de sanglier est d'une digestion moins pénible.

Les chairs de cerf, de chevreuil, ainsi que celles de la loutre, sont difficiles à digérer; celles de la biche et du *daguet* sont tendres; celle du lièvre et du lapin fournissent un aliment nourrissant et de facile digestion. S'il faut en croire Martial, qui s'y connaissait, le tourde, parmi les oiseaux, et le lièvre, parmi les quadrupèdes, sont les meilleurs alimens.

> *Inter aves turdus, si quis, me judice, certet ;*
> *Inter quadrupedes gloria prima lepus.*

> Voici, d'après mon sentiment,
> Quel est le mets le plus friand :
> La grive, de tous les bipèdes ;
> Et le levraut, des quadrupèdes.

La chair de renard, dure, nauséabonde, mais bonne selon Gallien, dans le temps des vendanges.

Les chairs de chien, de chat, de cheval, ne sont trouvées bonnes que par les Chinois, qui préfèrent la chair de chien à toute autre ; ils tiennent partout boucherie de ces trois espèces d'animaux. Il en est de même dans quelques contrées de l'Afrique.

Les Romains faisaient châtrer les chiens, afin de les rendre plus gras; ils estimaient beaucoup aussi la chair des jeunes ours.

Faut-il dire, avec La Harpe, que chez les Anzikos, près du royaume de Congo, la chair humaine se vend dans leurs marchés; que ces barbares tuent, pour cela, leurs esclaves, quand ils les jugent assez gras: leurs voisins et mêmes leurs parens.

Cortès eut beaucoup de peine à décider Montesuma à bannir de sa table les plats de chair humaine.

Parmi les *oiseaux* dont la chair est facile à digérer, sont: le tourde, que les Romains nommaient litorne ou tourdelle, *turdus pilaris*; et la grive, *turdus musicus*; l'alouette, le chardonneret, la gélinotte, l'ortolan, la calandre, la linotte, le gorgerouge, le rossignol, le serin, la mésange, le tarin, le verdon, le canari, etc.; on estime surtout le becfigue, qui se nourrit autant de raisins que de figues, ce qui a fait dire à Martial:

Cum me ficus alat, cum pascar dulcibus uvis,
Cur potius nomen non dedit uva mihi.

Le figuier me fournit quelques rares festins,
Mais je me nourris de raisins;
Je ne sais donc à quelle brigue,
Je dois le faux nom de becfigue.

Ajoutez à ces petits oiseaux: la tourterelle, le faisan, la pintade, le paon originaire de l'Inde.

Quand l'oiseau de Junon, déployant son plumage,
D'Argus avec orgueil étale les cent yeux,
Des étoiles du Ciel resplendissante image,

Tu contemples ravi, ce favori des dieux ;
Et tu livres, cruel, ce bel oiseau sans peine,
Au fer du cuisinier, à sa rage inhumaine !

JOHANNEAU.

Le paon fut d'abord nourri dans l'île de Samos, et, selon Varron. Aufidius Lurco en vendait, tous les ans, pour plus de soixante mille francs. Ajoutez à ces oiseaux la perdrix rouge et grise, le pluvier doré, le vanneau, le flammant, le lauriol, le cul-blanc, la poule d'eau, la foulque, la sarcelle, et principalement la jeune poule ; le poulet, le chapon, la poularde, le coq-d'inde, ou dindon.

« C'est mal-à-propos, dit M. Salgues, qu'il passe pour constant que les dindons ne nous ont été connus que par les Jésuites, et depuis la découverte de l'Amérique ; leur connaissance remonte beaucoup plus haut, puisqu'ils furent apportés en Grèce l'an du monde 3559, par le roi Méléagre, et qu'ils étaient nommés, à cause de cela, méléagrides. Ils furent ensuite connus chez les Romains ; mais ils devinrent peu à peu très-rares en Italie. Cependant ils ne furent connus en France qu'en 1450, époque où Jacques Cœur en rapporta de l'Inde : Améric-Vespuce ne les fit connaître que 54 ans après ; et les Jésuites n'eurent d'autre mérite que d'en multiplier beaucoup la race. »

M. Salgues se trompe évidemment dans cet endroit ; il confond, avec beaucoup d'auteurs, le dindon avec la pintade, ou poule de Guinée, fort recherchée des Romains, et qui fut apportée des Indes orientales; mais le dindon vient véritablement des Indes occidentales, ou de l'Amérique.

Les oiseaux d'une digestion plus difficile sont : les vieilles volailles, la caille, le canard, l'outarde, et l'oie, qui doit être sans cesse dans un séjour humide.

Auca petìt bacchum, mortua ; viva, lacum.

Vive, elle veut de l'eau; morte, elle veut du vin.

Ajoutez à ceux-là : le coq de bruyère, la bécasse, le râle d'eau, l'étourneau, la pie, le coucou, le pivert, l'hirondelle et le geai, qui ont la chair dure et de mauvais suc; l'hirondelle de mer, le héron, le flammant, et surtout l'autruche, dont les rois de Perse mangeaient beaucoup. Héliogabole fit mettre en un seul plat, six cents cervelles d'autruche, qui coûtaient plusieurs centaines de mille francs. La grue, la cigogne et le cygne, auquel les Romains crevaient les yeux pour mieux l'engraisser. Cet oiseau est le chantre de sa mort, d'après la fable :

Dulcia defectâ modulatur carmina linguâ,
Cantator cycnus funeris ipse sui.

MART.

Le Cygne, à la fin de sa vie,
Fait entendre un touchant accord;
Et d'une voix affaiblie,
Chante lui-même sa mort.

JOHANNEAU.

Parmi les *poissons*, on compte, au nombre de ceux qui se digèrent aisément : la morue, la merluche, la sardine, le hareng frais, le turbot, le maquereau, la plie, le merlan, le lamantin, le loup marin, la sole et le rouget, qui était le fameux surmulet des Romains; la vive, la limande, l'éperlan, la dorade, la tortue de mer, la grenouille, l'huître fraîche, l'escargot, que les Romains engraissaient exprès; la truite, l'ombre, la vandoise, la boudelière, le barbeau, le chabot, l'alose, la perche, le brochet, la carpe, la lotte, la loche, les anchois. Les poissons sont si féconds, que s'ils ne se dévoraient pas mutuellement, la mer ne pourrait les contenir. Bloch a trouvé cent mille œufs dans une carpe de demi-livre, et Leuwenhoeck, neuf millions trois cent quarante-quatre mille, dans une seule morue.

Les poissons dont la digestion est difficile, sont: le ton, la raie, la morue, le hareng; la sardine et le merlan, salés; le goujon, la lamproie, la tanche, l'anguille ou la murène des Anciens ; le saumon, la brèle, l'esturgeon, la langouste, la chevrette, l'écrevisse de mer et de ruisseau, l'huître cuite, la pétoncle, et la moule qui cause fréquemment des éruptions à la peau.

Les poissons, en général, fournissent beaucoup de matière prolifique ; aussi la population est-elle très-considérable dans les villes maritimes, particulièrement au Japon et à la Chine, où l'on ne vit presque que de poisson. Il est certain que les fondateurs des ordres religieux, qui voulurent

asservir ceux-ci aux lois de la chasteté, manquè-
rent complétement leur but, en leur prescrivant
l'usage habituel du poisson.

Plusieurs poissons acquièrent en vieillisant une
taille considérable : le Mal, qu'on pêche dans le
Rhin, parvient au poids de 3 quintaux ; c'est le
plus grand des poissons d'eau douce, avec l'esturgeon, qui a jusqu'à 24 pieds de longueur. Cependant
en Allemagne, on prit, dans un étang, en 1497, un
brochet pesant 34o livres ; il portait un anneau, qui
annonçait que l'empereur Fréderic II l'avait mis dans
cet étang, 267 ans auparavant. Les carpes vivent plus
de 200 ans, et acquièrent une grosseur énorme ; mais
les requins pèsent quelquefois 1,000 livres, ayant
une vie très-longue.

Assaisonnemens.

Ne croyez pas qu'il suffise d'avoir fait choix d'a-
limens sains et salutaires par eux-mêmes ; vous
devez encore porter votre attention sur les assaisonnemens : l'art des ragoûts change tellement la
nature et la qualité des mets, que ce n'est souvent
que par lui qu'ils deviennent dangereux ou nuisibles. Le luxe et la gourmandise ont mis en œuvre
mille ingrédiens pour falsifier les saveurs, pour dé-
guiser les goûts des alimens. L'on va chercher, à
grands frais, au bout de l'univers, le poivre, la cannelle, la muscade et d'autres aromates dont l'âcreté
puisse, en ranimant l'estomac, lui faire oublier sa
plénitude. De là naissent un appétit trompeur et

des besoins factices, car l'on s'habitue peu à peu
à ces alimens de haut goût; la finesse du sens affecté
à la bouche, s'émousse; on est obligé d'assaisonner
de plus en plus les mets, et de les rendre plus chauds,
plus irritans. On introduit ainsi, dans les organes
de la digestion, et successivement dans les humeurs,
des principes âcres qui altèrent les sucs lymphatiques, et établissent ainsi une disposition générale
aux maladies nombreuses de la peau, aux dérange-
mens des règles, aux pertes blanches chez les femmes.
Ces sucs aromatiques brûlent et dessèchent l'intérieur. L'effervescence du sang en accroît le mouvement; d'où les fièvres ardentes, les maladies inflammatoires :

Has fuge fallaces epulas, jucunda venena,
Nec tibi sinensi fragrent nidore culinæ,
Non dedit has natura dapes, hæc pharmaca tantum
Esse jubet. . . . .

GEOR.

Chassez de vos ragoûts les assaisonnemens;
La nature n'a point destiné pour nos tables
Les parfums étrangers, ces poisons agréables;
Elle ne les créa que pour médicamens.

Le *sel* ne contient pas d'aussi dangereux principes, et ne saurait être la cause de tant de maux;
pourvu que les ragoûts n'en soient pas trop chargés,
il produit même de bons effets, résout les embarras
de la lymphe et des humeurs, favorise la solution
des alimens dans le suc gastrique, et augmente la
sécrétion des urines :

At sal illud idem nullo moderamine sumptum
Quantis aggreditur mortalia corpora damnis
Jam gravis immundâ sanguis salsedine acorem,
Per vasa infundit, fervet serum undique, et acri
Torquet pruritu scabies, prurigoque pellem
Deturpant, fœdâque cutis porrigine squallet.

Geor.

Mais de combien de maux le sel pris à l'excès
  N'est-il point la triste origine !
La terrible âcreté, qui dans le sang domine,
  L'enflamme et le rend plus épais ;
  La lymphe chaude, effervescente
Couvre la peau, de gale, de boutons,
Et de beaucoup d'autres éruptions,
Qui causent un prurit qui jour et nuit tourmente.

De combien de maux encore ne sont pas la source
ces mélanges funestes, par lesquels les hommes sensuels corrompent les meilleurs alimens? Que n'au-
rai-je pas à dire de ces confitures, de ces champignons indigestes, de cette moutarde brûlante qui,
pour exciter l'appétit, cause une contraction violente
dans les viscères, et dessèche les liqueurs qui les
abreuvent ?

Le *miel*, qui est nourrissant et laxatif, mais indigeste, était fort employé par les Anciens, pour
assaisonnement, et même pour boisson, mêlé au
vin :

Si l'on mêle avec le falerne,
D'Athènes le miel précieux,
C'est un nectar délicieux
Qui mérite alors qu'on décerne

Au brillant Echanson des cieux,
L'honneur de le verser aux dieux.

JOHANNEAU.

Les gâteaux faits avec du miel, et toutes les espèces de pâtisseries où le beurre et la graisse dominent, sont des alimens très-lourds et très-indigestes.

Le *sucre* est aujourd'hui préféré au miel, pour assaisonnement. Ce végétal précieux convient beaucoup aux vieillards : son usage excessif, échauffe, noircit et carie les dents, et affaiblit les forces digestives. Il favorise la génération des vers chez les enfans. Mais hâtons-nous de passer aux boissons.

Boissons.

L'eau pure et limpide fut la seule boisson des premiers hommes; la nature, qui nous la prodigua, nous la rendit commune à tous les animaux. Il n'en est point, en effet, de plus simple et de plus salutaire; elle est, de tous les dissolvans, le meilleur et le plus actif; nul autre ne facilite mieux la digestion; elle donne au chyle cet heureux point de consistance, de douceur et de légèreté, qui le rend propre à pénétrer facilement dans les plus étroits vaisseaux et de substanter également toutes les parties du corps. Jetez vos regards sur cet homme qui ne boit que de l'eau : est-il de teint plus frais, de tempérament plus robuste, de santé mieux affermie? Peut-on, dans un corps plus dispos, jouir d'une plus grande liberté d'esprit, d'une plus parfaite

3

égalité de caractère, preuve certaine du juste équilibre qui se trouve entre les humeurs et l'invariable régularité de leur mouvement?

On trouve dans les *micellanea curiosa*, l'histoire d'un vieillard qui n'avait jamais bu que de l'eau, et qui avait vécu jusqu'à l'âge de cent vingt ans sans perdre aucune dent, et en conservant une grande vigueur jusqu'à ses derniers momens.

Le *vin* est une boisson aussi agréable que salutaire, quand il est mêlé avec moitié eau; mais il faut en réserver l'usage pour les vieillards, les personnes faibles ou malades:

Tu cui nativo languescit robore venter,
Aut cui sæpe gravi franguntur membra labore,
Oblato non parce mero, opportunaque Bacchi
Munera non sperne; at lympha restingue lyæi
Sulphureos ignes; sit pro medicamine vinum.

GEOF.

Ô vous qui vous trouvez sans force et sans vigueur,
Et que de durs travaux ont mis dans la langueur,
Acceptez de Bacchus le présent salutaire;
Buvez d'un vin clairet quelques coups pour lui plaire;
Mais qu'une eau bienfaisante en tempère les feux.
Pour vos infirmités gardez le vin fumeux.

Hippocrate, Aretée, Célius Aurélianus, faisaient beaucoup de cas du vin, comme remède. En fait de remèdes, disait Asclepiade, le vin est le plus beau présent que les Dieux aient fait à l'homme. Sénèque rapporte que Solon et Caton faisaient usage du vin, comme d'un préservatif contre les maladies et d'un antidote contre le chagrin. Haller et Hoffman le considèrent, l'un et l'autre, comme favorable à la poésie. Le dernier de ces médecins l'appelle le *Pégase des poètes*.

Quoi qu'il en soit, les individus bien portans qui ont accoutumé l'usage du vin, et ceux qui s'avancent dans l'âge, peuvent prendre une certaine quantité de vin à leurs repas, comme moyen d'augmenter la gaieté entre amis, sans faire perdre la raison. Cette quantité ne doit jamais dépasser une ou deux livres au plus.

Paucula non lœdunt pocula : multa nocent.

Aux plaisirs de Bacchus, en vous montrant sensibles, N'en faites point abus; ils vous seraient nuisibles.

Les vers suivans établissent assez bien les caractères du bon vin :

Vina probantur odore, sapore, nitore, colore :
Si bona vina cupis, quinque hœc plaudentur in illis ;
Fortia, formosa, et fragrantia, frigida, prisca.

Ec. S.

Un vin frais naturel, pétillant, gracieux, Doit flatter le palais, l'odorat et les yeux.

L'hydromel vineux, et vieux, dont on fait tant d'usage en Russie et en Pologne, est une espèce de vin très-agréable qui ressemble beaucoup au vin d'Espagne. Il n'est point malfaisant si l'on en use avec modération.

L'usage des liqueurs spiritueuses, faites à l'eau-de-vie ou à l'esprit de vin, et que les sauvages de

3.

la Louisiane nomment si énergiquement *eau-de-feu*,
est encore bien plus funeste que celui du vin pur.
C'est un liquide que l'homme avale, qui, circulant
dans le corps, y produit de grands désordres qui détruisent la vie.

La *bière* est une boisson vineuse qu'on fait avec
l'orge ou tout autres grains, l'eau et le houblon,
mis en fermentation.

> Le houblon, froid rival de l'arbuste bachique,
> Entretient des cafés le babil politique.
>
> DELILLE, 3 *Reg.*

Le *porter* est une bière généreuse et nourrissante,
et n'est qu'un mélange de deux espèces de bière :
la petite bière et la forte.

Le *cidre* est fait avec le suc de pommes ; lorsqu'il
a éprouvé une fermentation suffisante, il peut durer
quatre ans. C'est une boisson très-saine et très-nourrissante, dont on use beaucoup en Normandie.

Le *poiré* est un vin fait de suc de poires ; il est
plus spiritueux que le cidre, et a les mêmes qualités.

Le *thé* se fait avec les feuilles d'un arbrisseau
nommé *thea*, torréfiées et infusées dans l'eau ; il
nous vient de la Chine et du Japon, où il fait la boisson ordinaire des habitans, qui corrigent leurs eaux
malsaines au moyen de cette plante. Le thé pousse
légèrement à la peau et favorise la digestion. Il
convient aux individus corpulens, lourds, qui mangent beaucoup de viandes grasses, d'alimens visqueux, fades, pâteux, indigestes. Les thés noirs

sont plus doux, les verts sont plus actifs, fumeux, irritans. On sait que les Chinois prennent généralement toutes leurs boissons tièdes.

> Le feuillage chinois, par un plus doux succès,
> De nos dîners tardifs corrigent les excès.
>
> DELILLE.

C'est peut-être dans l'usage de l'eau seule que consiste toute la vertu du thé contre l'indigestion ; quoi qu'il en soit, l'usage habituel du thé affaiblit l'estomac, gâte les dents, irrite le genre nerveux et produit les tremblemens, la paralysie, etc. Les feuilles d'amandier et de pêcher peuvent remplacer en quelque sorte le thé, surtout celles du mirtille, *vaccinium myrtillus*, qui ressemblent beaucoup au véritable thé, lorsqu'elles sont séchées à l'ombre. On falsifie encore le thé avec les feuilles du prunier sauvage, du frêne et de l'aubépine, qui ont quelque ressemblance avec celles de ce végétal.

Le *café* est le fruit du cafier, originaire de l'Arabie ; il fut transporté, par les Hollandais, de Moka, à Batavia ; il est aujourd'hui cultivé dans les deux Indes. Le fruit du cafier est une baie qui, lorsqu'elle est mûre, est de la grosseur et de la couleur de la cerise ; séchée, elle n'a plus que le volume d'une baie de laurier. Sa chair enveloppe deux coques ovales qui contiennent, chacune, une semence, qui est le café proprement dit : ce fruit sert à faire la boisson appelée café. On croit qu'un mollack nommé *Chadely*, fut le premier Arabe qui fit usage du café, au trezième siècle, pour se délivrer d'un assoupissement auquel il était sujet. Le café, en boisson, est un tonique qui accélère la circulation et les sécrétions ; il aide à la digestion, convient aux individus gras, pituiteux, asthmatiques, mais il éloigne le sommeil, et agace, irrite le genre nerveux. Il est contraire aux tempéramens sanguins, bilieux, atrabilaires, irritables ; aux personnes maigres, sensibles, nerveuses : son usage habituel est malfaisant comme celui du vin pur, car il rend maigre, faible, sujet aux tremblemens ; toutefois il réjouit, rend gai, comme cette dernière liqueur, et même, dit-on, donne de l'esprit, ce qui l'a fait nommer *boisson intellectuelle* : Fontenelle, Voltaire, Delille faisaient un grand usage du café. Le café au lait, que Nieuhoff, ambassadeur holandais en Chine, mit le premier en usage, fournit un aliment restaurant, très-salutaire.

C'est toi, divin café, dont l'aimable liqueur,
Sans altérer la tête, épanouit le cœur.

DELILLE, 3 *Reg.*

Règles diététiques.

Après avoir fait connaître les qualités des alimens, nous devons dire un mot de leur usage. Le bon ou mauvais état du corps dépendant principalement du régime, il n'est pas facile de déterminer d'une manière certaine, quels sont les alimens qui conviennent à chaque individu : l'expérience peut, mieux que les préceptes, faire connaître les substances alimentaires qui sont utiles ou nuisibles à un chacun.

Les signes qui indiquent que les alimens qu'on

a pris se digèrent bien, sont : une douce chaleur à la peau, un peu d'élévation dans le pouls, la liberté de la tête et de la respiration, l'absence des rapports et des flatuosités, enfin un sentiment de plaisir qui se répand dans tout le corps.

La surabondance de nourriture surcharge l'estomac, met ses fibres dans l'impuissance de le contracter au besoin, et rend ce viscère incapable de s'acquitter de ses fonctions ordinaires; ainsi le sang ne peut réparer les déperditions continuelles qu'il fait en ne recevant que des sucs mal élaborés.

Il est donc très-essentiel de ne prendre des alimens qu'avec modération.

Pone gulæ metas ut sit tibi longior ætas.

Ec. S.

Mangez et buvez sobrement,
Et vous vivrez plus longuement,

Non tamen anticipi torquens formidine mentem,
Pabula sollicito scruteris pondere ; certa
Non circumscripto signatur limite virtus ;
Hic ultrà citràque potest consistere rectum.

GEOF.

N'allez pas cependant, par excès de prudence,
Prendre vos alimens au poids de la balance.
Souvent trop de frugalité
Devient nuisible à la santé.

Il faut éviter de se mettre à table dans les momens de grande agitation du corps ou de l'esprit, après un exercice violent, et lorsqu'on est sous l'influence d'une grande passion ou de quelque grand chagrin : la gaieté facilite la digestion ; aussi vaut-il mieux manger en compagnie que seul.

Le point le plus essentiel, c'est de manger doucement, de bien mâcher ses alimens. Ce n'est pas ce que nous mangeons, mais ce que nous digérons, qui nous sert de nourriture ; or, pour bien digérer, il est nécessaire qu'à l'aide d'une mastication lente et répétée, les alimens soient bien divisés, et que la salive, qui leur sert de dissolvant, ait le temps de les laisser bien imprégner partout ; par où l'on voit que de bonnes dents sont très-essentielles à la digestion et à la santé (*V*. les moyens de la conserver, au mot DENTS, de notre dictionnaire de médecine.)

Il arrive souvent, qu'après avoir mis dans sa bouche des morceaux d'un gros volume, on a l'imprudence de les avaler sans les avoir ni suffisamment broyés sous les dents, ni baignés de cette salive, dont la source est si précieuse ; ils résistent alors, par leur opacité, aux sucs digestifs, qui ne peuvent les pénétrer, et se roidissent contre les effets de l'estomac, qui ne peut les diviser ; d'où le travail excessif de ce viscère, les indigestions et une infinité de maux.

> Gardez qu'en votre bouche un morceau mal mâché,
> Ne soit en son chemin par un autre heurté.
>
> BERG.

Il faut aussi humecter les alimens par une boisson suffisante prise pendant le repas ; mais rien n'est si contraire à la santé, que de boire, sans soif, du vin et des liqueurs spiritueuses entre les repas.

C'est parce que la soupe est bien humectée par le suc de la viande, qu'elle est si facile à digérer et si bienfaisante ; de tous les alimens la soupe est certainement le meilleur et le plus nourrissant :

> Use tous les jours de potage,
> Car rien ne nourrit davantage,
> Et ne fournit de sucs meilleurs
> Pour entretenir nos humeurs.

Quant au coup de vin pur qu'on boit sur la soupe, il a été, je crois, dit ailleurs dans cet ouvrage, qu'il doit mettre un écu dans la poche du médecin, bien loin de le lui ôter, selon le proverbe vulgaire. Certains commencent leur repas par un verre de vin pur. Cette méthode est pratiquée en Chine avec du vin de riz, chaud. C'est un mauvais principe de commencer par échauffer et stimuler l'estomac avant, ou au moment du repas ; c'est une heure avant celui-ci que les personnes faibles pourraient boire un demi-verre de vin.

Quelle est la quantité de boisson qu'on doit prendre chaque jour ? Il y a des gens qui, par système, par choix ou par habitude, boivent très-peu, et d'autres qui boivent beaucoup ; l'un et l'autre excès a ses inconvéniens. Cependant l'habitude de boire peu est moins dangereuse que celle d'abuser de la boisson.

L'exemple le plus remarquable de l'abus du vin est celui de M. Vanhorn, négociant de Hambourg, établi à Londres, et qui, tous les jours, pendant

23 ans de suite, à l'exception de deux jours seulement, avait été passer la soirée dans un club qu'il présidait. Il est prouvé que, pendant cet espace de temps, il avait bu, lui seul, 35,688 bouteilles de vin d'Oporto, c'est-à-dire, de 4 à 5 bouteilles par jour; il mourut avant cinquante ans.

L'on doit, en général, user de trois livres de boisson par jour, sur une livre et demie d'alimens solides.

Il faut prendre généralement la boisson froide, et ne jamais boire entre le repas, sans soif. La boisson à la glace et la glace elle-même et les glaces, sont toniques; elles conviennent pendant les grandes chaleurs; mais il ne faut point en abuser.

On mange beaucoup plus dans les pays froids que dans les climats chauds; en hiver, que pendant les autres saisons, comme le dit l'école de Salerne. V. aphor. 21 à 30.

Il ne faut point user d'une trop grande variété de mets à chaque repas; on ne doit faire usage que des plus simples. « Lorsque je vois, disait Adisson, ces tables modernes, couvertes de toutes les richesses des quatre parties du monde, je m'imagine voir la goutte, l'hydropisie, la fièvre, la léthargie et la plupart des autres maladies, cachées en embuscade sous chaque plat. »

Il est convenable de faire au moins deux repas dans la journée, mais celui du soir doit être plus léger, surtout lorsqu'on se couche immédiatement après, parce que l'estomac étant surchargé d'alimens, la digestion en devient pénible.

Il ne faut jamais manger que lorsque la digestion est achevée, ce qui n'a lieu que quatre heures au moins après un repas ordinaire ; mais l'appétit est le meilleur guide du moment où l'on doit prendre de la nourriture.

Non bibe, non sitiens, et non comedas, saturatus.

Ec. S.

Ne buvez pas sans soif; ne mangez pas sans faim.

Qu'on se garde d'étudier, de lire, ou de s'appliquer à quelque chose pendant le repas, et immédiatement après ; ce moment doit être scrupuleusement consacré à l'estomac ; c'est celui de son règne, et l'âme ne doit agir qu'autant que cela est nécessaire pour seconder ses opérations : par exemple, le rire est un des meilleurs moyens que je connaisse pour faciliter la digestion, et la coutume de nos ancêtres de le faire naître pendant le repas, à l'aide de bons mots et de bouffons, était fondée sur les principes de la saine médecine ; il faut donc tâcher d'avoir à table une société gaie : ce que l'on mange au sein d'une douce joie, produit un sang bon et léger.

Tout changement considérable dans la manière de vivre est dangereux.

Omnibus assuetam jubeo servare diætam.

Ec. S.

En tout respectez l'habitude.

Peu de personnes, en effet, se trouveraient bien

de se mettre brusquement au régime de Cornaro, qui, étant près de mourir à l'âge de 40 ans, à suite de débauches de tout genre auxquelles il s'était livré, s'astreignit à ne prendre, chaque jour, que deux onces de nourriture et treize onces de boisson; il recouvra une santé très-vigoureuse, à l'aide de ce régime, et la conserva jusqu'à cent ans.

Toutefois, l'individu qui jouit d'une bonne santé, ne doit pas s'assujettir strictement au régime, et à une triste uniformité; il est bon même qu'il varie fréquemment sa manière de vivre, selon Celse : « qu'il soit tantôt à la ville, tantôt à la campagne; qu'il aille à la chasse; qu'il voyage sur mer; qu'il se repose souvent, et que plus souvent encore il prenne de l'exercice : il ne doit s'abstenir d'aucune espèce d'aliment qu'on sert sur ses tables; il faut qu'il mange quelquefois plus et d'autres fois moins; il convient qu'il assiste aux festins, et que d'autres fois il les évite; il doit user de tout avec confiance, pourvu qu'il puisse le digérer. »

Il est bon d'accoutumer les enfans à manger des mets grossiers, car il en est de l'estomac comme des autres parties du corps : plus on lui donne de l'exercice, plus il acquiert de force et de vigueur. Les personnes qu'on a toujours nourries de mets délicats, ne peuvent digérer la plus petite partie d'alimens dont les robustes paysans retireront une solide nourriture.

3.° Du mouvement et du repos, ou de la troisième classe des choses dites non naturelles.

L'*exercice* est si naturel à l'homme, qu'il y porte de bonne heure un goût décidé, et que cette inclination est si puissante, qu'un enfant bien portant ne peut être forcé au repos. Cet amour pour l'exercice, inspiré par la nature, est une preuve certaine de son utilité. Les Grecs et les Romains étaient si convaincus des avantages de l'exercice pour fortifier le corps, qu'ils avaient établi des lieux publics où la jeunesse allait puiser la force et la santé. Plutarque rapporte que Cicéron et Jules-César étaient tous les deux d'une constitution faible et délicate : le premier fit le voyage d'Athènes, où il se livra aux exercices de la gymnastique, avec tant de succès, qu'il devint fort et robuste ; et que sa voix, qui était faible, devint ferme et sonore ; le second ne devint robuste et vigoureux que par les exercices du champ de Mars et les fatigues de la guerre.

L'exercice le plus utile à l'homme est la promenade : la nature ne lui accorde deux jambes que pour s'en servir. Les mouvemens du cheval, allant au pas, sont pareillement un exercice salutaire : la danse remplace avantageusement l'équitation, pour les femmes ; elle est même l'exercice qui leur est le plus favorable, pourvu qu'il ne soit pas poussé jusqu'à l'excès.

Je veux que mon élève excelle dans la danse,
Sache arrondir ses bras, les mouvoir en cadence.

S.-ANGE.

Les autres exercices convenables sont : la chasse,

les armes, la natation et tous jeux qui, en procu-
rant du plaisir à l'âme, exercent le corps ; tels sont :
l'escarpolette, le billard, le ballon, la paume, le
volant, les quilles, les boules, l'escrime, le mail, etc.

Les personnes riches s'imaginent avoir fait beaucoup d'exercice, quand elles se sont promenées
quelques heures dans une voiture bien suspendue,
sur de beaux chemins : elles se trompent ; ce n'est
point un exercice pour les gens en santé, il ne l'est
que pour les malades. Le véritable exercice est celui
qui met toutes les parties du corps en mouvement,
et qui est pris en plein air, mais il ne doit pas être
trop pénible ni trop long. Un exercice modéré ré-
veille l'action des fibres et l'oscillation des vaisseaux ;
la masse des liqueurs acquiert plus de fluidité ; il
s'en fait une plus juste distribution. L'exercice augmente la transpiration, toutes les sécrétions et les
excrétions ; il donne de la force, de la vigueur ;
rend le corps plus agile, et l'esprit lui-même plus
libre et plus dispos.

Vous voyez, par-là, combien l'exercice habituel
du corps est essentiel à la conservation de la santé,
et combien il est nécessaire, pour que le sang se
maintienne dans toute sa pureté ; pour qu'il circule
d'une manière égale dans les vaisseaux ; pour qu'il
puisse suffire à cette quantité prodigieuse de sécrétions, qui purge les viscères des superfluités dont ils
regorgent. Que les habitans des villes fassent tous les
jours une ou deux promenades, à pied ou à cheval,

en plein air, et avant le coucher du soleil, quelque temps qu'il fasse même, afin de s'accoutumer aux intempéries et aux viscissitudes de l'air et des saisons.

Nous ne saurions assez répéter que l'exercice est naturel à l'homme; qu'il est né pour agir et travailler. Les individus disposés à acquérir de l'embonpoint, toujours à craindre, doivent particulièrement se livrer tous les jours à un exercice considérable en plein air. Tous les individus parvenus à une grande vieillesse, avaient tous les jours fait usage de leurs jambes dans quelque promenade habituelle.

Enfin, les personnes qui ne peuvent point prendre d'exercice en plein air, peuvent y suppléer, jusqu'à un certain point, par des frictions pratiquées, matin et soir, pendant dix minutes, sur tout le corps, au moyen d'une brosse, d'une flanelle, d'un linge grossier ou de la main. Asclépiade avait presque entièrement renoncé aux remèdes internes, pour la médecine gymnastique. Au moment où il s'établit comme médecin, étant jeune encore, il avait déclaré publiquement qu'il consentait à passer pour charlatan, s'il avait jamais une maladie, ou s'il mourait de quelque autre mort que de vieillesse, où par quelque accident. Cette jactance sentait beaucoup le charlatanisme; mais ce qu'il y a de singulier, c'est qu'il tint parole : il vécut plus d'un siècle, sans jamais être malade, et mourut d'une chute violente qu'il avait faite du haut d'un escalier.

Enfin, l'usage fréquent des bains tièdes, si salutaires, si utiles, si indispensables à l'entretien de la santé, peut encore supléer en quelque sorte à l'exercice. Les bains tièdes sont surtout très-convenables aux vieillards. Buchan est tenté de regarder la fable du rajeunissement d'Éson par Médée, comme une allégorie destinée à indiquer les bons effets des bains dans cette époque de la vie ; il cite le docteur Franklin, qui s'en est bien trouvé dans sa vieillesse, et qui en a continué l'usage jusqu'à sa mort. Ces bains rendent les vieillards et les adultes moins sujets aux catarrhes, aux glaires, etc.

Repos. Mais si vos membres s'énervent dans un lâche repos, le cours de vos humeurs se ralentira bientôt ; elles se coaguleront dans leurs canaux, ou dans les organes destinés à les séparer ; les différentes déjections, dont il faut que le corps soit purgé, se porteront en vain vers leurs organes excrétoires : il s'y formera des obstructions et des tumeurs opiniâtres ; et ces flots de liqueurs, qui doivent passer des reins dans la vessie, les âcretés, qui doivent s'exhaler par les voies de la transpiration, le résidu des alimens eux-mêmes, n'auront plus qu'un cours irrégulier et languissant ; ils reflueront en partie dans la masse du sang, qu'ils infesteront ; d'où une foule de maux, plus ou moins graves, qu'on observe journellement chez les personnes indolentes, particulièrement les glaires, les indigestions, l'hypocondrie, la pylepsie, la phisconie, les étourdissemens, la goutte, les maux de nerfs; il n'y a pas d'exemple de fainéant qui ait atteint un âge avancé.

Ergo age duro non timens compellere motu
Membra, nec assiduis firmare laboribus artus.
Certa tamen motûs lex esto, certa quietis.

GEOR.

Ne craignez point, mortels, un pénible exercice;
Endurcissez vos corps par un travail propice;
Mais dans le doux repos, comme dans l'action,
Usez de modération.

Le mouvement soutenu, un exercice trop fort, échauffent, tendent et irritent; la fièvre s'allume, le corps maigrit et tombe dans un dépérissement funeste. Jetez les yeux sur ces infortunés qu'une dure nécessité contraint de remuer la terre à force de bras, et de gagner leur vie à la sueur de leur front; voyez combien leur corps est courbé, combien leurs traits sont défigurés! Quoique jeunes encore, ils portent sur toute leur personne l'empreinte de la décrépitude; leur visage est sillonné de rides, leurs tempes ne sont garnies que de quelques cheveux gris, les membres charnus ont presque perdu la liberté de leurs mouvemens. C'est donc un préjugé de croire que les gens de peine par état sont plus robustes; ils sont tous vieux avant soixante ans.

Un travail modéré, tant du corps que de l'esprit, un exercice proportionnel, une légère fatigue compensée par un repos suffisant, tels sont les points

4

de vue que l'on doit avoir dans cette partie de l'hygiène. « Le corps se fortifie par le repos, disait Ovide, et l'esprit s'en trouve bien. Un travail opiniâtre épuise l'un et l'autre. »

« *Otia corpus alunt, animus quoque pascitur illis ;*
Immodicus contra carpit utrumque labor. »

Le repos fortifie et l'esprit et le corps ;
Un travail excessif affaiblit leurs ressorts.

C'est surtout immédiatement après le repos ou pendant que la digestion s'opère, qu'il faut éviter de se donner du mouvement. L'exercice ne doit être pris qu'avant le dîner, ou trois heures après. Il est reconnu aujourd'hui, contre l'opinion vulgaire, qu'on ne digère jamais mieux que lorsqu'on se repose, et même que l'on dort sur la digestion ; parce que pendant celle-ci les forces se concentrent sur l'estomac, tandis que l'exercice les dévie et les attire vers les extrémités.

Le froid doit être aussi évité avec plus grand soin durant l'acte de la digestion. Il en est de même des bains, qui sont d'ailleurs si salutaires, et tant négligés par les modernes.

4.° SOMMEIL et VEILLE.

Sommeil. Tandis que je me hâte d'arriver au sommeil, je tremble d'avoir été prévenu par le lecteur de cet article, déjà si long.

« Sommeil paisible ! sommeil, que doux est le baume que tu verses dans les veines de tes favoris ? Avec quelle facilité tu rétablis leurs forces ! Avec quelle promptitude tu les refais de leurs pénibles travaux! Tu mets en fuite les soucis surveillans; tu bannis de l'esprit les peines et les inquiétudes. La paix du cœur et la tranquillité de l'âme sont tes fidèles compagnes. Tu nous conserves la santé, ce divin présent des Cieux. »   DEL.

Somne, quies rerum, placidissime Somne deorum,
Pax animi, quem cura fugit, qui corda diurnis
Fessa ministeriis mulces, reparasque labori.

OVID., Métam., Ch. XI.

Sommeil, Dieu du repos, charme de la nature,
Paix du cœur, doux remède aux peines qu'il endure!
O toi, qui de nos sens, abattus de langueur,
Répares la fatigue, et leur rends la vigueur.

Trad. de S.T-ANGE.

Le sommeil est le silence des sens et des mouvemens volontaires; il dépend en grande partie, dit Tourtelle, de la tension modérée du diaphragme; les forces sont accumulées dans le centre épigastrique, et le sommeil ne fait que les répartir dans les organes qui en sont privés; telle est la raison pour laquelle on se trouve délassé et réparé, après un sommeil paisible et tranquille.

La propension au sommeil, que tous les animaux éprouvent après le repas, dépend de ce que les forces déterminées vers l'épigastre, pour le travail de la digestion, s'exercent moins dans les autres parties du système. Mais lorsqu'on s'est livré à des travaux excessifs, à des méditations trop longues, à des pas-

4..

sions violentes, etc., le diaphragme retient l'action que lui ont envoyée les organes; elle s'y fixe, et les forces ne se distribuant pas aux divers organes, on reste dans un état de lassitude qui ne permet pas de dormir.

C'est principalement pendant le sommeil que se fait l'assimilation. Ce n'est que durant le sommeil que les parties nutritives, qui circulent dans le sang, peuvent s'incorporer convenablement dans les solides, pour réparer leurs pertes; ce n'est que durant le repos des fonctions animales, et lorsque la respiration, la circulation et le développement de la chaleur animale continuent d'une manière uniforme, dans toutes les parties du corps, que cette importante opération peut se faire comme il faut. C'est pendant la nuit que les plantes prennent de l'accroissement; il en est sans doute de même des animaux. Aussi les enfans ont-ils besoin d'une grande dose de sommeil, et l'on est plus grand, presque d'un pouce, le matin lorsqu'on se lève, que le soir lorsqu'on se couche; mais cela tient à ce que les cartillages, qui sont entre les 24 vertèbres, s'affaissent dans la position verticale, par le poids des parties supérieures, et reprennent toute leur extension dans la situation horizontale.

Un sommeil modéré et naturel rétablit donc les forces du corps, et rend celui-ci plus agile et plus dispos. Cet état suspend l'exercice des sens externes et des mouvemens volontaires : le pouls est plus lent, la respiration moins fréquente; le mouvement péristaltique de l'estomac et des intestins plus faible; le cours du sang et des humeurs est ralenti; les sécrétions et les excrétions diminuées, particulièrement la transpiration. Insensiblement, les forces se distribuent dans les proportions convenables à toutes les parties; les nerfs et les muscles reprennent leur activité.

La *veille* est l'opposé du sommeil, puisqu'elle consiste dans l'action des sens et des mouvemens libres. Les veilles prolongées dérangent l'ordre des fonctions; elles maintiennent les organes dans un état de tension continuelle, qui les empêche de réparer, par le repos et le relâchement, les déperditions continuelles qu'ils font : celles de la nuit sont encore plus préjudiciables au corps que celles du jour, parce que la nature a fixé la nuit pour le repos et le sommeil, et qu'on ne s'affranchit pas de ses lois impunément.

Un sommeil porté à l'excès n'est pas moins contraire à la santé qu'une longue veille; il rend le corps faible, lâche, mou, lourd, et pesant; épaissit le sang dont le cours est singulièrement ralenti, produit un embonpoint excessif, dispose aux engorgemens et à l'apoplexie, etc.

Il est difficile de fixer le temps que chaque individu doit donner au sommeil. Celui-ci doit être plus ou moins prolongé, selon l'âge, le tempérament, le pays qu'on habite, la saison de l'année, etc. Plus on est jeune, plus on doit dormir; on dort plus l'hiver et au printemps que pendant l'été, etc. Les personnes qui ont beaucoup d'embonpoint ne doivent dormir que quelques heures, faire beaucoup d'exercice, et manger peu d'alimens pris dans le règne végétal; elles pourront ainsi se délivrer d'une corpulence dangereuse; car il est très-rare qu'un individu qui porte un embonpoint considérable devienne vieux. Celui qui est doué d'une constitution sèche, et qui mène une vie active, a bien plus de chances pour atteindre à une longue carrière.

Le précepte de l'école de Salerne, qui ne marque que sept heures de sommeil pour le jeune homme comme pour le vieillard, nous parait ici en défaut, car le vieillard est bien loin d'avoir besoin d'autant de sommeil que le jeune homme; celui-ci doit dormir au moins huit à neuf heures, tandis que, dans la vieillesse, on dort à peine cinq à six heures.

Les personnes d'un tempérament pituiteux, prennent ordinairement un plus long sommeil. Nous avons remarqué que les individus très-vieux avaient été le plus souvent de grands dormeurs, et exempts d'infirmités; plusieurs prenaient jusqu'à dix heures de sommeil toutes les nuits, et s'en trouvaient fort bien.

Les lits de plumes sont malsains; il faut préférer les matelas de laine, avec un de crin et un oreiller aussi de crin. On doit aussi éviter d'être trop couvert, surtout de la tête. L'habitude de bassiner le lit est blâmable; la chaleur plus douce et plus uniforme, produite par le moine, est préférable pour les personnes qui ne peuvent point se réchauffer au lit. Il vaudrait encore mieux qu'elles se couchassent avec des chaussons de laine.

Quant aux émotions de l'âme, il faut avoir grand soin de les éviter en se mettant au lit. On doit s'armer d'une résolution ferme d'écarter toutes les idées importunes, pour ne fixer son attention que sur quelqu'objet indifférent ou agréable. Les bains tièdes sont efficaces contre l'insomnie, à laquelle on est si sujet dans les grandes villes, qui fournissent tant de causes d'échauffement.

La méridienne, ou le sommeil, pris après le dîner, est salutaire à ceux qui se lèvent de très-grand matin, aux personnes maigres, et dans les pays chauds; mais il faut que ce sommeil soit d'une heure au plus.

Les individus qui engraissent trop doivent se priver de la méridienne, d'autant plus qu'on s'habitue par-là au sommeil, qui devient bientôt trop considérable; car plus on dort, plus on a de penchant à dormir, et rien ne favorise autant l'emponpoint, d'après nos observations, que le sommeil pris immédiatement après le repas, notamment après le dîner; il faut adopter la conduite sage des Anciens, qui se couchaient de bonne heure, et se levaient avec le jour; nos pères se levaient précisément aux heures où nos élégans se couchent.

Du temps de François premier, l'on disait :

Lever à six, dîner à dix,
Souper à six, coucher à dix,
Vous feront vivre dix fois dix.

Enfin, un doux sommeil est le réparateur de nos forces, et la source salutaire dans laquelle le corps épuisé trouve le retour à la vie et à la santé.

Du Dieu qui nous créa, la clémence infinie,
Pour adoucir les maux de cette triste vie,
A placé parmi nous deux êtres bienfaisans,
De la terre à jamais aimables habitans,
Soutiens dans les travaux, trésors dans l'indigence :
L'un est le doux sommeil, et l'autre l'espérance.
L'un, quand l'homme accablé sent de son faible corps
Les organes vaincus, sans force et sans ressorts,
Vient, par un calme heureux, secourir la nature,
Et lui porter l'oubli des peines qu'il endure ;
L'autre anime nos cœurs, enflamme nos désirs,
Et même en nous trompant, donne de vrais plaisirs.

HENR., ch. 7.

5.º Les SÉCRÉTIONS et EXCRÉTIONS sont des fonctions très-importantes pour le maintien de la santé. Les organes qui en sont chargés jouissent d'un sentiment propre, en vertu duquel ils n'admettent que des matières analogues à leur goût, et refusent tout ce qui leur répugne ; mais lorsque la sensibilité de ces organes est viciée ou détruite, alors ils remplissent mal ou cessent leurs fonctions, et les matières qui devaient être sécrétées ou excrétées étant retenues, la masse du sang et des humeurs en est altérée. Le sang est la source de toutes les humeurs ; celles-ci en sont sécrétées par les divers organes. Nous allons dire un mot des principales humeurs qu'il fournit.

La *salive* est utile à la digestion par sa qualité savonneuse. Il ne faut pas la cracher trop souvent, car il en résulterait de la soif et de la sécheresse dans la bouche; les alimens seraient mal digérés, et les forces ne seraient pas renouvelées. Ceux qui évacuent beaucoup de salive, soit en crachant, soit en fumant, perdent l'appétit, maigrissent, et sont bientôt atteints d'une foule de maux, énumérés dans notre dictionnaire, au mot Sternutatoires.

Le *mucus* nasal, le mucus des bronches, et la mucosité qui tapisse le canal alimentaire, la vessie, l'urèthre, et toutes les surfaces muqueuses, sont de la même nature. Ces humeurs muqueuses se forment en très-grande quantité dans les personnes pituiteuses, ce qui les oblige à se moucher et à cracher beaucoup, et les rend fort sujettes aux glaires et autres maladies pituiteuses; il faut favoriser leur excrétion par un régime sec et tonique. Mais il vaudrait mieux prévenir cette formation trop considérable de mucosités, par l'exercice et l'usage des bains, qui augmentent la transpiration; car l'activité de la perspiration cutanée est le véritable préservatif des glaires. Quoique le tabac ne soit pas si préjudiciable aux pituiteux qu'à ceux qui sont d'un autre tempérament, on peut dire qu'en général, il est plus nuisible qu'utile; pris par le nez, il y établit en quelque sorte un véritable cautère, qu'il est dangereux de supprimer dès qu'on en a pris l'habitude. L'usage du tabac altère et affaiblit le sens de l'odorat, atomise les fibres du cerveau, diminue l'énergie des fonctions intellectuelles; il est surtout nuisible aux personnes sèches, nerveuses ou bilieuses. L'usage de la pipe est encore bien plus nuisible, puisqu'elle détruit la salive, cette humeur précieuse qui sert à lubrifier le conduit des alimens, et sans laquelle il n'est pas de bonne digestion. Le tabac que l'on fume gâte les dents, dessèche le corps, affaiblit la vue et la mémoire, et dispose à la phthisie. La nature ne nous a-t-elle pas assujettis à assez de besoins? Devons-nous nous en donner encore de factices?

Une autre condition essentielle à la santé, c'est d'entretenir les évacuations alvines; rien de plus préjudiciable que leur suppression. Ce n'est qu'avec des purgatifs et des lavemens qu'on doit la faire cesser; car, bien loin que leur usage habituel remplisse ce but, il y met obstacle, en affaiblissant les organes excrétoires : il faut, pour rétablir l'équilibre de ces fonctions, suivre un régime rafraîchissant, s'habiller légèrement, éviter les échauffans et se livrer à un exercice modéré. (*V*. de plus amples détails au mot Constipation, du dictionnaire.)

L'excrétion des *urines* n'est pas moins nécessaire au maintien de la santé. Il y a deux sortes d'urines: l'urine de la boisson, qui est ténue, crue, claire et peu chargée; celle-là n'est produite vraisemblablement que par des vapeurs aqueuses répandues dans la cavité abdominale, qui sont absorbées, repompées par la vessie : aussi cette urine est-elle rendue bientôt après la boisson, et avant le temps qu'il aurait fallu pour la produire si elle était sécrétée par les reins.

L'autre urine, celle de la coction, est la véritable lessive du sang ; séparée du sang par les reins, elle passe dans la vessie, d'où elle est excrétée par le canal de l'urèthre : celle-ci est composée de plus de sept huitièmes d'eau, d'une quantité variable de sels neutres, et de deux substances particulières qui colorent les urines. Le défaut ou l'excès de sé-crétion ou d'excrétion des urines donne naissance à une foule de maladies. Il est donc essentiel de favoriser l'excrétion des urines par un doux exer-cice, un bon régime ; de ne point retenir ce fluide, et d'éviter tout ce qui pourrait mettre obstacle à son excrétion.

L'*humeur perspirable* ou de la *transpiration* s'é-chappe continuellement du corps, en si grande quantité, que nous perdons sans cesse, par cette voie, les cinq huitièmes des alimens que nous prenons, ou trois livres par jour. L'atmosphère influe puis-samment sur la transpiration ; plus elle est chaude, plus la matière de la transpiration est abondante. Plus l'air est froid, plus il met obstacle à la trans-piration, et plus les urines sont abondantes ; si un air froid et sec reste trop long-temps en contact avec notre périférie, il repoussera de la peau une si grande quantité d'humeur perspirable, que les reins ne pourront pas suffire à sa sécrétion; elle se portera sur quelque organe où elle produira diverses maladies catarrhales ou autres, telles que rhumes, rhumatismes, etc. La transpiration est moindre pendant le sommeil et pendant la nuit, parce que les humeurs et les forces suivant la même direction que pendant la digestion, sont portées de la circonférence vers le centre.

Il y a, comme l'on sait, un rapport constant entre les urines et l'humeur perspirable, de manière que ces deux excrétions se suppléent mutuellement, comme nous l'avons dit au mot CATARRHALES, du dictionnaire.

Une transpiration excessive n'est pas moins préjudiciable, par la faiblesse et l'épuisement qui en sont la suite.

Il faut, pour procurer une douce transpiration, faire de l'exercice en plein air, éviter l'humidité et surtout les affections tristes de l'âme; car la transpiration augmente ou diminue, selon que ces affections sont agréables ou désagréables.

Parmi les moyens d'entretenir la transpiration et de fortifier le corps, on doit compter les frictions sèches, l'usage habituel des bains, si salutaires à la santé, comme nous l'avons dit dans l'aphor. de la propreté, et au mot BAINS, du dictionnaire.

Il n'est personne qui ne conçoive parfaitement combien il importe à la santé, d'entretenir la peau dans un état de propreté et de souplesse qui favorise

et entretienne la liberté de la transpiration. La peau
est, en effet, le principal organe par lequel notre
corps se purifie ; c'est par-là que s'exhale sans cesse,
imperceptiblement, par des milliers de petits vaisseaux, une quantité prodigieuse de petites parcelles
corrompues ou devenues inutiles. La transpiration
de la peau est un des meilleurs moyens de maintenir l'équilibre entre les facultés et les mouvemens
de notre corps, outre que c'est par la peau que
l'air fait entrer dans notre corps une grande quantité de substances fines. Ainsi sans une peau saine,
point de restauration complète, ce qui est une des
conditions les plus nécessaires à la santé et à une
plus longue vie. Peut-on actuellement concevoir que
la plupart des hommes négligent un organe aussi
essentiel, et ne prennent pendant leur vie d'autre
bain que celui du baptême.

Il est donc de l'utilité la plus majeure de changer
souvent de draps de lit, de chemise, etc. ; de se
baigner *une fois par semaine* dans l'eau tiède ; il
ne faut jamais se baigner l'estomac plein, mais
5 heures après le repas ; jamais quand on a chaud.
On ne doit rester qu'une heure au plus dans l'eau
tiède, et un quart d'heure dans l'eau courante ou
l'eau de mer ; on aura soin de rester une heure, en
sortant de l'eau, dans une chambre chaude.

En tout temps il faut porter des habits qui n'affaiblissent pas la peau et qui laissent évaporer aisément ce qui sort par la transpiration ; les habits
trop chauds, les fourrures provoquent, non pas

la perspiration, mais les sueurs, et affaiblissent la peau.

Pendant l'hiver, l'on peut porter un gilet de laine sur la chemise; et sur la peau, après l'âge de 40 ans seulement. L'usage des chaussons de laine est très-avantageux : la laine, sur la peau, est aussi salutaire aux individus faibles, sujets aux catarrhes, aux glaires, à la goutte, à l'asthme, aux maux de nerfs.

Son usage est contraire aux jeunes gens, aux sanguins, à ceux qui transpirent beaucoup, qui sont sujets aux éruptions de la peau.

Aujourd'hui, plus que jamais, à cause de la trop grande fréquence des catarrhes, il ne faut point se presser de quitter les habits d'hiver à l'approche du printemps. Un proverbe vulgaire a établi un bon principe en vers patois, qu'on peut traduire par les suivans :

> Pendant le mois d'avril,
> Ne quitte pas un fil....
> Dans le courant du mois de mai,
> Tu pourras en faire l'essai,
> Et même encore je ne sai.

La *semence* est une humeur dont la sécrétion se fait par les testicules, et commence à l'âge de la puberté. Cette liqueur est si essentielle à l'homme, qu'elle entretient la vigueur du corps, étant pompée de ses réservoirs et portée dans la masse du sang; de plus, elle remplit la destination divine de la procréation.

Rien n'est aussi précieux que la liqueur séminale :

la force, la vigueur, toutes les facultés physiques et morales de l'individu mâle en dépendent, et par conséquent la santé. L'énergie du cerveau et du système nerveux est grandement accrue par la conservation du sperme, et détruite par sa grande déperdition. L'abus du coït fâne le cerveau, affaiblit la vue, etc.; ce qui faisait penser aux anciens philosophes et médecins, que la semence était un écoulement du cerveau par la moelle épinière.

On doit donc être très-avare de cette huile humaine, qui entretient le flambeau de la vie; il faut en consumer le moins possible. Il est très-rare que la continence soit nuisible à la santé, et s'il y a un secret de prolonger la vie, je crois que c'est dans cette continence qu'il réside.

Il est donc très-essentiel d'user rarement des plaisirs de l'amour. Zoroastre prescrivait le devoir conjugal une fois en neuf jours; Solon, trois fois le mois au moins; Mahomet, une fois par semaine, pour chacune de ses femmes; mais comme le nombre des femmes des Turcs est fort considérable, la permission nous paraît digne d'un prophète qui faisait consister le bonheur de l'autre monde dans les plaisirs sensuels.

Tous les âges ne sont pas également propres aux plaisirs de Vénus.

At veluti Martis duros tolerare labores,
Non ætas primitiva potesi, nec lenta senectus;
Sic juvenes firmáque viri virtute vigentes,
Soli crebra valent Veneris certamina inire.

GEOF.

Tout âge n'est pas fait pour les jeux de Vénus:
De même que l'enfance et la lente vieillesse,
Bientôt, aux champs de Mars sentiraient leur faiblesse;
Ainsi, faut-il que l'âge ait mûri nos ardeurs,
Pour soutenir souvent l'assaut du dieu des cœurs.

Trad. de DELAUNAY.

Les personnes faibles, et surtout celles qui portent une poitrine étroite, serrée, délicate, qui ont, en un mot, la cause prédisposante de la pulmonie, doivent être très-sobres dans l'usage des plaisirs de l'amour; il serait mieux qu'elles s'en privassent tout-à-fait, et avec d'autant plus d'attention, qu'elles y ont un penchant plus irrésistible. C'est surtout de la déesse enchanteresse que l'on peut dire, avec

Læta venire Venus, tristis abire, solet.

Si Vénus vient joyeusement,
Elle s'en va bien tristement.

Toutes les saisons ne sont pas également favorables aux plaisirs vénériens. Il faut s'en abstenir pendant les chaleurs de l'été; on peut s'y livrer durant l'hiver, et surtout au printemps.

Ast ubi, vere novo, recreata tepentibus auris.
Membra valent, vegetoque viget natura vigore, etc.

GEOF.

Mais lorsque le printemps ramène le Zéphire,
Que de Flore et Pomone il embellit l'empire;
Ou lorsque la Balance, au déclin des chaleurs,
Reverdit le gazon et relève les fleurs,
L'amour renaît en nous; une plus vive flamme,
Par l'organe des sens se glisse dans notre âme.

Trad. de DELAUNAY.

ó . . ? : tunc celebrant connubia læta,
Undique per varias diffusa animantia terras,
Et toto natura sinu tunc spirat amorem.

« C'est alors, enfin, que tout ce qui vit dans les différentes parties de l'univers habité, se livre aux charmes de l'amour, et que la nature entière ne respire que volupté. »

Le moment le plus propre aux jouissances conjugales, est le matin à jeun, en sortant des bras du sommeil; prises le soir, elles sont contraires, parce que le corps est déjà épuisé par la veille et l'exercice de la journée. C'est surtout après un repas copieux qu'il faut s'abstenir des plaisirs vénériens; ils troublent alors les fonctions animales, en commençant par la plus essentielle de toutes, la digestion. On a vu des libertins, qui passaient des excès de la table à ceux d'une honteuse volupté, être surpris de la mort au milieu de leurs efforts indiscrets.

L'usage et surtout l'abus du vin et des liqueurs spiritueuses, est aussi défavorable aux ébats amoureux, que la plénitude de l'estomac. Il est certain, contre l'opinion commune, que les buveurs d'eau sont peu propres aux exercices de Vénus; Montaigne, en les comparant avec les exercices de Bacchus, dit avec raison : « Ce sont deux occupations qui s'entr'empêchent en leur vigueur. » Et l'épitaphe suivante doit être regardée comme une plaisanterie qui manque de raison :

Hic jacet Andreas de Tiraqueau qui aquam bibendo,

5

Viginti libcros suscepit, vigenti libros edidit ;
Si merum bibisset, totum orbem implesset.

> Ci-gît André de Tiraqueau,
> Qui, ne buvant jamais que d'eau
> Fit vingt enfans et vingt volumes ;
> Si du Menuisier de Nevers
> Il avait suivi les coutumes,
> Il eût rempli tout l'univers.

Le coît dont on use avec sagesse, favorise la transpiration, augmente l'appétit, rend plus léger et plus agile ; on dit même qu'il aiguise l'esprit ; mais pour être utile, il doit être pris avec une grande modération. L'art d'assaisonner les plaisirs, consiste à en être avare : s'abstenir pour jouir, est la philosophie du sage. Le chancelier Bacon avait principalement en vue les plaisirs vénériens, lorsqu'il disait que les débauches de la jeunesse étaient autant de conjurations contre la vieillesse.

Rien n'est surtout plus dangereux que les plaisirs pris dans les établissemens de débauche. Une fille de ces lieux est un véritable fléau pour la jeunesse, parce qu'elle est trop savante dans son métier.

Utque velis, venerem jungit per mille figuras :
Inveniat plures nulla tabella modos.

OVIDE.

Les vrais plaisirs, les seuls que puisse goûter l'honnête homme, ne subsistent qu'avec les suffrages de sa conscience : un être vertueux et sensible ne pourrra être heureux que dans les jouissances autorisées par la religion et les lois, et partagées par un être sensible comme lui. Que sont les plaisirs des sens, lorsqu'ils ne sont pas unis aux jouissances délicieuses que procurent les sentimens délicats et réciproques de tendresse et d'amour?

6.º Passions.

L'âme a la plus grande influence sur le corps de l'homme, quoi qu'en aient dit plusieurs écrivains, qui ont cherché à anéantir cette émanation de la divinité. Sterne compare le corps et l'âme à un habit et à sa doublure : si l'on chiffonne l'un, dit-il, on chiffonne l'autre aussi. Toutes les idées transmises par les sens impriment dans l'âme une affection déterminée qui provoque un acte de la volonté, lequel se rapporte toujours au sentiment de plaisir ou de douleur que ces idées lui causent. Nous éprouvons, en conséquence, de l'amour ou de la haine pour un objet, selon ses rapports de convenance ou de disconvenance avec nous-mêmes. De ces deux sources, l'amour ou la haine, découlent tous les sentimens variés dont l'âme est affectée : joie, tristesse, crainte, terreur, colère, pitié, espérance, haine ou amitié, etc. Toute sensation est accompagnée du plaisir ou de la douleur; tout ce qui agit d'une manière douce sur les organes des sens, fait naître le plaisir; tout ce qui les ébranle violemment produit la douleur : un grand plaisir est donc très-voisin de la douleur. Le premier degré du plaisir est la gaieté; si cette sensation est

5..

plus vive, c'est la joie ; si elle est portée à son *maxi-mum*, c'est la volupté. La *joie extrême* peut produire sur l'épigastre un spasme mortel, encore plus promptement que celui que produit une douleur forte : témoins cette lacédémonienne et cette romaine qui meurent en revoyant leurs fils, qu'elles croyaient tués ; Diagoras de Rhodes, Chilon, Sophocle couronné, Philippide, Philémon, Polycrate, moururent de joie : ainsi que la nièce de Leibnitz, en voyant une cassette pleine d'or dont elle héritait par la mort de son oncle, et un perruquier qui venait de gagner six cent mille francs à la loterie. Fouquet meurt à la nouvelle de sa liberté ; le pape Léon X meurt subitement de plaisir, en apprenant la nouvelle d'un malheur arrivé à la France. Le passage subit d'une affection à une autre opposée, est surtout le plus à craindre. La santé exige que l'on porte en tout une extrême modération ; l'homme sage qui s'est fait une heureuse habitude de domter ses passions, mène une vie tranquille et heureuse.

Au reste, les affections douces et paisibles sont utiles à la santé. On sait que la gaieté, la joie modérée, l'espérance, l'amitié, portent les humeurs à la circonférence, augmentent la transpiration, accélèrent la circulation, mais par un mouvement doux, égal et aisé ; par elles, toutes les fonctions s'exercent avec facilité et un sentiment de plaisir ; le visage se colore agréablement, les yeux acquièrent de la vivacité, tous les traits s'épanouissent, et annoncent l'heureux état de l'âme.

Dans la tristesse, au contraire, et le chagrin lent, l'épigastre se resserre douloureusement, ce qui rend la respiration pénible, et fait pousser de longs soupirs; toutes les sécrétions en sont diminuées, surtout la transpiration. Le chagrin se change souvent en une mélancolie continue, qui mine l'état de l'âme, détruit la constitution, et amène une foule de maladies. Jetez les yeux sur cet infortuné dont le cœur est tristement abreuvé de fiel : voyez comme ses membres sont arides, comme son teint est livide et pâle; ses yeux, enfoncés dans leur orbite, semblent entièrement éteints; sa peau et sa carnation semblent de couleur terreuse ou jaune, tout son corps est exténué. Mais ce ne sont là que de simples symptômes extérieurs des maux affreux que l'intérieur recèle : l'estomac se trouve sans ressorts et sans action, et ne digère qu'imparfaitement; d'où la dyspepsie, les rots, les vents, les coliques, la stagnation de la bile, qui obstrue le foie, l'acrimonie des humeurs, les éruptions de la peau, etc. Rien n'est aussi dangereux que les affections tristes de l'âme : nous sommes persuadés qu'elles produisent plus de la moitié des maladies qui affligent l'espèce humaine.

La jalousie, l'envie, appartiennent à la tristesse; Ovide a fait un tableau frappant de ces passions.

Pallor in ore sedet, macies in corpore toto, etc.

MÉTAM., ch. 2.

Sur son front pâle et sombre habite le chagrin ;
Une affreuse maigreur a desséché son sein ;
Le fiel rouille ses dents ; son œil est faux et louche ;
Le venin de son cœur distille de sa bouche :
Triste de notre joie, elle ne rit jamais
Que des maux qu'elle a vus ou de ceux qu'elle a faits ;
Et la nuit et le jour, un soin rongeur l'éveille ;
Le bruit de la louange afflige son oreille ;
Son supplice est de voir la gloire des talens,
Elle sèche et périt de leurs succès brillans ;
Son cœur est son bourreau. . . . .

Trad. de S.t-Ange.

Il faut combattre le chagrin et la tristesse par les ris, les plaisirs, et surtout la musique ; c'est en pareil cas qu'il faut suivre à la lettre les conseils qu'Eobanus donne si utilement :

Utere convivis non tristibus, utere amicis,
 Quos nugæ et risus et joca salsa juvant.
Quem non blanda juvant varii modulamina cantûs ?
 Hinc jecur et renes ægraque corda stupent.
Nam nil humanas tantâ dulcedine mentes
 Afficit, ac melicæ nobile vocis opus.
Tange lyram digitis, animi dolor omnis abibit :
 Dulcisonum reficit tristia corda melos.

'Ayez des amis francs, des convives joyeux,
Dont les mots pleins de sel, et les ris et les jeux,
La gaîté pure et douce, et les propos aimables ;
L'hilarité constante, et les chants agréables,
Chassent les noirs chagrins et les maux langoureux.
Quel front n'est déridé par les sons délectables,
  Et les accords mélodieux
  D'un instrument harmonieux ?

Par eux de notre esprit les douleurs intraitables
Cessent entièrement, et nous sommes heureux.

La *mauvaise humeur* est aussi une maladie morale des plus funestes. Rien ne contribue autant que cette habitude vicieuse à remplir notre âme, et à fermer son entrée aux jouissances et aux plaisirs. Il faut fuir la mauvaise humeur comme un poison mortel.

La *crainte* est une passion vive qui rabaisse l'homme aussi bas, que le courage sert, au contraire, à l'élever. Elle lui enlève la force, la réflexion, le bon sens, la résolution, enfin tous les avantages moraux.

La peur, par exemple, du tonnerre et des revenans rend l'homme maticuleux, tremblant, et lui ôte tout repos. C'est une crampe non interrompue, car elle resserre douloureusement l'épigastre, interrompt les mouvemens du cœur et la circulation; enfin, la frayeur est un poison mortel et secret qui abrège sûrement nos jours. La crainte de la mort est surtout celle qui rend l'homme le plus malheureux, et qui lui fait perdre réellement la vie. Y a-t-il rien de si ridicule, dit Sénèque, que de mourir de peur de mourir.

Beaucoup de personnes craignent beaucoup plus le moment de la mort que la mort elle-même; elles se font l'idée la plus terrible de l'agonie, de la séparation violente de l'âme et du corps; mais tout cela est sans fondement, et personne n'a jamais senti la mort, car la diminution des forces de la vie et du corps fait perdre la sensibilité et la connaissance, et nous sentons si peu la mort que la vie : nous sortons du monde avec autant d'insensibilité que nous y sommes venus.

La *colère*, la *fureur*, la *haine*, sont des affections violentes de l'âme, qui semblent la déchirer. Leur origine est absolument la même, et elles ne diffèrent entr'elles que de quelques degrés. Elles troublent l'esprit, accélèrent la circulation, poussent les humeurs, sans nul ordre, vers la région du cerveau; le genre nerveux entre en convulsions, le cœur se resserre, les membres tremblent, la respiration est gênée et interrompue par de fréquens soupirs. Ces passions produisent la jaunisse, l'épilepsie, et autres affections nerveuses graves; des hémorragies quelquefois mortelles, des fièvres ardentes, des apoplexies, etc.

Tout homme naturellement ardent, colérique, doit veiller sans cesse sur lui-même, et tâcher de vaincre son caractère irascible. Afin de changer ses dispositions morales, il fera bien de travailler à calmer son physique, à adoucir l'âcreté de ses humeurs par l'usage des bains, des adoucissans, des humectans de tout genre : le régime végétal, la diète lactée, lui sont très-convenables.

Amour. Mais la plus violente, la plus terrible, la plus indomtable des passions, c'est l'amour. Ont-ils jamais senti l'amour ceux qui ont confondu cette passíon morale avec l'appétit des sens? Le véritable amour interdit même à la pensée toute idée sensuelle, tout essor de l'imagination dont la personne la plus vertueuse pût être alarmée. L'amour fera-t-il jamais commettre des fautes qui blessent la conscience ou l'honneur?

> Un amour vrai, sans feinte et sans caprice,
> Est en effet le plus grand frein du vice;
> Dans ses liens qui sait se retenir,
> Est honnête homme ou va le devenir.
>
> VOLT.

Mais qu'il est rare cet amour délicat! Il est, dit la Rochefoucault, comme l'apparition des esprits dont tout le monde parle et que personne n'a vus. Doit-on croire à la maxime sévère d'un homme qui a vu l'espèce humaine trop en noir? Combien n'en est-il pas qui ont éprouvé cet amour pur, quoiqu'ils n'aient souvent aimé qu'une illusion! Aussi a-t-on peint l'amour avec un bandeau sur les yeux.

Quoi qu'il en soit, l'amour se compose de plusieurs passions différentes : le désir, l'espérance, le plaisir, les chagrins, la jalousie, et quelquefois le désespoir, sont le nombreux cortége qui l'accompagne.

Il produit donc des effets bien différens sur l'économie animale, selon la dominance d'une de ces passions.

L'amour violent prépare des soucis et des tourmens inévitables.

Ulcus enim vivescit et inveterascit alendo ,
Inque dies glissit furor , atque ærumna gravescit ;
Si non prima novis conturbes vulnera plagis ,
Volgivogâque vagus venere , ante recentia cures ,
Aut alio possis animi traducere motus.

L'amour est une plaie qui s'envenime et s'aigrit
en la nourrissant; c'est une frénésie qui s'accroît,
une maladie qui s'aggrave de jour en jour, si par
une nouvelle blessure on ne fait diversion à la première, si une prudente inconstance n'étouffe le mal
dans son origine, et ne fait prendre un nouveau
cours aux transports de la passion.

Lucrèce, liv. IV.

Le tableau de l'amour excessif se trouve au mot
Erotomanie.

La *passion de l'étude* n'est pas moins à craindre
que celle de l'amour, et les exercices de l'esprit,
quand ils sont immodérés, n'épuisent pas moins
que ceux du corps.

Les travaux forcés du cabinet peuvent devenir
dangereux, en concentrant les forces sur l'épigastre
et les refluant vers le cerveau, qui tombe ensuite
dans l'affaissement, d'où la perte de mémoire et des
autres facultés morales; mais il n'y a pas épuisement
des esprits animaux, comme on l'a cru : aussi, les
promenades, les voyages, les jeux, les spectacles,
la musique, et les diverses récréations gaies, sont-ils
les moyens efficaces contre les effets des travaux
excessifs de l'esprit.

L'*ambition* est encore une des passions les plus fortes.

> L'ambition sanglante, inquiète, égarée,
> De trônes, de tombeaux, d'esclaves, entourée, etc.

Elle nous fait consumer notre courte existence dans l'attente de la fortune et d'un bien-être imaginaire, et dont, fût-il réel, nous n'aurons plus le temps de jouir.

> Le passé nous est échappé ;
> Compter sur l'avenir, on peut être trompé ;
> Le présent est à nous, et c'est la seule chose
> Dont un honnête homme dispose.
> Donc puisque l'un n'est plus, que l'autre est incertain,
> Vivons dès aujourd'hui sans attendre demain.
>
> Bussi-Rabutin.

> *Non est, crede mihi, sapientis dicere, vivam :*
> *Sera nimis vita est crastina : vive hodie.*
>
> Mart.

L'ambition produit l'amour effréné des richesses et la passion du jeu.

L'*avarice* est un monstre qui tourmente cruellement ses victimes, et ne se nourrit que de privations.

> *Sed quod divitias, etc.* Juv., sat. 14.
> Pour mourir opulent, vivre dans l'indigence ;
> Pour être riche un jour, tant souffrir ! ô démence !
> O rage ! ô frénésie ! eh ! tu regorges d'or !
> Tes coffres sont remplis ! que te faut-il encor ?
> Mais plus ton or s'accroît, plus ton cœur en désire.
> Qui n'a rien, après l'or moins ardemment soupire.
>
> Trad. de Méchin.

La *passion du jeu* est aussi préjudiciable à la so-

ciété que nuisible à la santé. Souvent elle corrompt
le cœur au point de lui faire commettre des injus-
tices, et comme l'a dit l'aimable Deshoulières :

Le désir de gagner qui nuit et jour occupe,
Est un dangereux aiguillon :
Souvent quoique l'esprit, quoique le cœur soit bon,
On commence par être dupe,
On finit par être fripon.

Il faut, pour prévenir le danger des passions,
s'habituer de bonne heure à les contenir dans de
justes bornes ; car, pour peu qu'elles fassent de progrès, elles deviennent de cruels tyrans qui détruisent
la santé. Pour parvenir à supporter patiemment les
accidens les plus terribles, il faut s'habituer à ne
voir qu'avec indifférence les événemens de la vie ;
c'est le moyen qui mène au bonheur. Si l'on rectifie
ses idées sur chaque objet, on verra que la plupart
des maux proviennent de malentendus, de préci-
pitation, et que l'essentiel est moins ce qui nous
arrive que la manière de le prendre. On doit, sur ce
point de vue, regarder la religion comme un moyen
de maintenir la santé, à raison de la force qu'elle
donne pour combattre les passions, et de la paix
intérieure qu'elle procure. En effet, la santé consiste
plus dans la santé parfaite et inaltérable de l'âme,
que dans celle du corps. On doit donc se procurer
les commodités de la vie, mais sans en être épris ;
user des présens de la fortune, mais sans en être
l'esclave.

Tout vouloir est d'un fou, l'excès est son partage;
La modération est le trésor du sage;
Il sait régler ses goûts, ses travaux, ses plaisirs,
Mettre un but à sa course, un terme à ses désirs.

VOLT.

L'homme heureux, en un mot, est celui que la raison a mis au-dessus des désirs et de la crainte. Ceci n'exclut pas la sensibilité : il n'est réservé qu'à l'homme sensible de jouir délicieusement de la vie, de goûter les douceurs de la tendresse et de l'amitié. L'homme insensible ne connaît pas les pures jouissances de l'âme; son cœur, cuirassé d'un triple airain, repousse loin de lui les plus douces impressions; il ne sacrifie jamais ni au plaisir, ni aux grâces, et sa vie est le sommeil de la nature.

Les conseils, pour se passer de médecins, donnés par l'école de Salerne, sont la conséquence des préceptes consignés dans cet article, et en forment un court résumé.

Si tibi deficiant medici, medici tibi fiant
Hæc tria : mens hilaris, requies moderata, diæta.

S'il n'est nul médecin près de votre personne,
Qui, dans l'occasion, puisse être consulté;
En voici trois que l'on vous donne :
Un fond de belle humeur, un repos limité,
Et surtout la sobriété.

Il serait encore bon, pour prévenir les maladies, de chercher à savoir quelles sont celles auxquelles on a des dispositions, afin de les détruire et de les éviter par un régime convenable. Mais un médecin habile est seul en état de connaître et d'indiquer les maladies auxquelles ont est le plus disposé, soit par son tempérament, son âge, son état, sa manière de vivre, etc., soit héréditairement. L'homme de l'art doit seul prescrire les moyens, tracer la conduite que l'on a à suivre, pour se prévenir de ces maladies, et se maintenir dans l'état de santé propre à l'individu.

Le tableau suivant fera connaître l'incertitude d'une longue existence, et quelles sont les maladies qui en abrègent le cours.

De 1000 individus nés en même temps, il en meurt :

24 en venant au monde.

50 à la naissance des dents.

277 dans les deux premières années, de convulsion ou d'autres maladies.

80 de la petite-vérole. On peut aujourd'hui rayer cet article; mais on doit le remplacer par ceux qui sont victimes du croup.

10 de la rougeole.

8 en couche, si ce sont des femmes.

100 d'accidens ou d'autres maladies.

190 de phthisie ou d'autres maladies de poitrine.

150 de fièvres aiguës.

41 d'hydropisie.

12 d'apoplexie.

Ainsi, sur mille, il y en a à peine 78 qui meurent de vieillesse, ou plutôt dans leur vieillesse; car la plus grande partie des vieillards meurent par accident.

Il y a donc plus de dix-huit individus sur vingt, qui meurent avant le temps.

Au reste, il est certain qu'il y a une sorte de disposition à la longévité, et sur dix vieillards, il y en a peut-être neuf dont les ascendans ont vécu aussi long-temps. Dans la famille de Thomas Parr, qui vécut lui-même 152 ans, on avait observé quatre générations de 112 à 180 ans. Johm-Ravin, âgé de 172, et Sara sa femme, âgée de 164 ans, tous hongrais, avaient 4 enfans, dont le plus jeune avait, lorsqu'on écrivait, 116 ans. Un nommé Kram, des îles Hébrides, a vécu 180 ans; un nommé Fairville, des îles Shetland, vécut aussi 180 ans, sans jamais avoir bu ni vin, ni aucune liqueur fermentée; son fils vécut aussi long-temps que lui, et ses petits-enfans devinrent aussi très-vieux.

Bacon fait la remarque, que les enfans participent à la longévité de l'auteur de leurs jours, auquel ils ressemblent le plus. L'on sait que les personnes du sexe féminin vivent généralement trois ou quatre ans de plus que celles du sexe masculin.

Mais Buffon a vérifié, en comparant plusieurs tables de mortalité, qu'une raison pour vivre est d'avoir vécu, puisque la probabilité de la vie ne décroît pas aussi vite que les années s'écoulent, et qu'elle décroît d'autant moins vite qu'on a vécu plus long-temps. Les faits suivans démontrent cette proposition :

Le quart des enfans d'un an périt avant l'âge de 5 ans.

Le tiers avant l'âge de 10 ans.

A dix ans on peut espérer encore 40 ans de vie

A vingt ans.................... 33

A trente 28

A quarante.................... 22

A cinquante................... 16 et sept mois.

A soixante.................... 11 et un mois.

A soixante-dix .... 6 et deux mois.

A soixante-quinze .... 4 et six mois.

A quatre-vingts. .... 3 et sept mois.

A quatre-vingt-cinq.......... 3 ans de plus.

Ainsi, l'homme ne marche pas à pas égaux au terme de sa carrière.

Préjugés. On a pensé que certains âges compromettaient davantage l'existence que d'autres ; mais faut-il réfuter sérieusement la croyance des Anciens, à l'influence des années climatériques? L'on sait que ces années étaient toutes les années multiples de 7, depuis l'âge de 7 jusqu'à 91 ans. Les nombres 9 ont aussi passé pour climatériques, mais ils ne sont pas aussi bons que les 7. Il est bien vrai que le 7.e mois et la 7.e année sont critiques pour les enfans, à raison de la 1.re et de la 2.e dentition, qui s'opèrent à ces deux époques, ainsi que la 14.e année est favorable aux orages de la puberté, et la 45.e critique pour le beau sexe. Mais il est chimérique de s'occuper des autres années qui passent pour climatériques : telles sont la 21.e, 28.e, 35.e, 42.e, 49.e, 56.e, notamment la 66.e, qui passe pour la plus redoutable, pernicieuse, fatale, parce qu'elle est la multiple des deux nombres impairs d'une grande puissance, 7 fois 9 et 9 fois 7. Les autres années climatériques sont : 70, 77 et 81, à cause des 9 fois 9; 84, 91, et enfin, la 105.e année. La source de cette doctrine remonte évidemment à Pythagore, qui faisait jouer un si grand rôle au nombre 7 dans l'organisation animale.

Qui peut croire aujourd'hui à l'influence des nombres? N'est-il pas des gens qui vous diront encore aujourd'hui, qu'il n'y a rien de plus malheureux que d'être treize à table; qu'alors un des convives ne tardera pas à mourir? Le premier des gastronomes dit avec raison, que le nombre 13 n'est dangereux à table, que quand il n'y a à dîner que pour douze.

Que dirons-nous des recettes, des secrets magnétiques vantés de toute part pour leur vertu de prolonger la vie, et de conserver long-temps une santé florissante? Qui n'a point entendu parler de l'eau céleste, de la teinture d'or, du baume de vie, de l'élixir de longue vie?

Nous avons vu naguère une dame respectable, mettre toute la société d'une petite ville en action, au moyen d'une fiole d'élixir de longue vie, qu'elle apportait de Montpellier, et dont on lui avait fait le précieux cadeau; c'est à qui aurait l'insigne bonheur d'avoir quelques gouttes de la liqueur merveilleuse : elle guérit tant de maux, prévient toutes les maladies, et assure une santé si vigoureuse et une vie si longue!.....

6

Mais qui nous rendra la recette
De ces élixirs bienfaisans,
Qui faisaient vivre neuf mille ans,
Tant de nymphes d'humeur coquette,
Et tant de faunes, leurs galans?

Lefranc de Pomp.

Au reste, la recette de l'élixir de longue vie, dont quelques personnes font un secret, se trouve dans l'Albert moderne, p. 98, sous le titre modeste de *Moyens de se procurer une longue vie*; l'aloès en fait la principale base, comme dans l'élixir de Garrus, etc. Les hémorroïdaires et les tempéramens sanguins, irritables, y trouveront le moyen d'accourcir plutôt que de prolonger leur vie, n'en déplaise au docteur Yermet, qui nous paraît un peu crédule lorsqu'il attribue la longue vie de ses ascendans, à neuf gouttes pour les hommes et sept gouttes pour les femmes, de son élixir de longue vie. Son aïeul, dit-il, ayant vécu 130 ans; son père, 112; et lui-même, 104.

Nul ne peut éviter, hélas! la faulx de la mort, et l'histoire du genre humain n'est composée que d'une alternative de naissances et de morts.

Dans tout l'univers il meurt:

Par seconde.................	7 individus.
Par minute.................	480
Par heure.................	28,800
Il en naît, par seconde.....	8

Ce n'est que par une conduite sage et modérée,

et en mettant en pratique les conseils que nous donnons dans cet ouvrage, qu'on évitera les chances terribles de mortalité que nous venons de faire connaître, et qu'on peut espérer une longue vie.

Mais qu'on ne s'attende pas à prolonger ses jours au-delà du terme fixé par la nature. Il n'est plus de Médée qui sache renouveler un vieil Eson.

Nous ne sommes plus au temps où l'on vivait cinq cents ans, mille ans, etc., si jamais l'homme a eu une si longue existence; car l'on croit que les Anciens faisaient l'année beaucoup plus courte que nous, et seulement de trois mois, selon Pline. David, *psaume* 88, assure que l'homme ne passe guère 70 ans.

Une existence de deux cents ans, seulement, est aujourd'hui aussi rare que celle du phénix, que personne n'a jamais vu, encore moins vu renaître de ses cendres, comme le croyaient les Anciens.

> Cet oiseau rare, après quelques mille ans,
>   Quand il se juge atteint par la vieillesse;
>   Sur un bûcher que lui-même il se dresse,
>   Tout composé de rameaux odorans,
>   Du haut des cieux aime alors à descendre,
>   Se place, brûle, et renaît de sa cendre.
>   ANIMAUX PARLANS, ch. 9.

Après avoir indiqué les moyens de vivre longtemps, et même heureusement, nous finissons cet article, le plus essentiel de notre ouvrage, par un résumé très-bien fait de tout ce qui mène au bonheur. Ce tableau est dû à Martial. *V.* liv. vi, épig. 47,

que M. Kerivalant a très-bien imitée, et même tra-
duite dans les vers suivans :

> Veux-tu savoir ce qui nous rend heureux?
> Un champ fertile et qu'on tient de ses pères;
> La paix du cœur, un corps sain, vigoureux;
> Peu d'étiquette, encore moins d'affaires;
> Point de procès surtout, ni de soucis;
> De la prudence exempte d'artifice;
> De bons voisins, des égaux pour amis;
> Des mets sans art, des convives choisis,
> Aisés à vivre, aimables, sans caprice;
> Des nuits sans trouble, et dont par ses bienfaits
> Un doux sommeil abrège la durée;
> Des voluptés sans langueur, sans excès;
> Dans tous ses vœux, une âme modérée
> Qui se soumet gaîment aux lois du sort,
> Sans désirer et sans craindre la mort.

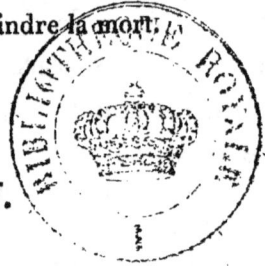

FIN.

TABLE GÉNÉRALE

DES MATIÈRES.

7

FIN DE LA TABLE GÉNÉRALE DES MATIÈRES.

ERRATA.

A<small>PHOR.</small> 18, lig. 3 : *denles*; lisez *dentes*.

Apor. 23, lig. 2 : *parcos*; lisez *parcus*.

Apor. 29, lig. 3 : *juconditor*; lisez *jucondior*.

Page 113, lig. 16 : *citrulbus*; lisez *citrullus*.

Apor. 75, effacez les deux derniers vers latins, qui composent l'aphorisme suivant.

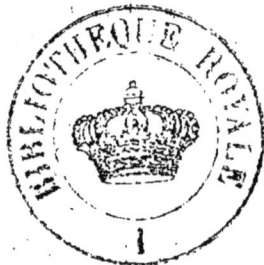

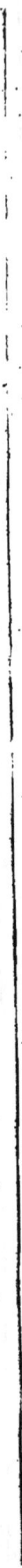

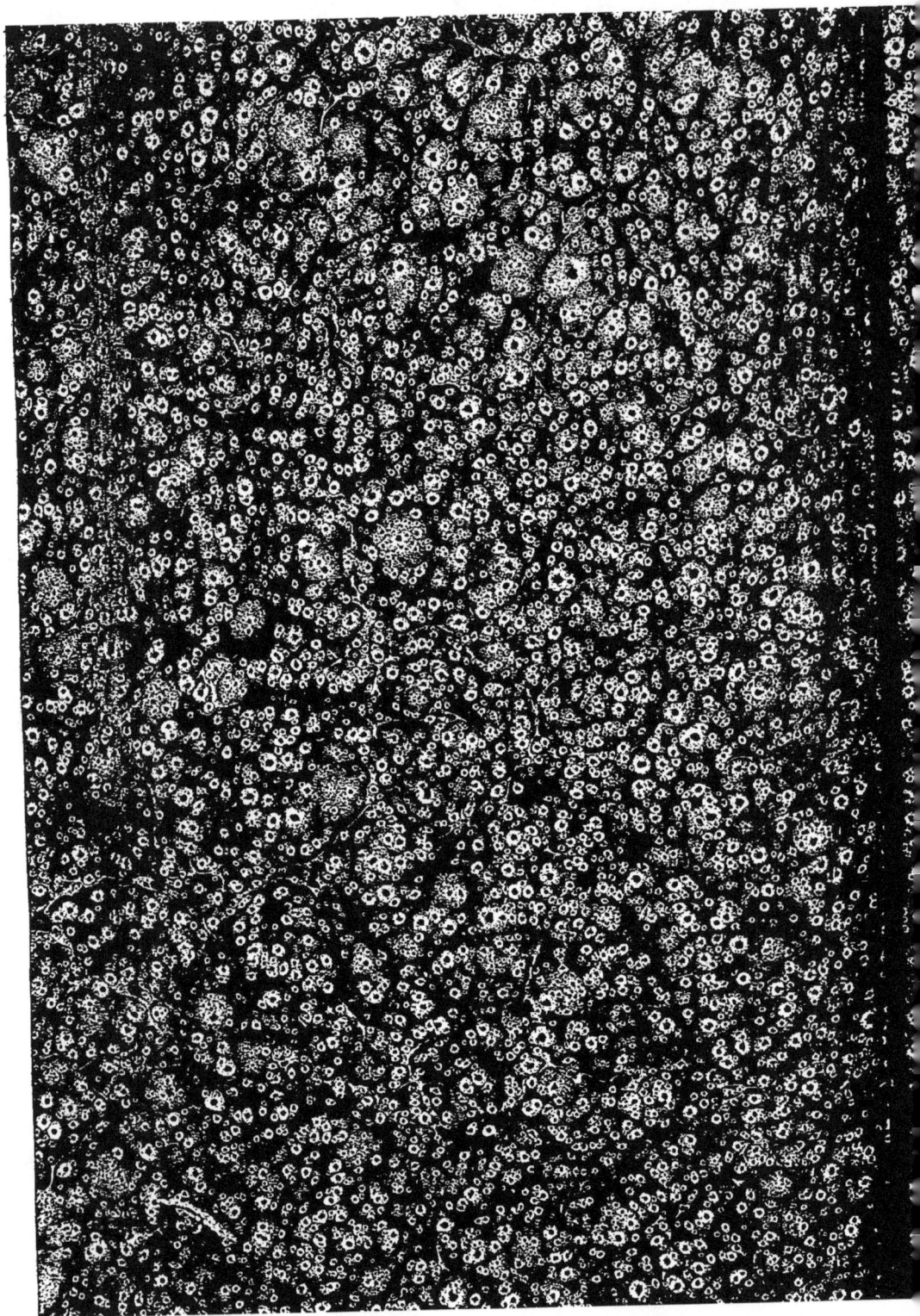

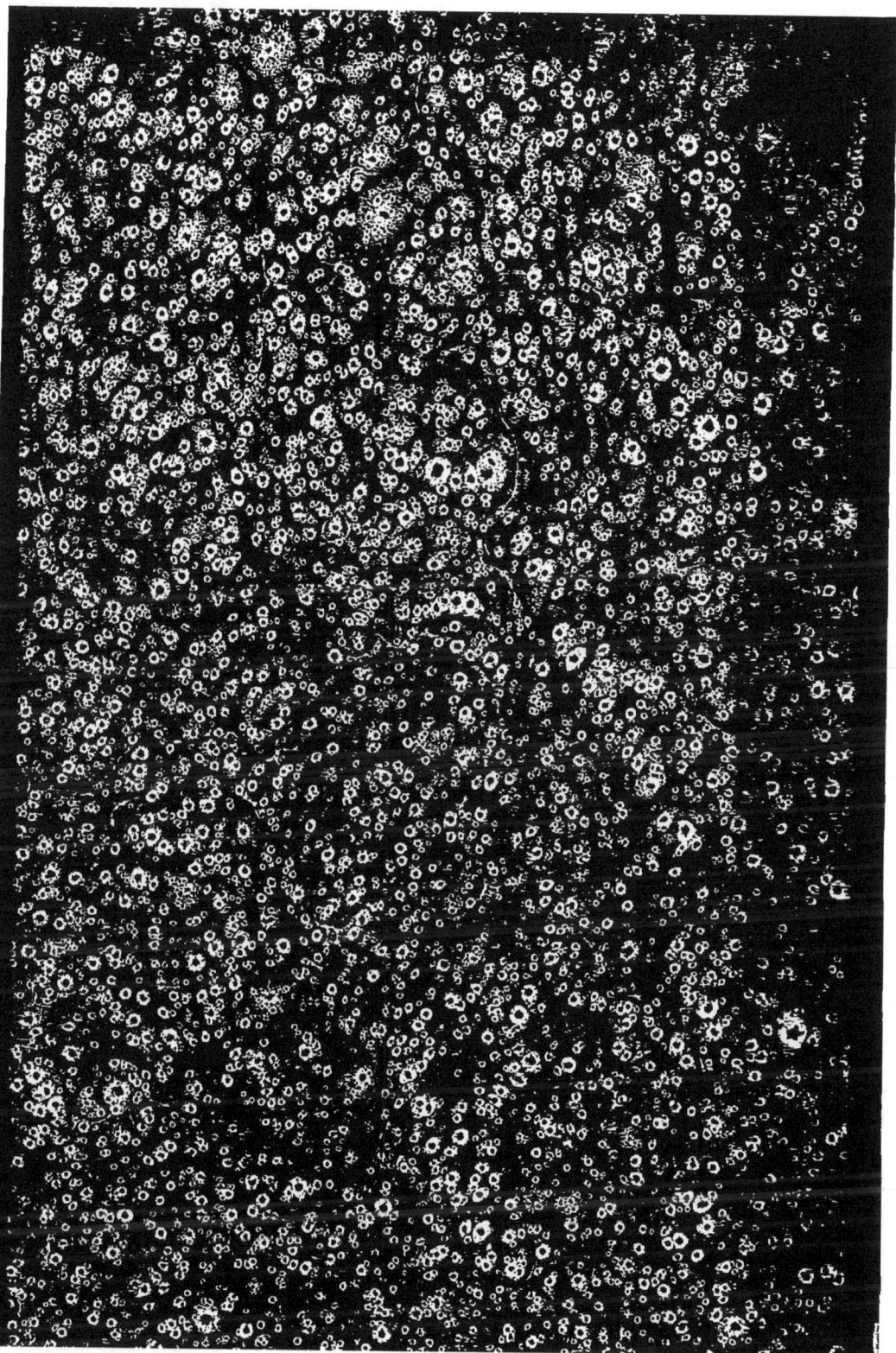